BRIDGING THE GAP

# 跨越鸿沟

## 从运动损伤康复到运动表现提升

FROM REHAB TO PERFORMANCE

[美] 休 · 法尔索内 (Sue Falsone) 著　　闫琪 赵鹏 译

人 民 邮 电 出 版 社
北 京

图书在版编目（C I P）数据

跨越鸿沟 ：从运动损伤康复到运动表现提升 / （美）
休•法尔索内（Sue Falsone）著 ；闫琪，赵鹏译. --
北京 ：人民邮电出版社，2023.12
ISBN 978-7-115-62828-2

Ⅰ. ①跨… Ⅱ. ①休… ②闫… ③赵… Ⅲ. ①运动性
疾病－损伤－康复 Ⅳ. ①R873.09

中国国家版本馆CIP数据核字(2023)第207527号



**免责声明**

本书内容旨在为大众提供有用的信息。所有材料（包括文本、图形和图像）仅供参考，不能替代医疗诊断、建议、治疗或来自专业人士的意见。所有读者在需要医疗或其他专业协助时，均应向专业的医疗保健机构或医生进行咨询。作者和出版商都已尽可能确保本书技术上的准确性以及合理性，并特别声明，不会承担由于使用本出版物中的材料而遭受的任何损伤所直接或间接产生的与个人或团体相关的一切责任、损失或风险。

## 内 容 提 要

本书旨在帮助读者了解运动损伤，提升运动表现。全书分为 12 章，第 1 章介绍了康复治疗领域的一些常见概念和专业人士的职责；第 2 章至第 12 章通过详细阐述疼痛源头、组织愈合与改变疼痛感知、运动节段、运动控制、生物心理社会模型、躯体感觉控制等方面的知识，帮助读者了解缓解疼痛的方法、做好疼痛管理，通过训练强化对肌肉的控制并恢复损伤部位的运动功能，积极调整心态，逐步提升运动表现。本书搭建了一套完整的知识体系，帮助读者跨越鸿沟，架起运动损伤康复与运动表现提升之间的桥梁。

本书适合运动员、运动员教练、体能训练师、运动康复师等专业人士阅读。

◆ 著　　　[美] 休•法尔索内 (Sue Falsone)
译　　　闫 琪 赵 鹏
责任编辑　裴 倩
责任印制　马振武
◆ 人民邮电出版社出版发行　　北京市丰台区成寿寺路 11 号
邮编　100164　　电子邮件　315@ptpress.com.cn
网址　https://www.ptpress.com.cn
涿州市京南印刷厂印刷
◆ 开本：700×1000　1/16
印张：17.5　　　　2023 年 12 月第 1 版
字数：357 千字　　　2023 年 12 月河北第 1 次印刷
著作权合同登记号　图字：01-2022-1881 号

定价：148.00 元

**读者服务热线：(010)81055296　印装质量热线：(010)81055316**
**反盗版热线：(010)81055315**
**广告经营许可证：京东市监广登字 20170147 号**

# 献词

本书献给在此次写作之旅中一直陪伴我的母亲，路易丝·法尔索内（Louise Falsone）。

没有您的爱与支持，我无法完成这项任务。

# 目录

# 序言

那是 1999 年，我的目光尚浅，彼时的工作重点是通过个性化、积极主动、基于运动表现的方法实现“理解和提升生命力”的愿景，这种方法涵盖可持续优秀运动表现的四大领域：心态、营养、动作和恢复。我打算以运动表现好的人为重点，首先是职业运动员，其次是精锐部队和现场急救人员，最后是大众人群。

当时我的任务很简单，即提供最优秀的运动表现系统、专家和平台，将其有机整合，从而有效且合乎道德地提高运动员的表现。Athletes' Performance（即如今的 EXOS®）公司就此诞生，没有合作伙伴、没有投资人，只有一个年轻的我，抱着坚定不移的信念，希望能够建立一支由领先从业者组成的多学科团队，进驻位于亚利桑那州立大学（Arizona State University）体育校区中心地带且备受赞誉的新大楼。

幸运的是，我在该领域认识许多优秀的人，包括物理治疗 / 运动防护界中涌现的新全球思想领袖，以及职业体育和大学体育界的运动医学负责人。至关重要的是要建立一支合理的多学科团队，团队中的专业人士须有高度协作精神、能力卓著且极具成长意识，能保持开放的心态，接受无缝衔接的新工作模式，进行跨学科交流合作。

在这个年轻的组织中，这种开放和成长的心态正是“一个团队”（ONE Team）最重要的品质。因此，我非常重视尊敬的同事们所提出的建议，并集中我们的精力去挖掘具有高价值和高尚职业道德，渴望为一个不断进步的开拓性组织提升价值的优秀人才。

我们对应聘的业内知名人士和年轻的后起之秀均进行了详尽的面试。最终，在此过程快结束时，有一位年轻的物理治疗师 / 运动防护师让人眼前一亮，她刚从北卡罗来纳州搬到亚利桑那州，已经在我们这里做了几个月的志愿者，并给整个团队留下了深刻的印象。我对她了解不多，但我知道这是她应得的机会，因为她总是与我们团队的所有成员积极互动，并且似乎在 EXOS® 的所有领域皆有所贡献。

在某个星期三，训练和治疗课程结束后，我把自己收拾干净，坐下来与休·法尔索内（Sue Falsone）女士进行了正式的面谈。从那一刻起，在接下来的一个小时里，我们就“动作”的各个方面开展了一场非常专注、激烈且势均力敌的讨论。这场讨论至今仍未结束，并将成为我们穷尽此生探索的对象。在对话过程中，我了解到她作为物理治疗师/运动防护师在团队运动项目中的工作经历，大为惊羡。我还了解到对她的人生产生重要影响的人物和书籍、她过去经历的挫折和成功、她的激情和梦想。在谈到我们EXOS®的愿景，以及帮助客户实现其目标的使命感时，我对工作的激情得到了休（Sue）同等热切的回应。

然后，我们讨论的是动作和“架起桥梁”（即“架起康复与运动表现之间的桥梁”）的必要性。

最后，我们进入对细节的讨论，例如动作质量，以及是否需要一个整体系统来筛查和清理存在功能缺陷的动作模式。这可能意味着我们必须“先分离，再刺激，然后整合”。我们均同意脊柱肌力的重要性，它是姿势、模式和爆发力的基础。虽然当时年仅25岁的休（Sue）是一位令人印象非常深刻的专业人士，但是有哪个理智的人会横跨半个美国搬家而不提前找好工作呢？所以我不得不提出这个问题。她的回答迅速而明确：“我在仔细研究过您、这家公司和这个职位之后，就将这场面试锁定为目标。我们谈得不错。我什么时候开始上班？”

我们的一切从此开始。本书记录了她履行职责为患者、运动员和受人尊敬的同事提供服务的旅程，以及她在前行中一直秉持的最大敬意和谦逊态度。

休（Sue）工作非常努力，体育界盛行“大男子主义”，在这种逆境中经过千锤百炼，她成为职业体育界第一位女性首席运动防护师。最初，她是EXOS®中唯一的物理治疗师/运动防护师，每天都会与几乎每一位客户见面，这些工作帮助她站在从业者和普通人的角度形成了自己的特殊观点。

她希望我们团队中的每个人都能提升而不是破坏动作质量，大家也同样期望休（Sue）真正理解从治疗床重返赛场的过程，充分利用她在动作和徒手治疗方面的专业知识。“架起桥梁”的真正意义是团队中的每一位从业者都深入了解整个护理过程并不断提升护理品质，而不是一群高学历人士在各自的部门工作，并面带微笑地将手上的客户交给下一个部门。

我希望“架起桥梁”的意义不仅

仅在于让你了解物理治疗师 / 运动防护师在整个护理过程中的作用，我希望它能改变你对医疗保健的期望和看法。你应该保持良好的心态，即你要知道无论从个人还是专业角度来看，你都是一个重要的参与者，对大多数由生活方式引起的疾病前兆和疾病状态发挥逆转影响。

通过“架起桥梁”，你、休（Sue）以及你心目中的每一位同行都将为其他人带来重要的改变。让我们继续这段共同的旅程，通过协作文化来理解和提升生命力，同时帮助所有人更快获取优质成果。

马克·费斯特根（Mark Verstegen）

EXOS® 总裁兼创始人

# 第1章 从治疗床重返赛场：为何架起桥梁如此重要

帮助职业运动员在伤后康复，再回到赛场的过程并不容易。我们的客户可能穷其毕生之力才成为其运动项目中的翘楚，并且可能承载着一支球队和球迷的夺冠希望。

现在，我们要帮助这些运动员重返赛场。

即使前来求助的客户不是职业运动员，若其无法摆脱疼痛，无法正常工作或按照自己想要的方式生活，这种结果也同样令人生畏。疼痛往往会让人恐惧，疼痛患者不了解治愈的过程，只想按照自己的方式生活。因此他们向你寻求答案。

正是这些情景促使我撰写本书。我的目标是为临床医生和运动表现专业人士提供一本实用指南，简化帮助客户完全恢复健康所需的过程。

无论客户是全明星职业运动员、“周末运动员”还是其他任何有运动习惯的人，我们的目标都是运用以患者为中心的模型，这不仅可以帮助客户恢复全部功能，更重要的是，可以帮助他们完全恢复健康。

在道德和伦理上，我们都有义务这样做，但在这个过程中，我们会遇到一些障碍。

很多人都在追求头衔，但其实个人声誉和地位是次要的。我们取得学位和证书应该是为了有能力继续深造，学以致用，更好地为客户提供服务。但事实并非总是如此。有时，追求头衔的做法更多的是出于私利，而不是为了客户。

在客户服务方面，我们往往认为自己个人的专业领域是最重要的——无论是力量和体能训练、运动训练、物理治疗还是任何其他学科。但我们都必须改变这种想法。不管你有多优秀，你的方案执行得多有效，你也不可能仅凭个人之力就取得成果。

当然，对于康复过程中的特定阶段，某个人可能会起主导作用。例如，在运动员手术之后，医生就是这个角色。

但最终，医生会将接力棒交给另一位专业人士，两者的重要性不相上下。

本书将详细介绍各专业领域对康

复和运动表现的作用，并希望能让你更深入了解与你的专业互为补充的其他角色的重要性。

当我们开始深入研究不同的临床和运动表现学科时，我们发现大多数专业人士关注的整体概念都相同，其中包括评估和评价、动作质量和疼痛缓解。

我们在充分理解各个术语后，会发现彼此的主要目标都一样：提高客户的健康水平。优秀的从业者都会在自己的领域里努力做到最好，同时也承认其他专业人员的重要贡献。

在准备筋膜技法课程时，我重读了筋膜手法治疗（Fascial Manipulation®）创始人路易吉·斯泰科（Luigi Stecco）的一本著作。我注意到从第一页开始，他就承认了自己的研究与肌筋膜松解及针灸专家们的工作有所交集。就他所探讨的“点”而言，他承认其中许多与特拉维尔（Travell）和西蒙斯（Simons）的激痛点重叠，与针灸的穴位重叠，有些则与肌肉的运动点重叠。

从过去的几个世纪到现在，许多医学界人士关于何谓重要身体部位的观点十分相似。这说明了没有任何一个学科更具优势，并且所有学科都在康复领域占有一席之地。

当我们接受这种跨学科方法时，我们很快就会意识到它与人体的运作非常吻合，而我们每天的工作对象就是客户的身体。从肌肉骨骼系统到神经系统，再到消化系统等，人体每个系统本身都非常复杂，并且彼此间相互关联。

正如我们无法孤立地研究身体中的任何一个部分或系统，我们既不应该将我们的专业学科割裂为不同的派系，也不应该接受那些割裂不同专业联系的现有观点。

我希望你在阅读本书时，能够认识到自己在以患者为中心的模型中有哪些优势，并且能够谦虚地从新的角度看待那些需要改进的领域。这可以帮助你更好地了解护理策略中的不足之处，并引导你扩展人际关系，结识更多其他领域的行家里手，补足你尚未具备的技能。

## 本书组织架构简介

在我的构思中，本书的开篇主要面向力量和体能训练专业人士，他们希望获取康复方面的更多信息。而本书随后的几章则针对临床专业人士，他们需要有关运动表现阶段的知识，以帮助运动员重返其运动项目。

你可能会对本书中的某些内容较为熟悉，而对其他内容则较为陌生，这取决于你在职业生涯中所处的发展阶段。本书所涉及的各个学科也会有很多重叠的信息。

本书的根本目标是在康复与运动表现之间、治疗床与运动场之间，甚至是专业人士之间架起桥梁。

你可能预计本书会针对从受伤到组织修复的过程以线性方式按顺序探讨所使用的医疗技巧，示例如下。

评估伤病

组织修复的初始疗法

伤病的康复

协助运动员重返赛场

其实康复进程并非如此，我们会在本书中对此进行讨论。从伤病到恢复，再到重返赛场并不是线性的。这是一个混乱的过程。其中的概念、专业及目标均有重叠。在运动员从治疗床重返赛场的过程中，我们经常会反复使用不同类别的步骤，因此本书会更广泛地介绍各种类别。

当你阅读某些章节时，你可能会想："这个概念不属于这里，我认为应该将它放在书中另一个章节。"我在下笔前就预计到会发生这种情况，由于你的受教育水平、教育背景和经验与我不同，因此你会建立一个不同的参考框架。"类别"的划分不是绝对的，每个技巧的类别归属也不是绝对的。

我将某个基本原理或技巧放在哪个章节纯粹基于我个人的观点以及我对事物进行分类的方式。我希望你学到的是组织架构概念，而不是可能适合或不适合你的理念体系的固定类别。

对于某个概念或技巧在康复连续过程中所处的位置，我们可以持有不同观点。本书涉及的每个领域都互有交集，没有一个领域专属于某个特定的类别，同样，没有一个学科独享一种技巧。我尝试根据自己在职业生涯中所完成的工作以及所见证的成功范例，提供我对组织架构的看法。

为了向读者提供更多阅读和探索的机会，本书的参考文献中记录了每章所涵盖主题的相关科学研究。重要的是，我们的实践应包含循证元素，我们应利用研究为自己工作提供更多资料。

然而，这肯定不是我们唯一的助推力。我们需要记住，循证实践（EBP）不仅需要科学证据，还需要临床医生的经验，并需考虑到患者的价值观。

临床医生的经验被归类为第五级证据，即基于力学论的推理。它由临床医生的观察和意见组成。尽管第五级证据是低级证据，但它仍然是有意义的证据。当我们探索与临床实践相关的循证实践世界时，我们的经验和以科学为基础的推理均非常重要。

如果我们的计划与患者的目标及价值观并不相符，那么我们的临床经验与现有的最佳科学证据将毫无意义。

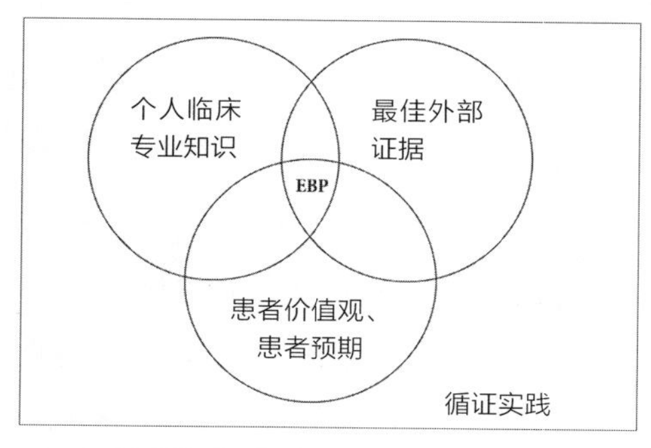


可用信息有太多，我们需要查找、确定优先级，再将其应用到实践中，这意味我们很可能会被繁杂的分析工作压垮。

例如，如果在 PubMed 这样的数据库中搜索“颈部疼痛”，你将获得数万条结果。即使是最勤奋的人也没有时间逐一详细筛查，完整阅读每份研究报告，并就治疗颈椎的各种选择得出明确的结论。

即使你的搜索范围局限于荟萃分析和系统综述，你仍然会发现其中的大多数研究表明，迄今为止已进行的研究尚无定论，在得出结论之前需要进行更多的研究。

我们必须承认，我们不知道的东西太多了。如果我们要等待研究去验证这一切，我们就什么也做不了，我们的患者也不会得到治疗。

**临床锦囊**

我们并不能仅仅因为自己不知道某个做法为什么有效就判定它不可行。我们只是还没有弄清楚它产生疗效的原因。

在我看来，科学、研究和证据是 3 件不同的事。我竭力主张你在实践中要依靠证据，但也要意识到在实践的许多领域中都缺乏证据。我们对许多主题进行了大量研究，但这些研究的结论并非总是指向同一个方向——如果确实得出相同结论，我们就获得了证据。

在缺乏证据或至少持续的研究尚未得出相近结论的情况下，我们只能求助于科学来推动我们的临床决策过程。有时，基于科学理论的干预已是我们眼前的最佳选择。

研究应该以临床为导向，回答临床问题，并推动我们走向最佳实践。临床实践应该推动研究，然后，经过对多种人群进行多项研究后，所产生的证据会带领我们朝着同一个方向前进，并引导我们走向最佳实践。

我们的经验也被认为是一个证据级别。虽然这属于低级证据，但这仍然是有意义的证据。我们需要记录循证的最佳实践，也必须应用我们所看到的来自实践的证据。

我们应该在自己的专业领域和其他学科的领域内大方分享这些经验，以便为患者提供更好的护理。这便是本书的最终目标。

从康复到恢复运动表现是一个复杂的过程，希望本书能为你和你的同事提供某种协作结构，使你帮助你的运动员、患者或客户实现最大收益。无论你选择哪一个词来描述你的工作对象，在本书接下来的章节中，这些词都具有相同的含义。

每个人要么是体育项目中的运动员，要么是生活中的运动员。每个运动员在某个时候都可能会成为患者或客户。而我们试图帮助改善每一位患者或客户的生活质量。

## 本书的内容

本书涉及许多不同的技巧和学派。但本书并未提供完整资源，不会详述每种干预措施的复杂细节。本书的内容将帮助你了解某些干预措施在你目前的“架起康复与运动表现之间的桥梁”模型中的位置。本书还将让你深入了解我在与受伤的运动员打交道时如何组织自己的思维过程。

我对本书中涉及的所有内容都非常尊重，因此我无法宣称本书可以完全代表某个品牌、学派或思想过程，这对其相应学科是不公平的。如果本书中的某些内容激起了你的兴趣，请在该领域继续深造。

若想获得本书中涉及的某种策略和干预措施的详细信息，读者可查找更多资源。我鼓励大家从其他资料中寻求更多信息。

在阅读本书的不同部分时，请思考其提供的信息并确定自己手中有哪些适合相应内容的工具。你可能会在某个章节中看到干预选项，认为此特定技术或学派应该归属另一个恢复阶段。本书的目的是为思考过程提供一个框架，而不是规定治疗和技巧应该如何归属或在实践中如何安排。

一旦决定要使用何种工具来处理每个部分的主要问题，你就会开始认识到自己过去接受的教育侧重于哪些方面，以及你可能需要补充学习哪些知识。至少，这种想法会帮助你确定需要建立何种专业关系来帮助运动员恢复得更好。

例如，如果你是一名物理治疗师（PT），日常工作中只是在诊所与运动员见面，少有机会进入重量训练室或运动场，那么你应该与一位学有所成的力量教练交朋友，他可以帮助你理解并带领你的运动员完成本书最后几章的内容。你的运动员将需要这些技能来重返赛场。

反之：如果你是一位力量教练，不具备徒手治疗技巧，那么你应该结交一位技术熟练的徒手治疗师，其工作内容侧重于本书的疼痛源头和运动节段两部分，可以帮助处于疼痛阶段的运动员。

将运动员从治疗床带回运动场是一项充满艺术性的工作，本书是这种实践工作的指南。如你所知，没有任何两个运动员是相同的。在工作中遇到的每个问题和每个人都有所不同。然而，我们需要一个组织框架，反复成功地帮助运动员重返赛场。

我们的工作是一门艺术，而我们工作中的艺术正是我们成为能够与客户互动的优秀临床医师的原因。我们的艺术以科学为基础，而科学需要了解结构。我希望本书可以帮助在运动康复和运动表现领域工作的专业人士弥补其个人实践中可能存在的不足。

## 运动表现训练连续过程

此前在Athletes' Performance（现在称为EXOS®）工作的日子里，我们会花很多时间讨论“架起康复与运动表现之间的桥梁”这个概念。我们关注、争辩和讨论的范畴包括这个概念的定义、谁将参与这个过程，以及针对受伤的运动员执行这个过程的最佳实践是什么。

我们认识到，在以运动员为中心的模型中，专业人士们要各司其职。发挥最佳专业能力为运动员提供帮助，一直是我们的目标。尽管在运动表现训练连续过程中可能有不同的阶段，但各阶段都有共同的目标：让运动员重返赛场，并且尽可能让运动员比受伤前表现更好、速度更快、体格更强壮。

“架起康复与运动表现之间的桥梁”这个概念在我的整个思考过程和职业生涯中贯彻始终，使我能够与许多杰出的专业人士合作，向他们学习，并共同为实现运动员的最大利益而努力。

## 康复、康复整合与运动表现

当运动员受伤时，我们需要快速得出简洁的诊断结果。根据具体情况，运动防护师（AT）或物理治疗师（PT）可能是第一个接诊受伤运动员的人，但是，通常还需要将受伤运动员转诊给医生（MD）。

医生的诊断依据可能包括运动员对受伤事件的描述、客观测试（包括手动测试），以及任何可能需要执行的检查，例如磁共振成像（MRI）、计算机断层扫描（CT）或 X 线检查。

一旦医生确认诊断结果，我们就会制定一个康复计划。该计划的参与者不仅包括医生和运动员，而且通常有些步骤还涉及运动防护师或物理治疗师。相应地，医生也会做出关于手术的决定并进行康复规划。

在康复过程中，首要任务是帮助运动员减轻疼痛、控制肿胀、恢复关节活动度，以及让其针对日常生活活动（ADL）进行基本力量训练。

运动员短期的康复重点包括恢复日常生活活动和基本动作，如恢复步态和从坐到站立等姿势变化（如果存在无法做到的基本动作）。

一旦这些日常生活活动和基本动作得到恢复或至少达到可控的程度，运动员就可以开始将目光投向更高的目标。例如，提高整体力量、耐力并改善身体成分。

此时，运动员的康复重点是恢复某些在康复过程中可能丧失的一般运动能力。这个部分的康复整合工作涵盖了多个方面，并且与运动表现训练直接相关。

运动表现训练侧重于从各个方面提高运动表现水平：让运动员在不同的角度、负荷和速度下移动，以达到重返赛场所必需的能力水平。运动表现训练的所有方面对于运动员以良好的状态回归赛场都是必不可少的。

## 评估、隔离与整合

全面的评估能提供准确的诊断结果，并且有助于确定康复过程中的工作参数。如果没有完整的评估及其所产生的诊断结果，我们就可能错过一些往往会对康复过程有负面影响的关键信息。

为了确保运动员伤后的良好恢复，我们需要考虑到组织愈合方面的因素。我们应遵照组织愈合的指导原则来修复组织，在运动员的身体中建立理想的环境，以使其能承受即将在康复与体能训练中出现的作用力。

若我们没有遵照这些组织愈合的指导原则，往往会让运动员在重返赛场的过程中，或是刚回到赛场就再次受伤。因此评估与注意特定的组织愈合特性尤为重要。

完成评估后，康复过程将会开始，我要在这里提醒一下，“隔离”这个概念并非针对特定的运动，而是针对身体部位的。例如某人有肩伤，我们就需要处理肩关节的问题。这似乎理所当然，但实际上并不总是这样。

在这个“功能性训练”的时代，我们有时过于注重整体状况，而不够重视各个具体的部位。在伤后恢复中的肩关节具备适当的关节活动度和日常生活活动所需的力量的前提下，运动员才有希望再次投掷棒球。受伤的身体部位需要得到治疗并恢复其作为身体部位的功能，然后才能作为整个身体的一个元件发挥作用。

最后，为了能够完成高级的动作，或者说只是为了执行多数的活动，必须整合身体各部位。我们知道身体各部位并非独立工作，它们会彼此影响。在整合阶段，我们强调动力链的概念，以帮助运动员高效地执行活动。

## 专业人士的职责

在当今世界中，医疗保健专业人士的角色在不断变化，并且在不同的教育和工作场所中，其教育、专业特长和职责有所重叠。没有哪一个专业独享任何一项特定技巧，不同专业的技巧通常也会有交集。

以下内容并不是要将某一专业人士主观地划归某个特定领域。许多现代专业人士在非传统的工作场所中执业，这将改善其为所有人群提供的医疗保健服务。

康复在哪里结束，运动表现训练又从哪里开始？能否明确定义分界点呢？大多数康复和训练领域中的同行认为这是不可能的。

医生、运动防护师、物理治疗师、力量与体能教练等，对于这些角色来说，无论是哪一个级别，帮助运动员在受伤后重返赛场都是一个连续的过程。各角色之间并没有明确的分界点，也没有一张明确的时间表可以确定运动员何时康复结束，何时开始运动表现训练。

在帮助运动员恢复至其正常运动表现水平的过程中，每个参与者都需要理解参与该过程的其他专业人士，并且应该尊重每个专业人士在帮助该运动员重返赛场的过程中所做出的贡献。

专业人士在不了解其他专业人士教育背景的情况下，将运动员交给被认为受教育程度较低的人时，可能会存在固有的不信任感。

这种不信任感会导致沟通障碍。有些人担心共享运动员的问题或寻求帮助就表明自己知识不全面，会暴露自己的弱点，会导致未来失去客户。他们试图独自工作，不想与他人合作，因为害怕他人发现自己无法面面俱到。

共享客户并与其他学科的专业人士合作其实是一项优势。这让我们可以更专注于自己擅长的工作，而运动员则可受益于团队中每个人的专业知识。

这是以运动员为中心的模型的核心价值。

包括医生、物理治疗师、运动防护师、按摩治疗师、技能教练、力量教练等在内的每一个人都可以提供自己的经验，帮助运动员实现其康复和运动表现目标。

以下按照运动员在受伤后可能的接受治疗的顺序来对各专业进行介绍，但并未涵盖所有专业。如果未提及某个专业，并不是因为它在“架起桥梁”过程中不重要，只是由于运动员在康复道路上可能遇到的专业人士的数量和类型都在不断增加。

## 医生（MD）

在执业之前，医生通常会接受 4 年的本科教育，以及 4 年的医学院学习，另外，根据所选择的专业，再加上 3 到 7 年的住院医师培训。许多医生在完成住院医师培训之后会选择特定领域中的进修培训。

医生将根据检查的结果进行诊断，在需要时开具药物处方，而是否需要进行手术则取决于运动员具体的受伤情况。医生将与康复团队密切合作，帮助运动员逐步康复，并恢复正常运动表现水平。

## 骨科医生（DO）

骨科医生与上述的医生（MD）有着相同的医学培训要求。除了医学培训之外，骨科医生还要学习正骨手法，其工作重点是全面的患者护理。

## 物理治疗师（PT）

物理治疗师的教育近年来已有所变化。目前，物理治疗师需要先完成 4 年的本科和 3 年的物理治疗专科学习，才能凭入门级博士学位进入职场。

物理治疗师会对患者进行检查和治疗，帮助患者减轻疼痛，改善其动作和功能。物理治疗师可从事多个专科，例如儿科、神经科或骨科。

运动物理治疗师需接受与运动员共事的额外训练，其可以在积累足够经验后参加运动认证专家（Sports Certified Specialist，SCS）考试，并获取运动防护师 / 物理治疗师（AT/PT）双认证，也可以完成运动住院医师培训。在美国所有州，患者都可以在一定程度上直接获得物理治疗，无须先经过医生的转介。

### 运动防护师（AT 或 ATC）

运动防护师是掌握多种技能的医疗保健专业人士，他们与医生合作，为患者提供预防性服务、紧急护理、临床诊断、治疗干预及康复措施。

根据美国各州执业法规，运动防护师须根据医生开具的处方工作[1]。之前美国运动防护师执业的准入资格为具备学士学位，2022 年已更改为具备硕士学位。

### 脊椎指压治疗师（DC）

脊椎指压治疗师侧重于解决肌肉骨骼和神经系统问题，治疗颈部和背部的神经肌肉骨骼疾病。脊椎指压治疗师也可以治疗四肢的问题和头痛。

脊椎指压治疗师一般会完成 4 年本科课程，然后再接受 4 年的脊椎治疗专科教育，其重点是徒手治疗和矫治技术。

### 运动表现专家或力量教练

要成为运动表现专家或力量教练，有多种途径可以选择。大多数的运动表现专家或力量教练拥有大学 4 年主修人体运动学或运动科学的本科学历。

本科毕业后，他们通常会选择成为研究生助教，具体视招聘岗位而定。在该过程中，他们通常需通过国家考试，例如力量与体能专家认证考试（Certified Strength and Conditioning Specialist，CSCS）或力量与体能教练（Strength and Conditioning Coach Certified，SCCC）认证考试等。

### 技能教练

技能教练（例如投球或防守教练）可能没有接受过特定领域的正规教育，但他们通常是某项运动的专家，可能本身就是运动员。

他们在运动员重返赛场的连续过程中不可或缺，也是成功治疗受伤运动员所依赖的主体专家。这些教练熟悉相应运动项目的专业术语，并且深刻了解运动员重返赛场所需达到的技能标准。

运动员可能会遇到按摩治疗师、针灸师、营养师等许多其他专业人士。我们在护理连续过程中，应考虑自己的技能如何与其他专业人士的专长配合，并且认识到每个人均有用武之地。

无论谁是当前护理阶段的主要角色，首要工作重点都是提高运动员的健康水平。

## 谁主导此过程

运动员在给定时间所处的运动表现训练阶段将会决定其护理的主要角色。理想情况下，根据运动员在这个过程中的进展，每个阶段均有不同的主要角色。

运动员在比赛中受伤时，运动防护师是主要角色，负责确定运动员的生命体征，检查运动员的受伤情况。运动防护师还负责确定运动员是否可以安全地返回赛场，或者是否需要在场上立即进行医疗护理。

如有必要，运动防护师需决定如何安全地让受伤的运动员离开运动场，并立即在场外执行或协助伤情评估，安排必要的转诊，以便尽快确诊损伤的具体类型与严重程度。

如果是手术后的运动员，则医生可能会是主要角色，指导术后的注意事项。随着康复的进展，主要角色可能会换成物理治疗师，其协助运动员恢复力量、关节活动度和本体感觉的基础水平。

当运动员准备好以各种负荷和速度执行不同的训练动作时，主要角色可能会换成运动表现教练。最后，当运动员开始练习运动项目的技战术时，由技能教练担任主要角色，帮助运动员重新熟悉其运动项目的特有细节。

这些角色有明显的重叠，并且实际过程与上述情况可能会有差异。在每个团队或针对每个病例，专业人士都以其独特的方式共同推动这一过程。

没有任何一个人可以一手包办照顾受伤运动员的所有工作：现场护理、伤后评估、手术、技能和技巧练习，以及其间的其他工作。我们每个人都需要理解这一过程涉及许多贡献者，并且每个人在不同阶段相应承担更大的责任。

在以运动员为中心的模型中，每个人都要以运动员的最大利益为依归。“把你的头衔留在门外”是我们在 EXOS® 常说的话，我在那里度过了职业生涯最初的 13 年。

在以运动员为中心的模型中，专业人士没有自我的空间。有太多的工作要做、太多的方面要改进，各专业人士如果还要争论由谁主管就会严重影响工作进程。

专业人士必须共同努力，帮助运动员重返赛场，目标不仅仅是运动员完全康复，还希望运动员能变得更强壮、更健康。

传统模式中，运动员的整体身心健康不是主要关注点。过去，康复的关注重点是孤立的问题及其局部治疗。如果一名运动员有膝关节疼痛的问题，其康复团队的专业人士就会侧重于对膝关节进行评估。

治疗旨在通过局部理疗或徒手技巧消除或减轻疼痛。专业人士要求运动员通过一些练习来加强膝关节周围的肌肉，或者，在问题更为严重的情况下，进行手术并开始帮助运动员恢复其无痛功能的康复疗程。

当我们研究每个专业人士的措施及其总体成效时，传统模式的缺点就暴露出来了。这种将身体部位隔离进行局部治疗的方法有一个主要问题：它以假定的疼痛来源和相关问题为治疗对象，例如关节肿胀。

这并不等同于寻找疼痛的原因，例如错误的力学模式、神经性功能缺陷或潜在的结构问题。

疼痛充其量只是问题的一个滞后指标，无论是在评估还是治疗的过程中，关注运动员的疼痛程度都无助于了解该运动员的完整动力链和神经肌肉骨骼的状态。因此，从评估伤病、帮助运动员康复，到使其恢复至为比赛做好准备的状态，此过程所需的各步骤之间存在很大的差距。

采用更全面的方法可以准确地查明运动员受伤的根源，从而得以采取必要的纠正措施，帮助运动员以可持续运动模式重返赛场，并且让其表现达到与受伤前相同甚至更高的水平。

如果我们只关注疼痛，就无法评估受伤的组织和关节，探索动力链和运动学顺序，并制定适当的解决方案，帮助运动员恢复完整、健康的功能。

如果护理连续过程中的专业人士各自为政，或争夺对运动员健康的主控权，而不与参与该过程的其他人沟通，这一目标也无法实现。

我们的目标是帮助运动员尽可能长时间地保持最佳状态，为此，我们必须架起康复与运动表现之间的桥梁，消除在各级别的所有运动项目中均困扰受伤运动员的这种鸿沟。

## 结构与功能

“功能”一词在当今的康复和运动表现模型中被广泛使用。功能性训练、功能评估和功能性进展，是我们使用这个词描述检查或治疗理念的一些例子。

那么，结构呢？难道功能不是由解剖结构决定的吗[2]？

例如，如果某运动员的股骨头和股骨颈向前或向后旋转的角度过大（股骨前倾或后倾），因为这与股骨干有关，那么该运动员在深蹲时将会很难保持脚趾朝向前方。

髋关节的物理结构将导致在深蹲姿势中难以保持下肢中立，可见，髋关节的物理结构决定了其在深蹲中的工作方式。我们的能力无法超越自身结构的限制。

如果足球运动员股骨前倾或后倾，那么在比赛中跑动、踢球、扭身和转向时，其股骨头可能会撞击髋臼。

根据沃尔夫定律（Wolff's Law），

如果这种撞击重复次数足够多，就会改变骨骼结构，使其产生凸轮形或钳形病变，这样的损伤可能会带来问题并阻碍动作[3]。重复运动会改变结构，然后这又会影响人们在重量训练、运动场或日常活动中的功能。

我们不能盲目地看待功能——必须考虑结构及其对功能的影响，并思考功能如何影响结构。这是本书中探讨的一个概念。

在检查患者并根据其具体需求制定康复计划时，结构和功能都需要得到认识和重视。

临床医生和力量教练很熟悉肌肉骨骼系统。然而，其处理的实际上是患者体内的神经肌肉骨骼系统。正是神经系统及其中枢神经、自主神经和周围神经分支决定了肌肉骨骼功能。

输入决定输出。低质量的输入会产生低质量的输出。当我们从视觉、本体感觉和前庭输入没有接收到高质量的信息时，发送给大脑运动中枢的数据和发送给四肢的运动输出将会不够理想。

如果我们做某个动作的姿势存在结构性缺陷或者是低效的，那么该动作将是低效的。

但是，我们还需要定义真正的“低效动作模式”。在训练中，我们通常希望客户做出“完美动作”，即我们对特定动作模式所定义的完美姿势。

然而，“完美动作”是一个主观的概念。它受到许多因素的影响，其中包括结构差异，对你来说完美的动作可能对我来说并不完美。如果在你眼中，客户的动作属于代偿动作模式，但该客户已保持这种模式很长时间了，那对于该客户而言，这可能是一种高效的能量消耗和神经编程模式。

如果客户将代偿动作模式改为我们认为“更好”的动作模式，就会增加对神经系统的负担，因为它不仅需要客户建立新的神经通路来执行新动作模式，而且还要破坏已使旧动作模式几乎成为反射性动作模式的旧神经通路。

这一改变还增加了对系统的代谢需求，使得新动作模式比旧动作模式更低效。教练对“正确动作”的概念认知，以及对运动员执行所谓正确动作的愿望实际上会降低他们动作模式的效率。本书将在“躯体感觉控制”一章中对此进行更详细的讨论。

长时间保持某种姿势或姿态最终将改变结构。想象一下，一位老妇拖着脚在街上走。她有严重的驼背，而且似乎无法挺直脊柱。这肯定不是由突发性创伤造成的。多年的久坐、不良姿势和重力，会导致脊柱结构发生永久性改变，如产生楔形椎体、椎间盘退化、椎间孔狭小，以及与姿势变化相关的软组织缩短。

一旦发生这些解剖学变化，就很难（也许不可能）改变已退化脊柱的结构或功能。

我们不能将结构和功能分开。两者彼此独立，又相互依存。

## 组织系统“幻灯片”

菲尔·赛泽（Phil Sizer）和我在2007年相识，当时我已在运动表现领域中工作多年，并正打算回归我的本行——物理治疗。菲尔（Phil）是美国国际骨科医学会（International Academy of Orthopedic Medicine-United States，IAOM-US）的首席讲师，也是得克萨斯理工大学（Texas Tech University）的教授。与我不同的是，当时他已经在物理治疗领域工作了几十年，并且正在向运动表现领域发展。我们都是物理治疗师，从相对的两个方面出发，到达了同一个组织系统。

当我们为一次演讲创建母版时，在早期的讨论中产生了这张图，我们亲切地称之为“幻灯片”，如图1.1所示。“幻灯片”代表了很多个小时的讨论、辩论和研究结果。现在我使用它来教授“架起康复与运动表现之间的桥梁”模型。

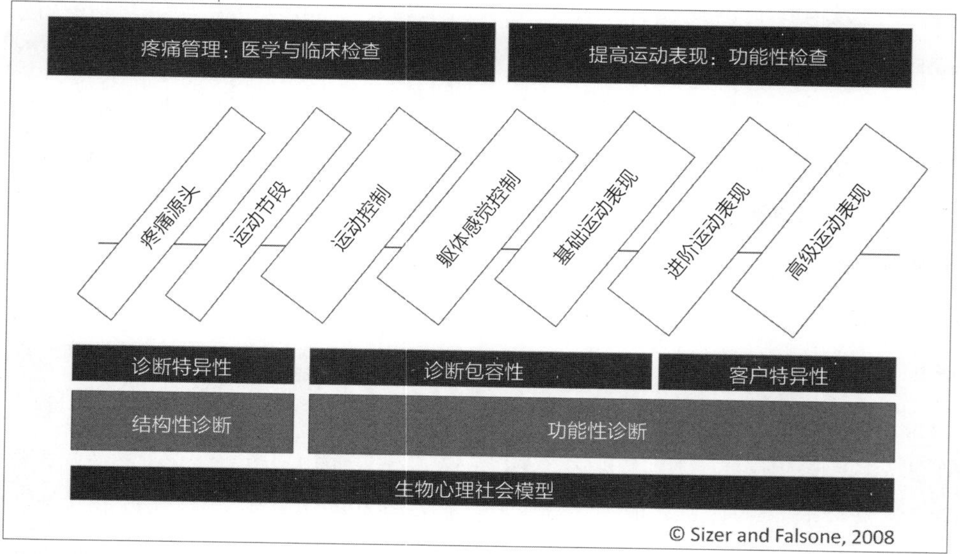


图1.1 “幻灯片”

“幻灯片”是菲尔·赛泽（Phil Sizer）和我在2008年制定的组织系统，用于帮助厘清“架起康复与运动表现之间的桥梁”的概念。从那时起，它就塑造了我帮助客户康复的方法。

“幻灯片”涉及结构和功能、重返赛场的临床方面和运动表现方面，以及作为个体反应和耐受性基础的生物心理社会模型。它提醒我们，每一种哲学、每一个学派、我们头衔中的每一个字，这一切都在帮助运动员重返运动场的过程中占有一席之地。

我们需要做的只是理解这一切应如何及在哪些方面可以配合，我们应如何安排各自的工作顺序。

首先，我们需要认识到有临床与运动表现两个角度。这并不一定意味着两个不同的观点，或者说需要以不同方式来进行讨论。

改变观察角度可以改变对事实的观点，我们需要了解“架起康复与运动表现之间的桥梁”模型中所呈现的不同观点。

在运动员受伤后，我们会立即做出临床诊断（例如肩部旋转肌群肌腱炎），以及功能性诊断（如肩胛运动障碍），然后，我们会根据这两个诊断，指导运动员踏上完全恢复健康的旅程。

实际上，许多不同的临床诊断可能具有相同的功能性诊断。

当某人有痛感时，我们必须处理这个症状。尽管我们并不总是跟踪疼痛状态，或只关注疼痛是否缓解，但有许多研究表明，疼痛的存在会使功能发生改变[4,5,6,7]。

我们不能忽视疼痛而只让患者执行“功能性”活动。若急性或慢性疼痛存在，我们应采用以医疗为重点的患者护理模型。只有在患者摆脱疼痛之后，才可以转变为以运动表现为重点的运动员护理模型。

在医疗模型中，我们完成典型的诊断检验与临床检查。当患者尚在以医疗为重点的阶段时，我们需要进行诊断检验和临床检查，以获得必要的数据，用于记录患者的康复进展，并确保已发生预期的组织愈合，且受损组织将继续好转。

然后，在运动表现模型中，我们可以执行功能性评估。虽然有些功能性评估可能在医疗模型中也适用，但是疼痛可能会导致误导性测试结果，因此，应在患者没有疼痛时对其进行功能性评估。

## 疼痛管理：医学与临床检查

当人们有痛感时，疼痛会对一切造成影响，人们的动作模式往往会改变[8]。焦虑、忧郁、压力和恐惧也是常见的伴随症状[9]。

为了帮助患者走上正确的康复道路，及早做出正确的诊断至关重要。

我们需要进行两种类型的诊断，才可以正确地帮助患者逐渐康复。

首先是结构性诊断。医学或临床检查可能包括X线或磁共振成像（MRI）等，这些检查可用于确诊结构性损伤。组织发生的问题可能包括韧带撕裂、骨折或肌腱退行性病变。如果出现这些情况，通常要选择进行手术。

## 提高运动表现：功能性检查

我们需要进行的第二种诊断是功能性诊断[10]。功能性诊断通常描述疼痛的原因或起因，而不是受伤的组织，后者可能是疼痛的部位。

例如，肩胛运动障碍就属于功能性诊断，这是指肩胛骨未能得到良好的控制或无法正确移动。肩胛运动障碍可能是肩关节撞击综合征和肌腱发炎的原因，而肌腱发炎则是与动作困难相关的结构性问题。

功能性诊断更偏向于关注运动问题和缺陷，而不是结构异常和病理。

## 诊断特异性

诊断特异性指治疗干预要以具体的诊断为依据，这意味着辨清患者所患的是椎间盘突出还是椎管狭窄是非常重要的。我们可能会根据诊断执行两种截然不同的即时治疗干预措施。

例如，如果有人患有肩部滑囊炎，横向摩擦的按摩手法可能会刺激发炎的滑囊并使疼痛加剧。

然而，如果这个人所患的是肩部慢性肌腱炎，横向摩擦的按摩手法可能会有很大帮助。

我们基于病理组织及其正常组织愈合特性选择急性治疗干预措施，并证明该组织对所选干预措施的生理反应。

治疗措施可能取决于临床检查期间的结构性诊断。

## 诊断包容性

从治疗的角度来看，无论哪个组织出现问题，其治疗都需要具备诊断包容性。例如，患处是突出的腰椎间盘、滑脱的脊椎还是狭窄的椎管，在这个阶段并不重要。

在这个阶段，每个患者都会被安排某种类型的核心稳定练习。如果甲患有肩关节撞击综合征，或者乙患有肩关节半脱位，他们都会被安排进行某种类型的肩胛骨控制活动度和肩部旋转肌群练习。

在这个阶段，诊断对选择治疗方案的影响不大，此时很可能针对根据运动表现检查结果做出的功能性诊断而进行治疗。

## 客户特异性

在康复过程中还要考虑所面对的客户类型，如考虑客户是棒球运动员、橄榄球运动员还是偶尔在周末跑马拉松的计算机工程师。这三种客户都需要跑步，但他们的跑步方式各不相同。

棒球运动员需具备在特定方向上的加速与绝对速度技巧，并且需要以给定的距离减速上垒。

担任进攻前锋的橄榄球运动员需要加速技巧，但可能不需要绝对速度技巧，因为进攻前锋通常不会跑那么远。接球员则需要考虑加速、绝对速度和减速，以及前庭因素，因为接球员的视线方向经常不同于他们的移动方向。

偶尔在周末跑马拉松的计算机工程师可能不需要加速技巧，但肯定需要绝对速度技巧。

我们需要根据康复目标针对客户特异性确定干预措施。

## 组织系统的各个部分

我们现在已经讨论了一些基本原则，它们是构成组织系统的基础，我们还要更详细地研究该组织系统的组成部分，而对每个部分的进一步探讨将独立成章。

该组织系统不是教条式的分类系统。许多干预措施或学派可能被归属于多个类别。每种干预措施都有多个部分，在你的思考过程中，其归属类别可能与本书所列的类别完全不同。当你阅读这些章节并开始理解该系统时，你可以思考如何在个人实践中融入其涉及的每个阶段、学科和概念。

当我们努力架起康复与运动表现之间的桥梁时，所有模型、所有学科，都能找到合适的位置。

无论你是何种专业，在帮助运动员恢复其运动表现水平时，都要决定相应学派在此系统中的位置。

接下来先对每个类别进行概述，然后在相应的章节中分别进行更详细的探讨。

简单来说，请想象有一位有疼痛症状的客户来找你。比如，他是一位有腹股沟疼痛问题的橄榄球运动员。首先，你必须确定有问题的组织，即确定疼痛源头。

疼痛来自内收肌还是腹肌的肌肉撕裂或肌腱撕裂呢？疼痛来自两块骨头夹挤髋关节囊吗？疼痛来自退化的关节面吗？

或者，髋关节的所有结构都正常，疼痛其实来自下背部或中枢神经系统？

一旦确定了疼痛源头，我们就需要确定相应关节是否相对于其周围的关节正确移动。髋关节具有完整的关节活动度吗？柔韧性正常吗？髋关节的所有方面是否都运作良好，使其可融入整体系统？腰椎是否稳定，是否能使髋关节移动？踝关节有没有可能会影响髋关节？此时需要考虑整个运动节段。

然后需要确定是否正确的肌肉在正确的时间发力，确定是否有适当的运动控制。臀大肌是髋关节伸展的原动肌吗，或者其动作模式由腘绳肌或腰椎旁的肌肉主导吗？

继而，考虑躯体感觉控制，考虑对运动节段的移动方式或疼痛产生原因有所影响的所有神经系统方面（包括反射、视觉、前庭）及所有编码神经运动的元素。这是最大和最复杂的类别，会与其他所有类别相互影响。

接下来，要考虑基础运动表现。不仅髋关节本身应具有基本力量（这也可能属于运动节段类别），而且整个系统也应具有适当的基本力量，在下一个类别（基础进阶运动表现）中，其被表述为爆发力。

在基础进阶运动表现阶段中，客户开始在不同的负荷和速度下移动，做加速、交叉步、后撤步等基本的运动动作。

最后，在高级运动表现阶段中，开始满足客户重返活动的特异性需求。无论客户是冰球运动员、曲棍球运动员还是体力劳动者，都应引入在重返活动之前必须掌握的具体动作要求。

当然，整个系统的基础是生物心理社会因素，该模型涉及的因素（即生物心理社会因素）让每个人对疼痛，以及计划和执行的干预措施有不同反应。

每个人在生理学方面的生化、营养和遗传因素都会影响其心态、情绪和态度。

一个人所受到的社会、家庭和文化影响将决定其对刺激的反应。

生物心理社会影响因素是必须考虑的个体因素，任何两个人的这些因素都不会完全相同。

此连续过程中的任何一个部分都不一定是另一个部分的先决条件。在运动员从治疗床重返赛场的过程中，许多类别的治疗都可以并且应该同时进行。在运动员成功重返赛场之前，所有这些类别都需要予以考虑。

### 疼痛源头

第 2 章的重点内容是确定疼痛源头，即确定问题组织。我们要处理的是滑囊还是肌腱，这是核心问题。

如果客户患有滑囊炎，而我们尝试对发炎的滑囊进行工具辅助式软组织松解术，则可能会使病情恶化。但是，如果我们正在处理肌腱炎，软组织松解术也许能够有效地促进愈合过程。

再举一个例子，如果客户有椎间盘源性疼痛，屈曲躯干可能会加剧症状；如果客户有椎管狭窄，则屈曲躯干可能会改善症状。准确识别问题组织非常重要，这可以指导我们选择适当的初步治疗方案。

如果你不具备检查与评估的能力，请与诊断专家交朋友吧，并且与他们分享你的客户。你不需要学习具体如何评估，但是你必须对评估有一定了解，并且会制定转诊流程。

如果疼痛源头并不存在，例如面对患有幻肢痛、慢性疼痛或非特异性下背部疼痛（NSLBP）的客户，我们就需要使用其他识别指标（例如关节活动度受限、代偿动作模式、稳定性不足、神经学影响或生物心理社会因素）来确定需要首先关注的部位。

如果在客户身上没有找到疼痛源头，就是一种比较棘手的情况，因为典型的止痛技巧将不起作用。

在最初的疼痛源头识别过程中，我们会确定哪个组织出现了问题。例如，我自己的做法是，我可能依靠徒手治疗和鉴别诊断专业知识来初步诊断。

面对客户时，为了有效地诊断，我可能需要运用自己在物理治疗或运动防护教育中学到的技能，或者在骨科徒手治疗认证课程中掌握的技巧。

我们可能会关注疼痛，并希望通过使用运动机能贴布等方法来减轻客户的疼痛[11]。其他标准治疗仪也许将有助于减轻疼痛。可供选择的临床干预措施有许多，请根据你掌握的技能进行选择。

### 运动节段

我们需要重新开始对整个运动节段的正确使用，而不仅仅是关注局部的损伤部位或疼痛源头。例如，如果我们在处理肘部问题，我们需要确保颈椎、肩关节复合体、肘关节、腕关节和手部作为一个整体来工作，这是第 4 章的重点。

我们还应确保身体的其他部位没有损失代偿性关节活动度。

神经系统优先保护疼痛组织，并相应地调整动作[12]。通过适当的神经肌肉骨骼评估，诊断人员将能够判断出客户身体是否以及在何处通过代偿来保护疼痛组织。

我曾经治疗过一个运动员，他的肘部存在外伤性脱位。尽管我尽了最大的努力，但他的肩关节最终还是出现了问题，包括活动能力受限和疼痛。因为他非常谨慎，害怕抬起手臂，导致损伤部位附近的运动节段（即肩部）出现了功能障碍。

我们可能无法避免一切不利的后果，但我们应知道构成受伤肢体的运动节段及其邻近关节，或受伤部位上方和下方的脊柱节段都可能会因客户的恐惧、逃避和疼痛而受到连累[13,14]。

沿筋膜线向上、向下或同时朝两个方向传递的张力也可能会受到限制[15]。你可以通过多种方式定义运动节段。你可以简单地将上肢、脊柱或下肢视为一个运动节段，或者可以从更广义的角度去思考，沿着筋膜线或动力链来进行定义。

无论你如何定义客户的运动节段，都必须在整个康复过程中处理和考虑它，而不是孤立地考虑某个关节或组织。

在考虑运动节段时，请注意生物张拉整体（biotensegrity）的概念。此概念将张拉整体（tensegrity）这个数学概念应用于人体[16]。张拉整体是由R. 巴克敏斯特•富勒（R. Buckminster Fuller）在20世纪20年代至40年代提出的一个概念，它指三维结构处于恒定张力下，并具有间歇性的压缩周期，从而保持结构的稳定性。

生物张拉整体这一概念反映了在人体中的所有层次（包括分子、细胞、组织、器官和器官系统）也都以这种方式运作。

在重力作用下，人类仍保持其一般形态，是因为全身均存在恒定张力与间歇性压缩周期。人的身体系统，直至分子层面，都建立在这种恒定张力之上。

当我们将身体视为一个张拉整体系统时，就会意识到，我们永远不会孤立地执行任何动作。一个区域要发生移动，就必然会在其他地方产生相应的压缩或张力，否则该移动无法发生。

当我们考虑这些概念和干预措施时，我们关注的是客户如何使用或不使用受影响的肢体。

我们可能会依靠徒手治疗、动态关节松动术或工具辅助式软组织松解术来重建客户的运动节段功能。干针疗法或拔罐可能是合适的干预选择。另外，我们可能会使用筋膜手法或内脏松动术来治疗客户受影响的部位。

在功能性动作筛查（Functional Movement Screen，FMS®）、选择性功能动作评估（Selective Functional Movement Assessment，SFMA®）或功能性活动度调节（Functional Range Conditioning®，FRC）培训中学习的纠正练习可能会派上用场。肌肉激活

技术（MAT ™）也可能适用于这个阶段，因为我们试图让客户的整个肢体和运动节段恢复正常功能。

在这个阶段中可用的工具非常多，请根据你接受过的训练和主修领域进行选择。

### 运动控制

运动控制将会在第 5 章中进行探讨，在此阶段中，我们关注的是在肌肉和其他组织工作时，相应组织中的神经元会在正确的时间放电。原动肌必须保持是原动肌，协同肌必须是协同肌，而稳定肌必须是稳定肌。

以髋关节伸展为例，稳定肌（腰部肌肉）成为协同肌，或者协同肌（腘绳肌）成为原动肌，又或者原动肌（臀大肌）因为另一块肌肉抢了它的工作而减少活动量时，疼痛就会产生。

如果将身体比喻为工厂，身体的每个部分均负责一项不同的工作。当工厂里的工人开始做非本职工作时，整条生产线就会失去控制。某个岗位有太多的工人，而另一个岗位却没有人负责，随之而来的就是混乱。在这个比喻中，身体就会产生疼痛。

身体的神经肌肉控制负责精细调校，以确保动作正确。当然，如果有需要，身体会自行解决问题，通过不太理想的动作模式进行代偿[17]。新建立的动作模式当然有可能是高效的；然而，如果不控制在这些代偿过程中产生的生物力学应力，就有可能会造成损伤。

久而久之，这种代偿会导致疼痛，或柔韧性和力量的不对称，并使问题进一步恶化。一旦大脑将这种新解决方法髓鞘化，代偿模式就成为默认模式。

可供借鉴的运动控制学派有许多，包括动态神经肌肉稳定术（Dynamic Neuromuscular Stabilization®，DNS）、姿势恢复技术（Postural Restoration Institute®, PRI）、肌肉激活技术（MAT）、干针、功能性动作筛查（FMS）、选择性功能动作评估（SFMA），以及雪莉・萨尔曼（Shirley Saharmann）在动作系统障碍和普拉提方面的研究，在此不再详细列举，根据自己的专业训练和实践经验使用适合的方法即可。

### 生物心理社会模型

生物心理社会模型由精神病学家乔治・恩格尔（George Engel）于 1977 年提出[18]。在这个模型中，他认为一个人的生活由生理、心理和社会三个方面构成，这三个方面互相影响，并同时对这个人造成影响。这三个方面的综合作用将决定人对疼痛、痛苦和治疗干预的反应，这就是第 6 章中将讨论的内容。

受伤带来的心理压力会增加压力激素和炎症标志物，使身体损伤难以治愈。饮酒和吸烟等活动都会影响一个人身心健康的整体水平。

如果没有家人和朋友的支持，抑郁情绪会加重，进而影响一个人的生理。这也可能导致滥用药物、睡眠中断或不良饮食习惯等，影响生理上的康复能力。

事实上，可以说，生物心理社会因素是患者恢复健康及重返赛场的首要影响因素。

你可能有过这样的经历：两位患者从事相同运动项目，带着相同的诊断结果来接受治疗，但两者的疗效却截然不同。最有可能造成这种差异的就是两者的生物心理社会因素。

在与患者打交道时，我们必须认识到受伤会影响其心理健康。一个人能否很好地接受并控制创伤将取决于社会支持及其应对受伤压力的技巧。这些压力会影响患者的生理和康复能力。

为了帮助运动员康复后恢复其运动表现水平，我们在工作中不应忽视这些因素。

### 躯体感觉控制

第 7 章介绍的躯体感觉系统是一个由神经受体和细胞组成的系统，可以感知身体内部状态的变化并对其做出反应。没有躯体感觉系统，就不可能有运动系统。

如果我们在计算机中不断地输入错误的命令，就会不断地得到错误的结果。我们必须对计算机输入正确的命令才能使其正常工作。

我们的身体也是如此。如果我们发送错误的信息，运动反应将是错误的，并且可能是低效的。当我们处理躯体感觉控制时[19]，我们要解决前庭平衡、姿势摇摆、反射、视觉系统和本体感觉意识方面的问题[20]。

在客户康复后逐渐恢复运动表现水平的这一阶段中，工作重点是重建平衡和姿势反射，并创造更好的感觉输入，从而优化运动输出[21]。在这里会用到运动学习和运动控制的概念，我们可以运用 DNS、PRI、瑜伽或普拉提等技巧来帮助客户提高平衡能力、增强本体感觉和提高反射反应的水平。

### 基础运动表现

第 9 章将讨论运动表现。此时，我们会开始关注基本力量：每块肌肉是否具有足够的基本力量去完成任务，每块肌肉是否都能够在对抗重力和阻力的情况下发力？

客户在标准化的徒手肌力测试过程中，是否每块肌肉都能够以5级（最高级）的基本力量（徒手肌力测试的正常肌肉力量）执行测试[22,23]？

如果答案是否定的，客户还需要进行一些基本的力量训练。如果不首先增强基本力量，客户就无法增强爆发力。

在这个阶段，客户需要重建基本力量，并最终恢复爆发力。

在这个阶段，针对力量的基础矫正练习会很有效。客户可使用源自FMS、SFMA、PRI、MAT以及力量和体能训练的矫正练习，使产生的力量达到执行爆发力更强的动作所需的水平。

当引入爆发力训练时，请根据客户的病史、运动背景、训练年限和运动表现需求，选择你认为最有成效的方式。

## 进阶运动表现

在进阶运动表现阶段（第10章），我们研究如何以爆发力的形式来展示基本力量（基础运动表现），并在一般的运动动作中运用这种爆发力。我们会在这个阶段中引入爆发力练习，并侧重于直线移动、多向移动、跳跃和落地。

例如，只有客户能够做到加速所需的基本姿势后，我们才可以安排冲刺训练计划。客户需要能够控制加速过程中产生的力量，然后才能够安全地减速，从而避免受伤。

在康复后逐渐恢复运动表现水平的这个过程中，客户必须重新学习正确的后撤步、滑步、跳跃、落地和其他基本步法技巧，然后才能参加完整的训练和比赛[24]。每个运动员都需要掌握这些基本的运动技巧，包括其不同组合，以及如何在不同的负荷和速度下运用它们。在这个阶段客户要重建运动动作基础。

这个阶段的主要目标是重新训练通用的运动动作，以及爆发力的产生和控制。这时，你可以使用力量和体能训练模型中的技能。你可以遵循EXOS®、迈克尔·博伊尔（Michael Boyle）、丹·约翰（Dan John）、CSCS认证公式或任何其他方法所采用的准则。

关注每一位客户的需求，根据其病史、运动项目和你自己的经验，为客户提供良好的服务。

## 高级运动表现

一旦进入高级运动表现阶段（第11章），就开始涉及每个运动项目和不同场上位置的独特要求。例如，无论橄榄球运动员是外接手还是进攻前锋，都需要奔跑，但进攻前锋很可能更需要加速技巧，而不是绝对速度技巧。

我们来比较一下棒球运动员和橄榄球运动员：前者需要在垒包附近跑动，并且要跑到不同的守场位置，同时还要注意未落地的球在空中的位置；而后者必须带球穿过球场，沿途还要避开对手。

尽管这些运动员所使用的基本运动动作都一样，但从移动的角度来看，每个运动项目及同一运动项目中的每个场上位置都有不同的要求。

这给我们带来了一个在安排干预措施时需明确的问题：我们为运动员提供的干预措施符合诊断特异性、诊断包容性还是客户特异性?

我们在疼痛源头和运动节段阶段中进行的治疗通常以诊断为基础，即符合诊断特异性。在早期康复阶段，重要的是要知道我们是在处理滑囊炎还是肌腱炎，以及疼痛源头对整个肢体或运动节段有何影响。

随着康复的推进，干预措施变得具备诊断包容性。这意味着我们很可能会为训练机构中的每个患者都安排某种形式的核心稳定性练习——针对不同患者，我们会对核心稳定性选择不同的定义。

例如，我们应为60岁的运动员、14岁的高中运动员和24岁的职业运动员设计一套核心稳定性练习[25]。他们属于不同年龄段，具有不同的运动表现目标，并且其诊断结果可能各不相同，但他们都需要某种类型的核心稳定性练习来增强体能。

最后，随着我们在“架起桥梁”模型中朝着以运动表现为中心的方向努力，我们必须更加强调客户特异性。

消防员和职业运动员在工作中都需要发挥出非常高的运动表现水平，但他们的实现方式不一样。四分卫和投球手可能都是职业运动员，但他们需要不同的技能。为了帮助运动员完全恢复正常功能并重返赛场，我们需要考虑其个人需求[26]。

高级运动表现阶段旨在帮助客户回归运动赛场，并且达到其运动项目和位置所要求的专项功能水平。与康复干预措施一样，选择哪种运动表现模型需要你根据从业经验等决定。

技能教练一定要参与这一阶段的工作，因为这对帮助客户满足其运动项目和位置的独特技能需求是至关重要的。

你还可以应用我们在EXOS®使用的动作分析（其介绍从第224页开始），以确保客户重返赛场所需的每个主要动作模式的表现都已恢复至最高水平。

## 医疗模型与运动表现模型的转换

医疗模型与运动表现模型的转换是本书中最难掌握的概念之一。没有一个明确的分界点可用于确定运动员已从康复训练过渡到运动表现训练。运动员可能在对其受伤的上肢进行康复训练的同时对其下肢进行运动表现训练，这样做可以最大限度地减少肌肉萎缩，保持腿部的爆发力，并且仍然能保护好受伤部位。

尽管“架起桥梁”模型看起来像是一个连续过程，但它实际上更像是一份检查清单。运动员无须先完成某个阶段再进入下一阶段，除非存在疼痛源头。

疼痛将影响生物心理社会模型（在第 6 章中介绍）的所有方面，需要立即得到处理。除此以外，其他一切都可以在帮助运动员重返赛场过程中的任何时间点进行，但这些工作都需要在受伤的运动员重新上场之前的某个时间点完成。

然而，有许多运动员带着疼痛上场。虽然“架起康复与运动表现之间的桥梁”模型认为需立即对疼痛进行处理，但这只是个理想化的建议。

很多人在疼痛时仍旧上场，并且总是这样做。因此，这个模型并非一个真正的连续过程，它更像是一个理想化的理论进程，它承认需要在给定时间对特定运动员进行灵活处理。

这四方面的内容归属于医疗模型：疼痛源头、运动节段、运动控制和躯体感觉控制。我们通常在医疗保健机构的监督下解决这几个领域的问题，工作重点是缓解疼痛、使系统正常化，以及为运动表现模型中的更高级别活动做准备。这四个领域针对的是运动表现的基本要素。

躯体感觉控制、基础运动表现、进阶运动表现和高级运动表现归属于运动表现模型。在奠定基础后，一般我们会通过这些领域的工作来增强运动员的体格并帮助其进行动作微调。

两个模型的重叠部分来自神经系统。躯体感觉控制（传入神经系统）是一切的根本。如果一个人有疼痛感，关节活动度和稳定性不足，并且身体控制能力弱，就很难提高其全身力量和爆发力、运动动作和运动技能水平。

运动员总是希望进行运动表现模型中的训练。他们会带着诸如“我想提高第一步速度”之类的目标来找你，但他们的髋关节灵活性很差，无法完成提高第一步速度所需的基本运动姿势。

运动节段的恢复可能必须在干预的初期阶段完成。一旦运动节段有所改善，第一步速度就会提高，因为已经解决了系统中最薄弱的环节。

在此连续过程中，医疗模型中的理念和技巧应该有助于改进运动表现模型，但其具体工作均与运动表现无关。

医疗模型就好比是建新房时的地基，而运动表现模型则是要在该地基上建造的房屋。

地基没有打好，你能在上面盖房子吗？当然不可以。如果你执意要在上面盖房子，你将会受到诸多限制，比如房子的层数、面积，以及房子能够在自然环境中保持屹立不倒多长时间。因此，不打好地基就建房子这种做法并不可取。

同样，在受伤、系统损坏的情况下也有可能提高运动表现，但不建议这样做。

## 制定重返赛场时间表

我们经常无法依循计划去工作。你能想象飞行员不完成飞行前检查就执行飞行计划的情况吗？或者，想象一下试图建造房屋时没有施工图的情况。计划为我们提供方向，使我们能完成一个系统化流程，确保我们不会跳过一些基本步骤，避免以后出现无法修正的问题。

制定长期目标以及在过程中实现的短期目标，这将确保客户有充足的时间来调整适应，并让每个人都可以看到自己将要遵循的路线。如果发生偏离计划的事情，最终结果可能会改变。

以有膝伤的足球运动员为例，我们希望他可以在 3 个月后重新回到球场上参赛。

我们需要查看时间表，看看是否有时间安排可能没有太多风险的模拟赛或友谊赛。我们的目标是在运动员真正复出前一周进行某种类型的低强度的完整比赛活动，以了解该运动员对模拟比赛的承受能力。

在确定该日期后，首先要计划短程比赛，双方都是 11 人的完整上场阵容，但采用小型球场，这样伤后复出球员的跑动距离较短。我们可能希望将这场比赛安排在标准球场模拟赛前的一周或两周。

在此之前，我们可以安排一场在球场上跑动距离更短、场上球员更少的练习赛，从而强调攻防战术。我们希望将它安排在双方以完整上场阵容进行练习赛前的一周。

我们要提前计划好一些有轻微身体接触的进攻或防守演练，而在此之前，应进行完全没有身体接触可能性的演练。再之前，应安排不需要批判性思维的训练（只需要执行动作），而在此之前，我们会安排足球专项的多向移动技能的带球训练。

我们再来看更早的安排，运动员需要进行足球专项的多向移动技能的无球训练。在此之前，我们会安排有球和无球的直线移动训练。

在执行直线移动训练之前，我们需要看到运动员的力量达到肌力测定的最高级，并具有产生爆发力的能力。

为了做到这一点，运动员需要在整个运动节段中达到全范围的活动度和稳定性，并具有良好的运动控制和躯体感觉控制能力。

在此之前，运动员需要摆脱疼痛。在这个例子中，我们倒推出运动员需要多长时间才可以适应新压力。

你可能会发现三个月的时间并不足以帮助这个人重返赛场。如果你想尝试这样做，则必须将计划安排得非常紧凑，并且如果在此过程中出现问题，没有进行处理的余地。

如果在任何时候出现疼痛或肿胀加剧的情况，运动员就需要暂缓训练，那么重返赛场这个长期目标的实现时间就会被延长。

逐一实现短期目标，最终就会实现长期目标。如果没有达成短期目标，就不能实现长期目标。

从临床的角度来看，我们必须使我们的发现和对功能障碍的解释有意义。当我们评估一个患者并发现其臀中肌无力时，应说明臀中肌无力带来的功能性限制。

臀中肌无力会导致髋关节运动功能欠佳，还可能导致阔筋膜张肌的协同肌主导效应，以及髋关节处产生的爆发力下降，从而使腰椎或膝关节负荷过大。一旦我们将此客观的功能障碍与一个功能性限制建立联系，我们就可以制定一个目标：增强臀中肌的力量。有了明确目标之后，我们就可以制定计划。该计划应包括臀中肌力量强化练习。

每个客观功能障碍都应该有对应的功能性限制，与之相应的短期或长期目标，以及实现这些目标的计划。

可以肯定的是，我总是将客观功能障碍与有意义的信息联系起来（详见附录 2 的图表）。这可以让我努力确保每个客观发现都有相应的改进计划，并且每个功能障碍都与有意义的功能缺损相关联。

不要为了识别功能障碍而识别功能障碍。要思考所识别的功能障碍有什么意义，它如何影响患者的生活，你将如何解决它。

### 临床锦囊

- 识别客观功能障碍
- 将功能障碍与功能性限制建立联系
- 确定短期或长期的改进目标
- 制定解决功能障碍的计划

为运动员制定切合实际的时间表，使其能够适应在训练中引入的新压力，并在其中安排一些恢复日，让运动员有充足的休息时间。从长期目标开始倒推，为你自己、运动员和教练制定一个切实可行的重返赛场时间表。

## 小结

架起康复与运动表现之间的桥梁并不是一个遵循线性规律的连续过程。如果我们要等待所有橄榄球运动员都恢复完美的基础运动表现和躯体感觉控制能力，那么我们只能在星期天盯着空白的电视画面。在运动康复中，运动医学和运动表现这两方面也不会呈现一个理想的顺序。

我们可能同时处理其中几个阶段的问题，并且可能不得不降低某些练习的强度，以确保高质量的动作模式[27]。“架起桥梁”模型的安排应该帮助你和你的团队了解每种干预措施的适用范围，并明白这不一定是一个线性发展过程。

在临床和运动表现的领域中，从业者需要借鉴许多专家的观点，往往难以创建与实施哲学性训练模型，对于经验尚浅的从业者尤其如此。

不要试图独树一帜或排斥其他理论，请记住，在仔细分析许多学派的核心原则后就会发现，它们都关注同一件事。在架起康复与运动表现之间的桥梁时，所有技术、运动类型、学派和训练原则都很有价值。

你的工作就是以最有效的方式综合运用自己的知识，找出帮助运动员重返赛场的最佳方案。我希望本书中提供的资料能帮助你做到这一点。

你不必只选择一个师傅学艺，也不必始终遵循某个特定的系统。如果事实曾证明某一个系统最有效，我们就会都采用那个系统了。你应依据自己负责护理的运动员的具体情况选择系统。

# 第2章 疼痛源头

在架起康复与运动表现之间的桥梁时，我们不应该只关注疼痛，也不应该将疼痛视为功能障碍的唯一指标。它不应该是我们尝试缓解的唯一症状，但这并不表示我们可以或应该忽视疼痛。

许多人每天都在与疼痛做斗争，无论老少，在业余运动员、职业选手或运动水平介于这两者之间的任何人中，极少有人声称自己没有疼痛问题。

事实上，2015年在《疼痛杂志》（*Journal of Pain*）上发表的一项研究发现，有1.261亿人表示在接受调查前的3个月内出现过疼痛。其中，2530万人称其患有慢性疼痛，而3980万人称其疼痛程度为3级或4级，这种级别的疼痛会影响整体身心健康。显然，疼痛是一个普遍存在的问题[28]。

我们将疼痛分为两类：急性和慢性。急性疼痛会迅速表现出来，并且通常直接由可识别的损伤引起。这种类型的疼痛通常对传统干预有反应。

慢性疼痛是指持续3个月或更长时间，对典型的疼痛治疗方法没有反应，并且被认为是疾病表现，而并非与损伤有关，但其之前的急性疼痛最初可能由损伤造成。

临床医生的工作是帮助客户恢复动作模式的完整活动度，并帮助客户摆脱疼痛。在此过程中，活动能力通常会得到改善，并且与疼痛源头相关的其他症状会消失。正如物理治疗师兼MobilityWod创始人凯利·斯塔雷特（Kelly Starrett）所说："疼痛的组织就是发生功能障碍的组织。"

如果我们能够消除功能障碍，就有很大的机会能够帮助人们摆脱疼痛。

## 疼痛理论

我们试图理解为什么身体会以某种方式处理疼痛，我们在深入研究中发现，有些解释疼痛产生机制的理论可能相互矛盾。

疼痛涉及许多系统——周围神经系统、中枢神经系统、自主神经系统、边缘系统和心血管系统，以上只是一些例子。

关于神经纤维见图2.1。

我们仍然不了解大脑的某些区域，并且我们没有一个面面俱到的、完整可靠的总括性疼痛模型。

神经纤维
直径与传导速度
由大至小
神经纤维类型
A Alpha
躯体运动
本体感觉
肌梭
高尔基腱器
A Beta
触觉、压力
A Gamma
传导至肌梭的运动神经
A Delta
疼痛、冷、触觉
B
交感神经节前纤维
C
背侧根、疼痛、热
其他机械感受器
交感神经节后纤维
数值分类
有髓鞘包覆
Ia
Ib
II
III
IV
无髓鞘包覆

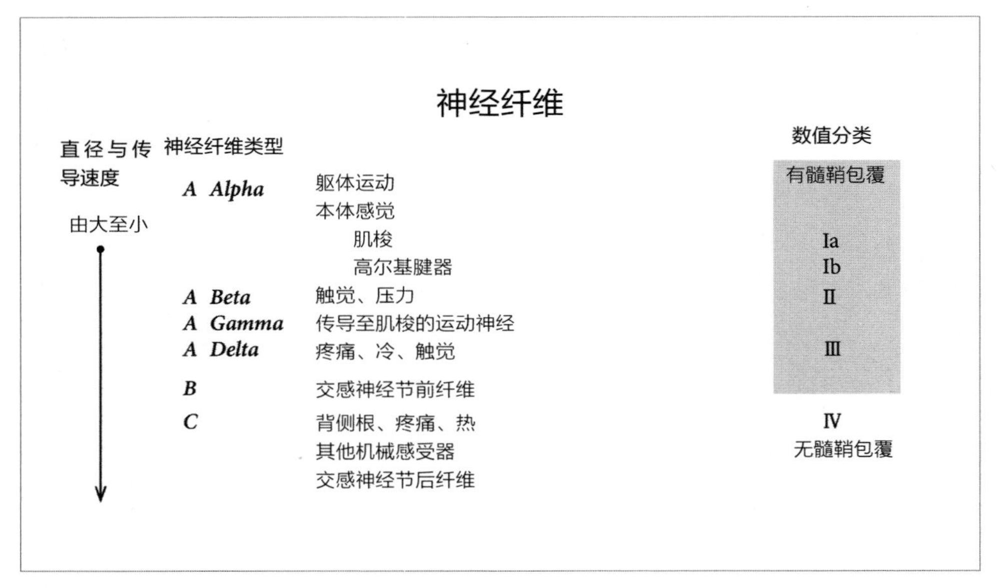

图 2.1 神经纤维

人体具有庞大的传入神经纤维网络，这些传入神经将外界的信息传递给中枢神经系统进行解释。神经纤维具有不同的直径，以及不同数量的髓鞘（即对神经起隔离和保护作用的鞘）。

由于不同神经纤维存在粗细和隔离作用等方面的差异，信息从外周传输到中枢神经系统的速度是不同的，具体取决于受到刺激的传入神经。这意味着不同信息会在不同时间到达中枢神经系统。

尽管如此，本书还是会介绍一些流行的理论。

## 特异性理论

马克斯·冯·弗雷（Max Von Frey）在1895年提出了最早的疼痛理论之一：特异性理论。该理论指出，每个疼痛感受器将信号传递到大脑中的特定疼痛中心，后者再发送执行适当运动反应的指令，例如快速将手从热锅上移开[29]。该理论以存在特定疼痛中心的假设为基础。

虽然这个理论很简单，但它已被证明是错误的：大脑中没有可识别的疼痛中心。该理论未承认疼痛的心理方面，也不承认先前经验可能会使我们对各种疼痛刺激非常敏感。

## 模式理论

在20世纪20年代末和30年代初，约翰·保罗·内夫（John Paul Nafe）和约翰尼斯·沙伊德尔（Johannes Scheider）提出[30]不存在感知和响应疼痛的独立系统，但其他身体系统均共用疼痛感受器。

该理论认为，只有当脊髓中形成特定的刺激组合并累积到一定水平时，大脑才会收到疼痛信号，进而执行预设的响应模式。

模式理论的其中一个问题是它轻视了大脑的作用，仅仅将其视为从感受器接收信息的接收者。而实际上大脑在身体处理疼痛方面发挥着更为复杂的动态作用。

### 闸门控制理论

在疼痛研究中，接下来“登场”的是感觉理论，其工作思路是“闸门控制”。由罗纳德·梅尔扎克（Ronald Melzack）和帕特里克·沃尔（Patrick Wall）于 1965 年提出的闸门控制理论认为，当你的手指被门夹到时，你会用另一只手握住这只手指，或者将它放进嘴里、抚摸它或做有助于减轻疼痛的任何事情[31]。

所有外周感觉（热、冷、触觉、疼痛等）都是通过周围神经刺激传递的。这种对神经的刺激被传递到脊髓，如果刺激足够强，信息就会被传递到大脑进行处理。

痛觉由伤害性疼痛神经纤维（也称为 A-Delta 神经纤维和 C 神经纤维）传递。这些信号到达脊髓后角，刺激二级神经元，然后通过脊髓丘脑侧束传递到大脑进行解释。如果我们在其中加入某种形式的触摸，我们也可以刺激 A-Beta 神经纤维。

触觉也通过 A-Beta 神经纤维传递到脊髓，刺激后角中的抑制性中间神经元，并减弱通过 A-Delta 和 C 神经纤维刺激的传入神经传递到大脑的疼痛感。因此，我们感到疼痛“减轻”。

这也是当你的手指被门夹到后你会迅速握紧或抚摸手指的原因——这实际上会减少大脑感知到的疼痛感。

闸门控制理论在许多情况下都很有意义，但它并不能解释在伤害感受器（疼痛的感受器）没有受到刺激时，人仍然会感到疼痛的情况。

### 条件性疼痛调节理论

条件性疼痛调节理论可用于总结[32]哥哥姐姐在照顾你时发生过的事情。你可能还记得小时候因为手臂受伤而哭泣，你的哥哥却用拳头打你的另一只手臂，然后说：“你感觉好点了吗？现在你不会再想着你受伤的手臂了。”

条件性疼痛调节理论指出疼痛可以抑制疼痛。同时施加两种有害刺激——在同一区域中不同的位置施加这两种刺激时，第二种有害刺激由后角处理，可以抑制第一种有害刺激。

这个理论站得住脚，因此我们在施加任何类型的疼痛缓解技巧时，只需施加在痛处附近就可以获得与施加在痛处一样的效果。

### 疼痛神经矩阵理论

其他疼痛理论强调位于疼痛部位的局部组织和周围神经。相比之下，疼痛神经矩阵理论的观点强调大脑的作用，将注意力转移到中枢神经系统（CNS）的组成部分[33]。

该理论认为，疼痛实际上是大脑的输出，除外周的伤害性刺激之外，疼痛的多种影响因素也很重要。

疼痛神经矩阵理论强调由大脑决定产生疼痛感并减少来自外周组织的输入。它并没有否定周围神经系统的作用。

外周的伤害性刺激仍然在疼痛感的产生中发挥着重要作用，但它并不能说明全部情况。

这一理论可以更好地解释幻肢痛、纤维肌痛或非特异性下背部疼痛（NSLBP），以及其他不存在伤害性刺激但疼痛感持续存在的慢性疼痛状况。

## 疼痛的意义

洛里默•莫斯利（Lorimer Moseley）在疼痛理论方面极具影响力，我强烈推荐他的视频《疼痛》（*Pain*）。该名称非常恰当，他在视频中对这个高度复杂的主题进行了有趣、简单的概述。在莫斯利（Moseley）的描述中，疼痛具有意义：它是个人的感受[34]。

即使你我接受了相似的伤害性刺激，并且有相同的诊断结果，但我体验到的疼痛不同于你体验到的疼痛。疼痛可能更多是心理上的，而不是生理上的。

例如，假设我和你在海滩上散步，我们都踩到了尖锐的东西。虽然我们都会痛得龇牙咧嘴，但我也许可以继续散步。然而，也许你之前因割伤了脚并且伤口被感染而需要住院，接受了两周的抗生素疗程。这次你可能会要求我把你背回车上，或者去寻求帮助。虽然我们这次的经历相同，但是我们使用不同的参照来解释踩到尖锐物体的刺激。

在与具有相同诊断结果的不同患者打交道时，我们需要保持谨慎，因为他们的疼痛感知可能有很大的差异。我们不能完全根据诊断的客观结果来判断一个人的疼痛程度。

有时，一个人可能在遭受严重损伤时只感到轻微的疼痛，而另一个人只是轻微拉伤了腘绳肌，却可能非常痛苦地跛行。

疼痛是主观的，它是个人的感受。我们不能假设对两个人施加相同伤害性刺激可以导致他们有相同的感受或体验。

> **临床锦囊**
>
> 疼痛是主观的、个人的感受，会受到文化、情境、中枢神经、外周神经、意识和情绪的影响。它总令人不快，并与实际或潜在的组织损伤有关[35]。

## 损伤事件：急性疼痛的两个阶段

受伤时，我们往往会谈论疼痛的程度，但人体的神经系统对刺激并非只有一种反应。

如果你准备过马路，走下台阶时脚没踩稳，扭伤了脚踝，你会立即有刺痛感，这种感觉刺激周围神经系统的 A-Delta 神经纤维，由脊髓后角进行处理，然后将信号传输到大脑，并在大脑中形成运动输出（反应）。

受伤让我们立即产生剧烈疼痛感，之后，痛感会减轻并变成阵痛。这是因为C神经纤维通过其较细的、无髓鞘的“导线”较慢地发送信息，使得来自外周疼痛感受器的解释被延迟。

感觉神经系统对有害刺激或潜在有害刺激的反应表明身体出现了问题，这又会导致中枢神经系统做出反应。生理级联反应立即开始，试图根据损伤情况控制损伤。接着是初级和次级的止血机制发挥作用，随后是损伤部位的炎症阶段，该阶段与止血阶段有所重叠[36]。

然而，某些情况下并没有明确的刺激，疼痛感受器也没有被激活。

幻肢痛就是一个典型的例子，截肢者体验到的疼痛似乎起源于不再存在的肢体。

虽然我们还没有完全理解这种现象，但目前认为这是因为疼痛留在短期记忆中的痕迹（患者对肢体的最后感觉）十分深，以至于疼痛是大脑能与受影响的身体部位建立关联的唯一感觉[37]。

其中也可能有情绪因素发挥作用，因为导致截肢的事件可能造成了心理创伤。

非特异性下背部疼痛（NSLBP）、纤维肌痛和一般的慢性疼痛等也是在没有伤害性刺激的情况下存在疼痛的例子。

## 识别疼痛源头

鉴别诊断是一项需要长期研习的技能。只要你用于识别问题的评估体系能够保持有效且一致，你遵循什么学派并不重要。

组织张力测试是一种明确病理特征的方法。在某些情况下，如果运动员的某些组织受伤，但运动员保持静止或被动移动，则受伤的组织不会产生疼痛感。

然而，当我们引入带阻力的徒手肌力测试时，可能会发现收缩组织的病理特征。这意味着，如果运动员的肌肉、肌腱或肌筋膜有问题，那么在进行阻力测试时运动员很可能会感到疼痛。

我们经常通过压力测试来评估非收缩组织，包括韧带或关节囊。治疗师将对该组织施加特定方向的力，从而使韧带或部分关节囊处于紧张状态。

如果存在断裂的肌纤维，该测试就会对其产生明显影响，导致疼痛，或者，如果损伤足够严重，在测试时就会出现韧带或关节囊松弛的情况。

## 深入挖掘，找出疼痛源头

一般来说，在处理运动损伤时，偶然的一个动作会引发疼痛级联反应。通常，可识别的损伤和伤害性刺激是导致疼痛或功能障碍的罪魁祸首。找出疼痛源头是评估、治疗和预后的关键。

当疼痛源头未被正确识别时，临床医生只能采用一般性治疗手段，而不是针对性治疗手段。患者可能会变得更强壮，甚至可能重返运动场或工作岗位；然而，其能力可能只恢复至80%，有时甚至更低。

如果没有正确识别疼痛源头，患者可能无法完全克服伤病难关，可能无法恢复他们需要的所有动作和功能，或者可能无法完全摆脱疼痛。

如果我们从一个糟糕的姿势开始一个动作模式，就无法期望能够很好地完成剩下的动作。同理，在从康复到恢复运动表现的过程中，如果我们一开始就对疼痛的根源做出了错误的假设，我们就不太可能帮助患者达到完全康复的水平。

如果疼痛评估不在你的技能范围内，你就不应该进行疼痛评估。但是，你仍然需要理解由另一位专业人士进行评估得出的诊断结果。你需要了解应推动或避免哪些因素，以促进最初的康复过程，或者至少不妨碍其进展。

## 治疗疼痛源头

当我们开始检查疼痛源头时，仅仅治疗或控制这些症状是不够的，比如使用处方止痛药来将疼痛减轻至可以忍受的程度。我们还必须识别、评估和治疗这些症状的源头。

在如今的功能性训练和检查中，通常会涉及这一点。例如，我曾在诊所与一名学生一起工作，当时有一名运动员因膝关节疼痛来求诊。

我让学生评估该运动员并向我报告其发现。该学生回来时报告了详尽的评估结果：该运动员存在动作功能障碍的问题，髋关节控制不佳，核心稳定性差，还有足部异常。在他看来，这些都是导致该运动员膝关节疼痛的原因。

我问："他的膝关节呢？"他反问我什么意思。

"他是因为膝关节疼痛而来的。你有没有看看他的膝关节？"

学生盯着我，最后说："没有，但他的膝关节疼痛来自他的髋关节、躯干和足部功能障碍。"

事实可能的确如此，但我们需要直接处理膝关节问题。膝关节疼痛是该运动员走进我们办公室的原因。无论在身体上还是精神上，减轻患者的疼痛对于患者来说都很重要。

当我们试图治疗疼痛时，我们会忽略治疗疼痛源头这个明显的需求……这样做只是试图让患者感觉好一点。

解决症状的源头对长期的护理疗效至关重要，但在短期内，减轻疼痛也很有价值。

## 生物力学妥协

当身体的一侧受伤时，人们通常会更依赖另一侧，但对于运动员的康复和重返赛场来说，这意味着什么？

由于疼痛的存在，人们会改变自己的动作模式，加重无痛侧的工作，同时减少疼痛侧的负担。作为康复工作的一部分，我们需要解决这个问题。

研究表明，这种不良适应有时不是暂时的，在疼痛消退之后仍会持续。事实上，在成功治疗疼痛源头之后，人们可能需要花很长时间来重新训练，纠正有缺陷的运动程序和运动节段排序。

根据布里斯班的生物医学科学学院（School of Biomedical Science）的弗朗索瓦・胡克（Francois Hug）和其他五人的一项研究[38]，在足踝跖屈测试中，受试者疼痛腿产生的力量减弱，同时非疼痛腿的力量增强[39]。

这表明，如果得到允许，人们在双侧练习中会选择更依赖无痛的肢体。但是，如果给予受试者单侧任务或自由度较小的任务，则其代偿和避开疼痛组织的能力较弱，他们在执行这些任务时可能会使已经疼痛的组织受伤。

关于在何时将单侧和双侧动作引入康复周期，我们需要讲究策略。如果受伤造成的组织损伤未完全修复，你应该预期运动员在双侧动作中的力量产生和平衡存在差异。

在疼痛减轻并且不再需要保护损伤的组织后，引入两侧条件相同的单侧练习可以帮助运动员改善运动模式。在成功的情况下，运动员会改掉更依赖无痛侧的习惯。

## 小结

重要的是我们要识别出问题所在的组织。我们需要知道哪些组织是病态的，以便选择有可能促进患者组织愈合的徒手治疗与仪器治疗。

我们在工作中必须了解组织愈合特性，这样我们才能促进组织愈合，同时也不会因使用不合适的活动或干预措施而阻碍愈合。

如果无法识别疼痛源头，我们所面对的就是不一样的问题。在没有伤害性刺激的情况下出现的疼痛具有一个中枢机制起源，这是我们需要在生物心理社会模型中处理的。

疼痛是多方面的、主观的感受，会受到文化、社会、个人、生理和心理的影响。鉴于疼痛感知存在巨大的个体差异，没有任何一种疼痛管理方法是面面俱到的。

运动医学临床医生和运动表现专家需要了解疼痛管理的复杂性，并准备好根据每个人的实际情况进行相应处理。

下一章将探讨一些改变疼痛感知的方案。

# 第3章 组织愈合与改变疼痛感知

疼痛是一种受经验、情绪、文化和社会影响的个体化体验，我们不可能对不同患者采用相同的疼痛治疗方式。临床医生需要了解疼痛的生理学、疼痛的心理学和疼痛的个体性，这将有助于为患者选择合适的疼痛缓解干预措施。

除了疼痛概念之外，专业人士还需要了解不同组织的愈合特性，这将有助于计算愈合时间。

在我们了解受伤时发生的正常愈合过程后，我们就可以识别出愈合进度不符合预期的情况，从而选择适当的治疗调整方案。

## 治疗目标与治疗调整方案

我们在运动医学领域的目标很简单：让运动员尽快恢复运动、工作或生活活动，并尽量减少再次受伤的风险。 为了实现这一点，加里·德尔福奇（Gary Delforge）博士叙述了临床医生需要做的两件事。相关叙述见其著作《肌肉骨骼创伤：对运动损伤管理的影响》（*Musculoskeletal Trauma: Implications for Sports Injury Management*）。以下是对其建议的总结。

首先，我们需要建立一个治疗目标——建立一个短期或长期的目标。其次，我们需要选择能够实现该治疗目标的治疗调整方案或干预措施。

我们直接摘录了其书中第8页的以下治疗目标。

- 控制出血和水肿
- 减轻疼痛和肌肉痉挛
- 增强结缔组织修复机制
- 预防挛缩和粘连
- 增强瘢痕组织的力学和结构特性

治疗调整方案是指我们在“架起桥梁”模型中为了加速实现、辅助实现或优化治疗目标可能使用的任何干预措施。治疗调整方案可能包括药物治疗、物理因子治疗、手法治疗、功能训练，有时甚至包括心理干预。

如德尔福奇的书中第10页所述，在选择治疗调整方案时，我们必须考虑其效果。

- 伤口愈合特定阶段的典型血管和细胞反应
- 要调整的特定生理反应或神

经反应
- 治疗调整方案实现预期反应的能力——干预措施的适应证
- 治疗药剂对正常、病态或手术修复的组织的潜在有害影响——干预措施的注意事项或禁忌证

德尔福奇（Delforge）博士关于确定治疗目标和适当调整治疗方案的理念帮助我确定了在康复过程中各个阶段为运动员选择干预措施的思路。

我每次选择干预措施时都必须考虑希望实现的治疗目标，并判断我选择的干预措施能否产生预期效果。

接下来将探讨因受伤而激活的自然生理通路和神经通路。

**临床锦囊**

- 控制出血和水肿
- 减轻疼痛和肌肉痉挛
- 增强结缔组织修复机制，创造愈合的环境
- 预防挛缩和粘连，防止关节活动度下降
- 增强瘢痕组织的力学和结构特性，相应地给组织施压

## 损伤的生理反应

只要受了伤，身体就会经历一个愈合过程。愈合可分为 3 个阶段。

- 炎症，也被描述为出血和止血
- 纤维增生
- 重塑

这些过程极其复杂，我建议你不仅要研读德尔福奇（Delforge）博士在其著作中的详细解释，还要研究其他基础骨科科学参考资料，以了解这些过程对神经、肌肉、肌腱、韧带、关节软骨和纤维软骨等具体组织的影响。

受伤时，受伤区域会立即出现短暂的血管收缩。吞噬细胞（如肥大细胞、巨噬细胞和中性粒细胞）涌进该区域。随后该区域立即发生血管舒张，以增加血流量。

炎症介质被释放出来，如 P 物质、组织胺、缓激肽等。组织胺导致血管扩张，血管壁中产生间隙。液体从血管中渗入周围的间隙。这些液体会使该区域的淋巴系统停止工作。

这就好比有过多的水流入堵塞的水槽。水槽堵塞时，排水速度无法像进水速度一样快，于是水开始溢出水槽。同样，淋巴系统无法将多余的液体排出，于是该区域形成水肿。

最初的水肿是正常的，因为身体正在控制损伤。白细胞可以拦截并控制可能侵入该区域的病原体，以防止

进一步感染。

接下来，身体要经过亚急性和慢性炎症过程，最终进入下一个阶段，即纤维增生。

纤维增生是指身体开始形成纤维组织，以填充受伤组织。成纤维细胞进入受伤区域并负责产生胶原蛋白。

最初形成的是Ⅲ型胶原蛋白，与原来的未受伤的Ⅰ型胶原蛋白相比，它较脆弱。

这种较脆弱的胶原蛋白尺寸较小，其氢键较弱，并且与原来的未受伤的组织相比，其排列方式更加随机。然而，即使没有那么强韧，这种新的胶原蛋白已开始为该区域提供伤口愈合所需的结构强度和稳定性。

重塑阶段可能需要数年时间。当我们为患者提供服务时，我们的其中一项任务（尤其是在早期）就是重视正在形成的瘢痕组织，并尽可能在这个过程中提供帮助。至少，我们应该小心不要太快、太早地让组织承受负荷，以避免破坏这个过程。

重塑阶段需要逐渐增加张力，以帮助强化Ⅲ型胶原蛋白不成熟的氢键，使其成为更强的共价键，使纤维排列得更加整齐，并且提高纤维的强度，以承受拉伸负荷，并有助于Ⅰ型胶原蛋白的沉积。

在重塑阶段，我们的干预措施以低负荷、渐进式加载负荷和拉伸为指导方针，以提高瘢痕组织对负荷的承受能力。

如果这个过程进展得太快，就会发生再次损伤，使患者回到炎症阶段。慢性炎症的循环就此开始，再次受伤的风险也会增加。

以上简要地介绍了受伤时发生的血管和机械性变化。

如需详细了解这部分内容，请参阅加里·德尔福奇（Gary Delforge）的著作。他非常出色地讲述了每个组织在受伤后经历的具体愈合过程。其著作是学习组织愈合的优质资源。

## 损伤的神经反应

疼痛感受器是检测有害（令人不愉快的）刺激的特化感觉受体。这些专门的感觉受体被称为 A-Delta 和 C 纤维，遍布全身各种类型的组织，如皮肤、肌肉。

当这些感受器接收到机械、热或化学刺激时，电信号会进入中枢神经系统被处理。

当组织受伤时，炎症介质（缓激肽、血清素、前列腺素、细胞因子和氢离子）会从受损组织中释放出来，并可以直接刺激这些疼痛感受器。它们还可以降低疼痛感受器的激活阈值，使去极化更可能发生。

从神经角度来看，A-Delta 和 C 神经纤维疼痛感受器在受伤中受到刺激，从而启动上行疼痛通路。A-Delta 和 C 神经纤维是一级神经元，突触与脊髓后角中的上行传导通路、二级神经元相连。

在一级和二级神经元之间的突触内，兴奋性神经递质（包括谷氨酸和 P 物质）被释放，触发二级神经元的激活。

在后角中，传入神经元、中间神经元和下行调节通路之间会发生复杂的相互作用。这些相互作用决定了二级传入神经元的活动，因此决定了哪些信息会进入大脑，由大脑进行处理。

这个二级神经元沿着脊髓丘脑侧束上行至丘脑中的核区，在那里它们可能与三级神经元以突触相连。脊髓丘脑侧束也有突起的部分连接到中脑导水管周围灰质（PAG）、下丘脑和边缘系统。

边缘系统包括杏仁核、丘脑、下丘脑、海马、基底神经节和扣带回。这些结构在记忆和情感形成方面都有不同的功能。这是存储长期记忆和维持情绪的地方。

当受到外周伤害性刺激时，边缘系统可能同时通过脊髓丘脑侧束和脊髓网状束受到刺激，正是这个原因使得疼痛有意义并且因人而异。这会影响疼痛的情绪。

## 抑制疼痛传递

有一些机制可以在脊髓层面抑制疼痛传递，还有一些来自更高级中心的下行抑制。

### 疼痛的闸门控制理论

前一章讨论过疼痛的闸门控制理论。该理论描述了脊髓层面的抑制性疼痛调节过程。

通过用触觉、无害性刺激来激活 A-Beta 神经纤维，后角中的抑制性中间神经元被激活，从而抑制通过 C 神经纤维传输的疼痛信号。因此，非疼痛刺激（例如触摸疼痛的部位）可以减轻疼痛。

### 下行抑制

中脑导水管周围灰质和延髓腹内侧（RVM）是大脑中参与下行抑制性疼痛调节的两个重要区域。这两个区域都含有大量的阿片受体和高浓度的内源性阿片肽，这有助于解释为什么阿片类药物具有镇痛作用——它们让我们感觉良好。

下行通路突起连接到后角并抑制疼痛传递。这些通路释放出神经递质，如强啡肽、内啡肽和脑啡肽，它们与脊髓中的受体结合，从而抑制对后角二级神经元的刺激。

这种复杂的上行和下行疼痛通路在正常工作时，负责在人体内部管理疼痛感知。

身体就像一台不可思议的仪器，它会尝试自行控制疼痛和炎症。任何因素都有可能干扰这些自然管理过程，从而削弱身体完成此任务的能力。疾病、营养不良、吸烟或糖尿病导致的血液循环不良以及心理创伤等都可以减缓或延迟这些过程，这时就轮到治疗调整方案或干预措施发挥作用了。

损伤引起的生理反应和神经反应的相关内容足以写成一整本书。当受伤发生时，身体内部会同时发生许多过程。

虽然我们在这里提到了几个重要的概念，但关键是要注意到这些过程很复杂。我建议你更深入地研究损伤引起的生理和神经反应，并感谢运动防护师布赖恩·霍兹（Brian Hortz）博士对本部分内容的审阅。

本章将深入探讨通常的缓解疼痛的治疗方案。在后面关于拔罐的部分（从第 49 页开始），将详述愈合与血运重建。

## 缓解疼痛的处方

大多数医疗保健专业人士都很清楚，在美国，处方止痛药和阿片类药物滥用正处于历史最高水平。大多数有疼痛问题的人都希望疼痛快点消失。其中一些药物的问题在于，尽管它们在止痛方面非常有效，但它们也很容易使患者产生巨大的依赖性。

教育患者，让他们知道有比处方止痛药更安全的其他选择，这是如今疼痛管理业界的首要任务。

美国内科医师学会（The American College of Physicians）于 2017 年 4 月发布了一份实践指南，列出了他们对急性、亚急性和慢性下背部疼痛的建议[40]。根据截至 2016 年 11 月的相关文献综述，其对急性和亚急性下背部疼痛患者的首要建议是使用浅层热疗、按摩、针灸或脊柱推拿。如果需要使用药物，其建议使用非甾体抗炎药（NSAID）或肌肉松弛剂。

慢性下背部疼痛患者应接受运动处方治疗、多学科康复、减轻压力的正念训练、放松技巧指导、太极和瑜伽训练、低强度激光治疗和脊柱推拿。

如果需要药物，同样建议使用非甾体抗炎药，然后是缓解神经疼痛的药物和抗抑郁药物。阿片类药物只应作为万不得已的手段，当疗效大于风险时，可以用于治疗患者。

这证实了我们长期以来都知道的常识：我们应该优先考虑缓解疼痛的其他选择，而不是高成瘾性药物。有经验的专业人员都掌握了这些方案，他们了解这些概念并可以通过徒手治疗、运动和其他仪器治疗来实施这些方案。

接下来探讨一些在运动医学中常见的有助于控制疼痛的仪器治疗方案。

## 重新思考休息、冰敷、加压、抬高

用于急性损伤恢复的休息、冰敷、加压、抬高（RICE）理论是由盖布·米尔金（Gabe Mirkin）博士开发并推广的。在2014年的时候，他解释说明了对该理论中某些要素的误解，最值得注意的是当运动员遭受软组织损伤时立即使用冰敷来减轻炎症的做法[41]。

然后，人们的观点发生了180度大转变，主张永远不要使用冰敷，因为这样做会延迟愈合。

我们将研究RICE的每个组成部分，并进行严格评估，因为它们均与急性损伤管理相关[42]。

### 休息（Rest，R）

我们知道在急性损伤后，动作可能会受到一些直接影响。令人遗憾的是，“休息”逐渐演变成了“固定”的代名词。

有时，考虑到严重损伤的复杂性，患处可能需要固定。然而，从长远来看，这对软组织通常弊大于利。

固定会对韧带的力学和结构特性产生负面影响，导致关节僵硬或纤维化。研究表明，固定后负荷失效率大幅下降，能量吸收能力降低，并且牵引韧力降低[43]。

受伤后固定肌肉的做法已被证明会使健康的肌纤维萎缩，而在受伤早期保持一定的活动已被证明可以促进受伤肌肉组织的毛细血管生长，促进肌纤维再生，优化肌纤维排列，并有助于更快恢复生物力学强度[44]。

最初人们认为固定患者或至少固定受影响的部位可以限制损伤的进一步扩大。当运动防护师、紧急救护人员或其他医疗专业人士怀疑患者有脊柱或脑外伤，或涉及一处或多处骨折的严重损伤时，这种观点是正确的。

然而，属于这一狭窄范畴的运动损伤很少会发生。在急性损伤反应阶段，我们需要牢记“不造成伤害”的要求，但完全停止患者的活动可能会弊大于利。

如果身体的主要系统要达到最佳运作水平，身体就需要活动。身体缺乏活动会产生与久坐不动类似的后果，即血液循环会减慢。停止或限制活动可能会使清除受伤后积聚的液体所需的淋巴反应减少[45]。

这个治疗过程取决于患者的具体情况。一些人十分容易形成瘢痕，这意味着必须让他们活动得更多，并且要尽早开始活动。另一些人的瘢痕形成过程非常缓慢，则他们的活动进度可能需要放慢，让瘢痕生成，使组织更加稳定。

损伤的出血量将决定最初的处理方案。当我们在 A.T. 斯蒂尔大学（A.T. Still University）共同教授骨科基础科学（Orthopedic Basic Science）课程时，埃里克・索尔斯（Eric Sauers，博士、AT）总是说："血液是胶水。"

这是一个深刻的表述。如果受伤严重并且伤处大量出血（内出血，而不是外出血），将血液想象成胶水，你就会意识到，一旦伤处稳定，关节就需要及早积极地活动。

正因如此，在康复的早期阶段有一名优秀的临床医生参与对整个康复过程至关重要。临床医生需要根据组织愈合特性和基础生理学来确定何时应采取积极行动，何时应放慢进度。

除了在灾难性损伤的情况下，选择不会导致组织进一步损伤的低负荷运动可能比严格固定更有利于整个愈合过程。

这并非意味着患者要立即恢复比赛或训练，但我们应该尝试让患者以不会引起疼痛或不会对受伤部位造成进一步损伤的方式活动。

在主动恢复期间，动作保持在受保护的关节活动范围内，可以让启动修复过程所需的循环系统、生物力学系统、淋巴系统和其他系统发挥最佳功能，并有望减少恢复运动表现所需的时间[46]。

### 冰敷（Ice，I）

神经系统在创伤后发出警报方面起着关键作用。

一旦感受器检测到损伤，它们就会通过高度髓鞘化通路（就像高速互联网）向大脑发送信息。大脑接收信号，决定如何反应，然后将信息沿该通路发送回去——参见第 39 页中讨论的损伤的神经反应。

当我们冰敷某个区域时，我们就可以阻断最初的警报信号，因为这样做会刺激触觉和温度的机械感受器。这些信号刺激脊髓后角中的抑制性神经元，抑制传送给大脑的疼痛信号。

这个过程被称为疼痛的闸门控制[47]（详细讨论见第 31 页），是大多数疼痛干预的基础理论过程。

冰敷的镇痛作用有利于减弱疼痛感知[48]。冰敷对减轻疼痛有很重要的价值，但未有证据表明冰敷有助于控制炎症和水肿。

虽然使用冰敷来保护周围组织的科学理论听起来大有前景，但其在现实中可能并不像我们曾经想象的那么有价值[49]。人们认为冰敷可以降低伤处附近细胞的代谢率，从而有助于保护它们，理想情况下，冰敷可以减少因受伤后额外的细胞死亡而可能在该区域发生的任何继发性损伤。

然而，当我们重新思考这种继发性损伤是缺氧性损伤的观点时，有证据表明造成这种继发性损伤的可能是缺血（血液供应不足），而不是缺氧（氧气供应不足）[50]。

研究还表明，需要将温度降低5至15摄氏度才可以避免继发性损伤[51]。据研究报告，人体组织达到的最低温度是21摄氏度[52]。因此这一观点不是很实际。

虽然冰敷可能对愈合过程没有帮助，而且其控制炎症的效果也存疑，但其确实有助于缓解疼痛[53]。我们可以通过亲身体验，以及通过处理患者的损伤知道，冰敷有助于减轻急性疼痛。

使用冰敷进行疼痛管理对患者具有重要价值。在受伤的初始阶段使用冰敷来控制疼痛可能会有一定的代价，但目前尚不清楚是什么代价。

### 加压（Compression，C），抬高（Elevation，E）

加压和抬高同步进行，以控制因细胞膜破裂和受伤后出血而积聚的多余液体。

同样地，将血液想象成胶水。伤口内部出血越多，该区域的“胶水”就越多。

我们可以通过受控的运动、对受伤区域加压和抬高来控制该区域中的“胶水”量。

结合加压和抬高可减少水肿。不幸的是，这些效果可能会在回到重力依赖位置后的5分钟内消失[54]。

穿压缩服可以减少肿胀，在受伤后可考虑使用这种方法来控制水肿。

总的来说，我们不仅应该重新考虑如何运用RICE来治疗急性损伤，还应该重新考虑我们使用这些手段背后的原因。目前的研究给我们的指引更倾向于让患者及早进行渐进式保护性关节活动，使用冰敷进行疼痛管理，并通过加压和抬高对肿胀实施短期和长期的控制。

## 干针

在我的疼痛管理实践中，干针（照片 3.1）是一个核心组成部分。有些人认为干针是西医的一种针灸形式。请借助参考文献查阅周科华（Kehua Zhou）的一篇文章[56]，了解针灸和干针在医疗模型中如何共存。

干针有许多方式和类型，包括触发点干针、肌内电刺激、周围神经调节、浅干针和周围神经干针。

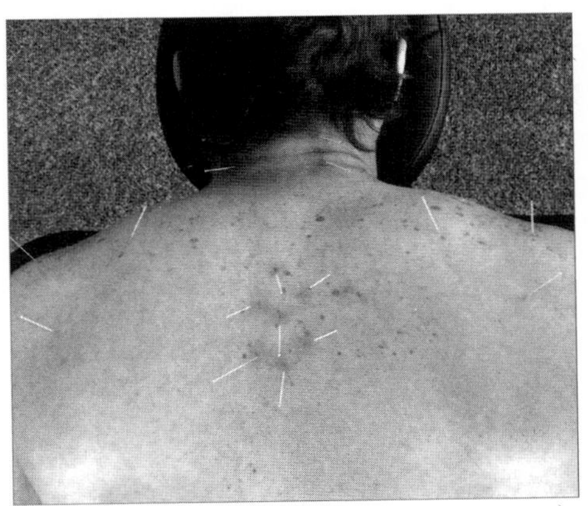

照片 © 休・法尔索内（Sue Falsone）

**照片 3.1 干针**

干针是一种需要技巧的干预措施，由医疗保健专业人士执行。干针是使用细丝状的针刺入皮肤，从而让受损组织产生愈合反应的疗法。可以对引发神经肌肉骨骼疾病的组织使用干针。

有疼痛综合征、动作功能障碍和神经肌肉骨骼疾病的患者都可受益于干针疗法。

关于干针疗法的效果，我们在西方医学期刊中获得的第一个书面证据是由卡雷尔・莱威特（Karel Lewit）撰写的一篇文章。正是与布拉格学派（Prague School）的弗拉基米尔・扬达（Vladimir Janda）和瓦茨拉夫・沃伊塔（Vaclav Vojta）合作的那一位卡雷尔・莱威特（Karel Lewit），他开发了动态神经肌肉稳定术（Dynamic Neuromuscular Stabilization）[56]，从第 92 页开始将进一步介绍该技术。

干针已被证明可以改变进入系统的传入信息，从而刺激周围和中枢神经系统，减轻疼痛[57]。

当你用干针刺破皮肤并在皮下软组织中操作时，就会产生可控的损伤。

这会触发一系列局部、节段性和全身性的疼痛和抗炎反应[58]。A-Beta 神经纤维也受到刺激，将触觉传递到中枢神经系统，根据疼痛的闸门控制理论，这基本上抑制了传递到中枢神经系统的疼痛信号[59]。

除了闸门控制理论之外，另一个可能起作用的疼痛理论是条件性疼痛调节理论[60,61]。这个理论指出疼痛可以抑制疼痛，这意味着如果你在疼痛的区域附近再次施加疼痛刺激，第二个刺激会抑制最初的疼痛刺激。这两种疼痛理论可能就是干针能够有效控制疼痛的原因。

此外，经过干针治疗后，身体中皮质醇等压力激素的水平会降低[62]。

干针疗法也被证明可以减少肌筋膜疼痛综合征的影响[63]。

干针疗法的效果远远不止缓解特定受伤区域的疼痛。例如，如果一个人的肘关节疼痛且活动受限，我们可以先对其肘关节周围的组织进行干针治疗。

然后，如果时间允许，我们还可以沿前臂向下，对腕关节和手部进行治疗，并且可以对肘关节上面的肩关节，以及颈椎和胸椎周围的椎骨进行治疗。

这样做不仅是为了解决局部疼痛，还是为了刺激有可能是疼痛来源的筋膜和神经组织。此外，刺激损伤部位上方和下方运动节段的肌肉和筋膜也可以使受限的情况得以改善，并增加关节活动度和增强运动控制能力[64]。

业界已开始探索使用干针疗法提高运动表现的证据。在《国际运动物理治疗杂志》（*International Journal of Sports Physical Therapy*）上发表的一项研究[65]显示，在对腓肠肌进行一次干针治疗后，患者的纵跳高度立即增加。

哈泽尔（Haser）等人的一项研究[66]发现，对健康足球运动员的股四头肌和腘绳肌实施干针疗法可以提高其肌肉耐力、髋关节屈曲活动度，并显著提升膝关节伸肌产生的最大力量。除了这些发现外，与对照组相比，干针组在赛季中发生的肌肉损伤也较少。

对于由非传统针灸师的医疗保健从业者使用干针疗法，业内存有争议。

然而，美国联邦物理治疗协会（Federation of State Boards of Physical Therapy found）的一项综合研究发现[67]，物理治疗师在校期间已学习了五分之四的干针知识。而在进修课程中可以很方便地安排余下五分之一的内容。

任何职业都不应该独占某个工具或方法。设想一下，如果只允许紧急医疗救护技术员（EMT）执行心肺复苏（CPR），会发生什么情况。再比如按摩师、整骨师、物理治疗师、按摩治疗师等许多人在其实践中都会使用按摩。当我们在以运动员为中心的模型中工作时，这些争议就会消失。

我与针灸师以彼此互利且专业的方式并肩工作。我们相互尊重，理解彼此因接受过不同的培训而各自成为独特且有实力的临床医生，我们互相帮助，为实现运动员的最大利益合作无间。再次强调，我们需要作为一个团队来合作，并始终考虑运动员的最大利益。

然而，干针疗法并非对所有人都适用。使用干针有许多禁忌证和注意事项，这些内容超出了本书的范围。与其他任何治疗手段一样，如果由未经训练或训练不到位的从业者来施针，干针疗法可能弊大于利。

如果由训练有素的临床医生使用，干针疗法的风险很低，但风险肯定是存在的。施针者需要经过高级训练并熟练掌握技能才可以实现安全有效地施针。

关于干针如何影响身体，我们还有很多知识需要学习，但已经有证据表明它会导致有益的血管和化学变化[69]。

多项研究表明，干针可以增加血流量，促进新血管的形成，改善葡萄糖代谢，所有这些都有助于加快康复速度。毫无疑问，我们将在不久的将来看到更多关于这个工具及其应用的研究。

## 电刺激、超声波、运动机能贴布和其他疗法

### 电刺激与超声波

电刺激和超声波等传统手段已经使用了很长时间，得到了深入研究，在传统的物理治疗和运动训练模型中曾受到青睐，但现已失宠。

这两种仪器是世界各地许多诊所和训练室的标准配置。事实已证明在某些情况下，它们是有效的。

电刺激已被证明有助于疼痛管理，其原理是闸门控制理论[70]。我们用于管理患者疼痛的许多干预措施均可由该理论解释，如第 31 页所述，该理论是几十年前发展起来的。

常规的经皮神经电刺激疗法（TENS）将频率设置为 100 赫兹，脉冲持续时间设置为 50 至 100 毫秒，以及患者无不适感觉的幅度。与无输出的 TENS 相比，常规 TENS 已被证明可以减轻复杂性局部疼痛综合征（CRPS）患者的神经性疼痛症状[71]。这种设置已在文献中多次出现，通常在临床环境中用于控制疼痛。

超声波是另一种常用的疼痛管理手段[72]。热超声波很常见，调整其设置，以产生热量并提升肌肉组织的温度，这可以帮助患有肌肉僵直和痉挛相关疼痛的患者放松，缓解其疼痛。

机械超声波的脉冲声波可在肌肉组织之间造成气泡的膨胀和收缩，从而在肌肉组织中产生微小的振动和力学传导。这种效果可以帮助缓解疼痛，特别是由瘢痕组织或肿胀引起的疼痛。

请不要将这些类型的超声波与生成影像的诊断性超声波（详见从第 49 页开始的拔罐部分）混淆。诊断

性超声波没有治疗效果。

### 运动机能贴布和其他疗法

使用运动机能贴布（KT）（照片 3.2）是一种流行，尤其是在 2016 年夏季奥运会之后，可以看到沙滩排球运动员身上有各种颜色和图案的贴布。运动机能贴布的支持者将它贴在身上各个部位，原因不一而足，而反对者则说研究未能证明它是有益的。

后一种观点并不完全正确。我们很难去比较有关运动机能贴布的各项研究，因为每项研究设定的条件都不同。我们对运动机能贴布进行了大量研究，然而，这些研究的可比性并不强，无法为我们提供良好的使用指征。

如果我们从各种疼痛理论的角度来看待运动机能贴布，我们就会对其如何帮助减轻疼痛有不同的思路。支持闸门控制理论的人认为，在某个区域贴上运动机能贴布，就可以刺激毛囊、皮肤神经末梢和其他皮肤感受器，从而减轻疼痛感。

循环理论的倡导者则认为，运动机能贴布贴在皮肤上会产生震动，使皮肤被略微提起，形成促进血液流动的通道，并降低皮下压力。

肌肉激活理论的拥护者指出，改变运动机能贴布的方向（从起点到止点，和从止点到起点），可以激活或放松肌肉。

现阶段，这些都只是纸上谈兵。

我们难以解释所获得的证据，因为这些研究来自不同的样本群体、不同的对照组，运用了不同的运动机能

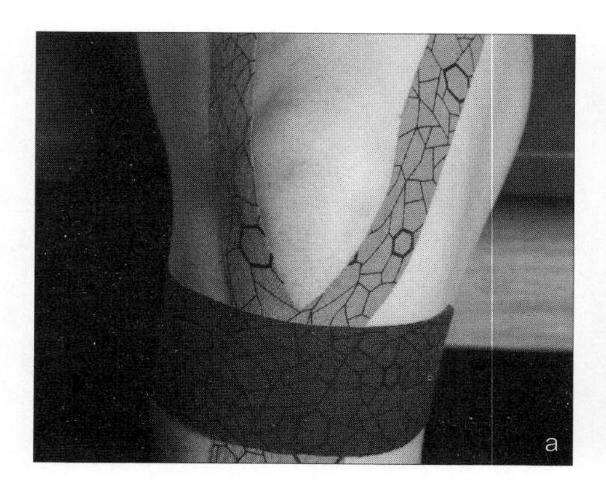

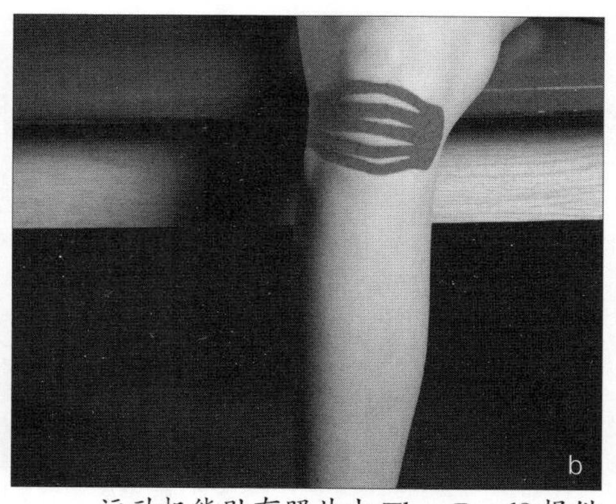

运动机能贴布照片由 TheraBand® 提供

**照片 3.2a 和 3.2b 运动机能贴布**

虽然关于运动机能贴布的作用存在争议，但文献中一致表明它可以减弱患者的疼痛感知。

目前尚未有一致的文献表明运动机能贴布的使用方式会对患者的治疗结果产生影响，但贴布的拉力是一个例外。文献中显示，与阳性结果相关的拉力为 25%。

贴布，以及其他无法比较的变量。

虽然对运动机能贴布能否带来某些好处仍有很大争议，但有很多研究从具有统计意义的角度证明了运动机能贴布的一个效用：减轻疼痛。

2015 年，菲尔・佩奇（Phil Page）对最近的研究进行了大规模回顾，并得出结论：使用运动机能贴布能够持续减轻疼痛 [73]。

还有另一个有趣的发现，来自克雷格黑德（Craighead）等人在 2015 年的研究。他们报告说，无论拉力如何，运动机能贴布都会增加皮肤的血流量，并且这种效果可持续长达 3 天 [74]。

当我开始教授干针和拔罐时，我第一堂课的学生是我亲密的朋友和同事，他们会就课程内容和流程给予我诚实的反馈。

其中一位就是格雷格・多尔（Gregg Doer），他尝试过很多种运动机能贴布使用方法，并且恰好在课程的第一部分中被贴上了贴布。当我们到了课程的拔罐部分时，我们取下他身上的胶布，对他进行拔罐操作。

第二天，我们检查拔罐后的瘀血印，格雷格（Gregg）的瘀血印非常有意思，并且与拔罐前没有贴上贴布的人不一样。

要注意，格雷格（Gregg）贴上贴布是在拔罐之前，而不是在之后。我们可以看到，在他背部左侧最上面两个拔罐点的瘀血印是不一样的，这里正是拔罐之前贴贴布的位置。

在照片 3.3 中，你可以看到他在拔罐后的瘀血印。

这是让我认为可能应该在我的实践中引入运动机能贴布的第一个指征。

拉力是运动机能贴带的另一个有趣方面。根据利姆（Lim）和塔伊（Tay）（2015）的研究，可通过施加的拉力量预测疗效 [75]。拉力越大，实际上的效果越差。

在佩奇（Page）2015 年的大规模回顾中，他指出与阳性结果最相关的拉力为 25%。根据目前的研究，尽可能用力拉伸贴布并以最大拉力的状态将其贴在皮肤上也许不是最佳做法。

总之，如果你在运动员身上使用运动机能贴布，请继续，因为它可能会帮助一些人缓解疼痛并改善血液循环。即使它可能被证明对其他人无效，但它不会妨碍运动表现或引起疼痛——最严重的副作用就是黏合剂对皮肤的轻微局部刺激。

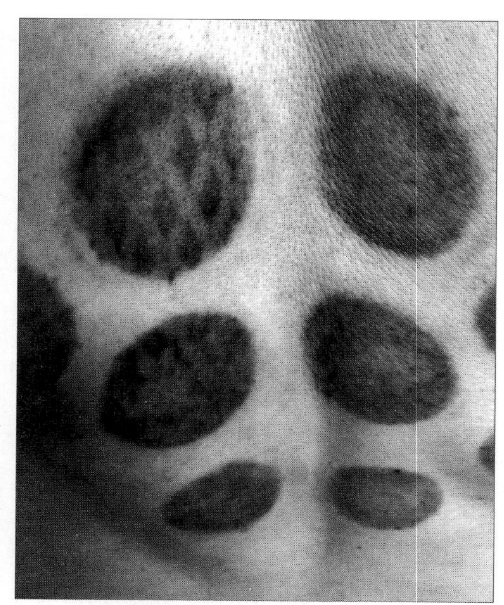

照片 © 休·法尔索内（Sue Falsone）

**照片 3.3 使用贴布后拔罐**

在这个例子中，在拔罐之前，皮肤上贴了运动机能贴布。第二天在评估瘀血印时，我们注意到了其不同之处。

重要的是要注意，使用运动机能贴布是在拔罐之前，而不是之后。这可以通过克雷格黑德（Craighead）等人的研究结果来解释，即在使用运动机能贴布后，增加皮肤血流量的效果可持续长达 3 天。

## 使用抗刺激剂

在观看职业体育比赛的电视转播过程中，几乎不可能看不到由运动员代言的热喷雾剂或冷喷雾剂或贴剂的广告。我们将此类产品以及薄荷醇和虎标万金油（Tiger Balm）等产品归类为抗刺激剂。

销售此类产品的公司声称其工作原理类似于闸门控制理论的任何其他应用：当我们刺激 A-Beta 神经纤维时，我们会刺激脊髓的抑制性中间神经元，从而抑制将疼痛感传递给大脑。大脑确实会将这种信号解读为来自周围神经系统的疼痛较少。

A-Delta 和 C 神经纤维不仅可以传递疼痛，还可以传递温觉信息。

A-Delta 神经纤维传递冷的感觉，而 C 神经纤维传递热的感觉。如果我们使用让皮肤感觉冷或热的乳剂、贴剂或喷雾剂，我们会感觉到冷或热，而不是疼痛，或者至少疼痛感会减弱。

虽然你可能会对此嗤之以鼻，并斥之为垃圾科学，但在每个职业体育项目的更衣室或训练设施中，你都会看到多名运动员毫不吝啬地对其疼痛的肘、膝或肩关节使用抗刺激剂。

这些运动员签订了数百万美元的合同，其中许多人觉得自己必须忍受着疼痛上场比赛。我们不应该忽视他们在现实世界中对这些产品的测试结果，即使好处主要来自心理作用。

事实上，有一些证据表明抗刺激剂至少能够在短期疼痛管理和缓解方面提供一些好处。宾夕法尼亚州立大学在 2016 年的一项研究中得出结论，使用薄荷醇可增加血流量[76]。乔哈尔（Johar）在 2012 年比较了冰敷和薄荷醇在治疗延迟性肌肉酸痛方面的效果，并得出结论认为薄荷醇具有更大的积极影响[77]。

与运动机能贴布一样，如果运动员想使用薄荷醇或其他抗刺激剂作为缓解或管理疼痛的一种手段，这些产品可能会带来一些帮助。

## 精油

支持芳香疗法的证据不仅仅是传闻。在 2014 年的一篇综述中，斯泰亚（Stea）等人得出结论，甜橙精油和生姜精油具有镇痛作用，而嗅吸薰衣草精油可减少术后患者所需的止痛药用量[78]。

尤恩（Jun）等人在 2013 年测试了吸入桉树精油的影响，受试者被分为两个对照组，并且都在测试前不久接受了膝关节置换手术。他们发现嗅吸精油的患者在 VAS（一种用于疼痛评估的视觉或图形类比评分量表）的评分明显较低。那些使用芳香疗法的人测得的血压也较低[79]。

虽然仅依靠芳香疗法来治疗疼痛并不明智，但结合某些精油的嗅吸和局部涂抹可能会是有益的。

## 小结

疼痛是一件很难控制的事情。疼痛是有意识的、主观的，并且与文化背景有关。

它是个人的感觉，与当事人的记忆相关联；它受到情境因素的影响，因每个任务而异，并且大脑中没有管理疼痛的中心。即使没有外周伤害性刺激，疼痛往往也会出现。

在这个追求功能性康复的时代，临床医生有时会忽视管理患者疼痛的价值。

### 临床锦囊

缓解疼痛的工具包括但不限于以下内容。

- 受控、保护性的渐进式关节活动
- 冰敷
- 电刺激
- 干针
- 运动机能贴布
- 拔罐
- 抗刺激剂
- 精油

然而，在有疼痛感的时候，动作会发生变化[80]。因此，在治疗患者时，管理疼痛应该是我们的首要任务之一。在本章列出的疼痛管理技巧中，有些较为常见，有些则不太常见。

如果某些技巧超出了你的执业范围，请与相关的医疗保健专业人士联系，他们可以帮助你确定这些技巧是否适合你的客户。

# 第4章 运动节段

一旦我们确定了真正的疼痛源头，在我们能够对其进行单独处理后，就是时候去关注受伤或具有功能障碍的区域，并帮助修复或恢复其功能了。重建运动节段可以将受伤的身体部位与身体的其他部位“重新连接”起来。

例如，我们可能正在治疗前膝疼痛的患者。尽管我们正在处理疼痛、肿胀和关节活动度受限等症状，但病因可能根本不在前膝。

患者的症状可能不一定有明确的疼痛源头。如果有，比如髌骨软化症或髌腱炎，可能是由足、踝、髋的生物力学功能障碍或三者共同引起的。处理疼痛源头针对的是症状的来源，而处理运动节段则是解决症状的潜在病因。

为了重建运动节段，让患者为更高级的动作做好准备，我们必须首先确定症状的来源，解决它们，并让患者通过纠正训练整合整个节段。

症状的潜在病因（运动节段）与症状的来源一样重要，我们称后者为疼痛源头。

在针对以运动节段为目标的重要性发表演讲或撰写文章时，我有时会收到负面反馈，例如“您需要关注全身”或“您不能孤立地看待运动员”。我承认在帮助运动员重返赛场的过程中，我们必须从整体上考虑其健康。

尽管如此，在我们帮助一位棒球运动员在肘部手术后重返赛场的过程中，当他的关节伸展范围仍然只有60%时，重点必须是让肘关节及其周围的节段恢复全部功能。在某种情况下，他的腰椎和骨盆的关系很重要，但当时这并不是优先事项。

我们目前正在探索这个连续过程，采用这种过程有一个好处是，它提供了一个蓝图，指引我们在以运动员为中心的模型中将最重要的因素锁定为目标。

当我们了解全局并从整体上审视运动员的身心时，我们就是真正在照顾运动员的专业人士。

如果要在一名运动员的一次就诊过程中为其从头到脚处理全身的问题，一整天的时间都不够用，就更不用说有多名运动员就诊的情况了。

当在“架起桥梁”模型中合作的

专业人士以同样方式看待康复体能一体化时，作为康复工作者，我就可以将注意力集中在最迫切需要治疗的身体部位（在上面的例子中，即肘关节），同时，我的同事可以在下一次就诊时让运动员进行腰椎、骨盆和髋关节的协调训练。专业团队会利用每个人的优势，为运动员实现最大利益。

运动节段的概念很广泛。我们将其定义为在执行完整动力链或全身的训练计划之前，需要集中注意力优先处理的身体部位和它们之间的结构。它并不一定意味着上肢或下肢，因为运动节段可以跨越全身。

对于具有特定功能障碍的不同患者，即使他们的诊断结果都相同，但需要治疗的运动节段可能不一样。

运动节段可以定义为筋膜线、相邻的多个身体部位、上肢或下肢、脊柱等。

如果说“架起桥梁”模型的疼痛源头部分着眼于解决症状的来源，则运动节段部分着眼于解决症状的潜在病因。我们会在该连续过程的其他部分解决症状的病因，但本部分重点关注促进和限制受伤后动作模式的其他因素。

如果你在受伤后马上就考虑全身的问题，就可能会错过受伤部位附近的重要细节，这些细节会影响相关节段的功能，从而影响整体效率。

我们需要在运动节段上花一些时间，我们不允许身体在进入动作阶段之前形成根深蒂固的代偿模式。代偿模式在短期内会有效，但从长远来看可能会引发其他问题。

多年前，我治疗过一名肘部脱臼的棒球运动员，其肘部脱臼是一种需要通过重大手术修复的创伤性脱臼。手术后，我们将精力放在肿胀控制、疼痛管理以及最终的关节活动度方面。

虽然他的肘关节活动性很好，但他并没有适当地相对于身体的其他部分移动受影响的手臂。他的手臂一直保持贴着身体不动，只有在听到提示时才屈伸一下肘关节或转动一下手。当我们让他伸手去拿放在身体前面或侧面的东西时，他做不到。

很明显，在他的康复过程中，主要问题不是来自他的肘关节，而是疼痛源头。由于他不让手臂抬离身体，因此他存在严重的运动节段问题。他的肩关节很快就成了最让人担忧的部位。

在这个例子中，运动节段是该运动员的上肢。如果他没有从一开始就使用整个运动节段去伸手，他的肩关节最终会变得僵硬……而这正是他获得的结果。

尽管本章将探讨一个解剖部位的问题如何对其他地方产生深远影响，但我们真正的重点是确定哪个主要运动节段是导致客户问题的根源。

运动节段必须处于正常工作状态，才能完全融入全身活动。在上面的例子中，如果该运动员连早上伸手去拿杯咖啡都做不到，他就不可能用上肢挥动球棒。

本书将层层递进地介绍更多全身性概念和身体心理概念，以供你进行评估。

## 局部症状不一定就是局部问题

以一位棒球运动员的故事为例，他的投球臂肩部有盂唇撕裂。在我们进行保守的康复治疗后，他并没有恢复全部功能，并且在投球时继续感到疼痛。很明显，他需要接受手术。

有一天，我在训练室里看到他坐在一张桌子上修趾甲。他的右脚拇趾有严重的趾甲内嵌问题——与他受伤的投球肩在同一侧。

请耐心听我解释其中的关联。脚趾的这个小毛病已经困扰了他几个星期，在他肩部出现症状之前就已存在。

想象一下，在投球时脚趾蹬地的动作让他感到疼痛，所以他必须做出调整，以摆脱趾甲内嵌带来的疼痛。作为代偿，他在投球时不自觉地开始将右脚向外旋。

右脚的这种轻微外旋使脚和脚踝有一点自由度，中足能够翻转，减轻对疼痛的脚趾的压力。

然而，要实现脚外旋，他需要外旋髋关节。髋关节的这种外旋也导致了他的腰椎－骨盆－髋关节复合体打开。

下身的外旋使手臂的位置稍微滞后于身体，导致他的肩关节在投掷挥臂阶段发生了一些不必要的水平外展。

由于他的手臂从一个不理想的位置开始快速移动，完成投掷的加速阶段后，他需要很大的上肢离心力来减慢手臂的速度。

肩关节的过度水平外展和挥臂阶段的不良姿势是否会刺激可能早已撕裂但无症状的盂唇，使其出现症状，并因此需要手术干预呢？很有可能。

肯定有很多原因导致这位运动员的肩关节出现症状。然而，这似乎是一种“潜伏的肩痛”，也就是说他的肩关节无缘无故地开始疼痛。

他的投球时间表没有变化。他没有在新球场上投球，他的训练内容也没有变化。一个看似无害但令人恼火的脚趾问题是否可能导致或造成严重的肩伤，使肩关节力量变弱呢？

这个下肢问题可能会造成功能障碍妥协动作的多米诺骨牌效应，最终连累上肢受伤，因为新的运动模式变成了该运动员投球的默认方式。

动作评估是一种用于及早发现功能障碍妥协动作的方法，可以避免问题变得更严重。接下来将讨论一些评估选项。

## 动作评估

动作评估这个主题涉及很广泛的内容。没有证据显示任何两项动作评估有优劣之分。评估结果取决于临床医生或体能教练的评估经验，并且其需要在评估中结合实践技巧和科学理论。

有很多方法可以评估或筛查动作，其中有些方法会更客观。

以下介绍的是一些我使用过的评估技巧，但并未完整列出我日常使用的所有工具，也未包括评估领域中目前可用的所有工具。

在阅读本部分内容时，请想想你自己是如何评估动作的，并考虑是否有方法可以改进或改变你的动作评估。

## 功能性动作筛查与选择性功能动作评估

当试图识别错误的运动模式和可能导致这些错误模式的限制因素时，你可能感觉无从下手。幸运的是，格雷•库克（Gray Cook）、李•伯顿（Lee Burton）和功能性动作（Functional Movement）团队为我们提供了一个客观的测试来评估动作质量。功能性动作筛查（FMS）使用 7 项简单测试和极少量的设备。

选择性功能动作评估（SFMA）以此为基础，针对每个模式提供规范的动作分解。这有助于临床医生将基础运动还原为各个基本组成元素，以便进一步探索其根源问题。

我参加了第 2 届 SFMA 课程，并一直将其与 FMS 融入我的实践。这些筛查和评估都既简单又有效，并且通用性很高，无论你的客户是职业运动员、业余运动员还是未经训练或停止训练的人士，它们都适用。

如果你需要一种快速、标准化和可重复的方法来找出是哪个运动节段导致客户的问题并阻碍其重返赛场，那么 FMS 和 SFMA 是很好的起点。

除了可用于识别受限的动作模式之外，它们还将帮助你发现客户存在的无力、不平衡和不对称情况，如果这些问题不加以控制和解决，就可能会增加客户受伤风险并影响其运动表现[81]。

所有动作评估方法都有其自身的局限性，FMS 和 SFMA 也不例外[82,83,84]。但是，当我们确定动作评估目标后，我们就可以选择一种方法比较客户在不同时间点的表现差异。

数据的收集、解释和使用是许多团队都在努力解决的问题。要判断运动员是否受伤，数据是金指标。准确地判断运动员是否受伤是所有职业级和学院级运动团队的追求。

然而，即使没有总体数据，我们也可以比较运动员自己的数据。运动的指标出现任何大幅度的变化都是危险信号，不论此类变化最初被认为是正面的还是负面的。关节活动度较上一赛季有大幅增加，身体成分与上一年相比出现剧烈变化，这些也都是危险信号。

危险信号最终不一定会成为问题。但这样的变化足以引起我的注意，我会继续监测此类指标并结合在运动员身上发生的其他一切事情去解读产生如此大幅度变化的原因。

至少，动作评估为我们提供了每位运动员的基线，然后我们可以对其进行监控和必要的处理。

基于对 FMS 和 SFMA 的这些讨论，我们将在下一章中探讨运动控制。

## 扬达（Janda）方法

弗拉基米尔·扬达（Vladimir Janda）是一名来自捷克共和国的医生，他曾患小儿麻痹症，并终生饱受小儿麻痹症后发综合征之苦。他致力于研究疼痛综合征，以及运动、肌肉测试和肌肉功能。

我们在姿势评估中所使用的上交叉和下交叉综合征的概念正是由他创造的。这些综合征的详细介绍请参阅本书附录 4。

扬达（Janda）提出了 6 种基本动作模式，他认为这些模式可以定义一个人控制动作的整体能力[85]。这 6 种模式分别是髋关节伸展、髋关节外展、卷腹、颈椎屈曲、肩关节外展和俯卧撑。

他认为肌肉执行这些动作的发力顺序及任何代偿模式都具有临床价值，第 5 章将对此进行详细讨论。

扬达（Janda）还教导说，能否从适当位置开始这些动作就是临床医生需要了解的有关患者动作控制的信息。

扬达（Janda）是呼吸评估的支持者，呼吸评估用于观察一个人吸气和呼气时辅助呼吸肌的协同肌主导效应。

他使用的其他评估包括肌肉长度测试，用以识别容易出现紧绷或无力的肌肉，这为其提出的上交叉综合征和下交叉综合征的概念奠定了基础。

他还认为，通过触诊进行软组织评估对于一个人的动作质量检查有重要贡献。

在附录 4 中，你将找到一张关于扬达功能评估的表，包括 6 项测试、姿势和呼吸评估。此表为实施扬达功能评估提供了便利。

## 翻身评估

翻身和爬行等发育里程碑对于骨科评估成人动作不一定是有效的指标。高尔夫球、棒球或网球等运动项目中有许多需要转身的动作，在与这些项目的运动员配合工作时，评估翻身等动作可能会为我们提供有价值的信息。

翻身评估可以为动作专家提供一个人的上肢、躯干和下肢之间产生协调动作的能力的相关信息[86]。

然而，双侧翻身模式的问题更多表明动态神经肌肉激活顺序的问题，而不是真正的肌肉无力问题。尽管该评估的效度、评分者内信度和评分者间信度，以及损伤预测推断尚不清楚，但它可以提供多层次的有用信息，包括活动能力、神经肌肉控制和旋转动作顺序。

## 姿势评估

许多人不会将静态姿势评估视为一种动作评估形式，但我相信两者属于同一类别。如果你的朋友问："我怎么去机场？"你的第一个问题会是"你在哪里？"因为如果你不知道起点，就无法确定方向。

姿势与动作之间正是这样的关系。静态姿势是所有动态动作的起源。

诸如姿势网格和铅垂线之类的简易工具，或 X 线和 3D 分析之类的高科技设备都是可用的姿势分析工具[87]。

每种方法都有其自身的局限性，包括成本、时间，甚至辐射暴露量等方面。各种方法的效度尚未确定，如何将评估结果解释为有意义的信息通常是临床医生的任务。

专业人士确定姿势评估中哪些信息是有意义的时，弗拉基米尔・扬达（Vladimir Janda）提出的上交叉综合征和下交叉综合征是有帮助的[88]。

## 力量测试

医疗保健从业者根据弗洛伦丝•肯德尔（Florence Kendall，1910—2006）创建的体系对肌肉力量进行分级。肯德尔（Kendall）在其开创性著作

《肌肉测试与功能：姿势与疼痛》（*Muscles: Testing and Function with Posture and Pain*）[89]（共有 5 个版本）中概述了肌肉力量的重要性，并描述了如何根据成因来改善肌肉无力的情况。她为临床医生提供了一种客观的方法来对肌肉力量进行测试和分级，因为她认识到如果一个人的肌肉力量未达到正常水平，就不可能完成正常的动作。

肌肉测试的细节十分复杂，我希望你去阅读她的书，以进一步了解这些概念。一般来说，我们按 0 到 5 级来对肌肉力量进行等级评定。

肌肉在工作时有可能需要抵抗重力。如果肌肉收缩所产生的力量不足以抵抗重力，则其最高等级是 2，这在肯德尔（Kendall）的肌肉力量量表中属于“差”级别。

如果一个人无法完成水平面中的动作，但临床医生可以看到其肌腱或通过触诊感觉到其肌肉收缩，则其肌肉力量为 1 级。如果没有感觉到或看到其肌肉收缩，则等级为 0。

体能教练可能很难相信会有这么低的等级，但人们在疼痛时，或者在刚刚受伤或刚完成手术之后就会出现这样的评估结果。

如果受试者的肌肉在没有阻力的情况下可以抵抗重力而发力，则被评为 3 级（“一般”）。如果受试者在测试姿势的活动度极限处可以承受一些阻力，则被评为 4 级（“良好”）。

如果受试者能够在对抗强大压力的情况下保持测试姿势，即完成所谓的“崩溃测试”，则被评为 5 级，这被认为是正常的肌力水平。

在满足安全的要求的情况下，我们可以在患者受伤部位及整个运动节段中局部地处理力量问题。通过这种类型的力量测试是患者能够进行日常生活活动的基础，与运动表现几乎没有关系。

当受试者无法抵抗重力移动肢体时，他们肯定无法执行任何类型的基本运动动作。从运动表现方面来看，每块肌肉具有适当力量是全身强壮的先决条件。第 9 章将讨论力量表现。

此处列出的动作质量评估只是专业人士可用于量化动作的一些工具的示例。这些数据的意义尚在研究中，目前还没有“正确”的方法来评估动作。

你的个人经验和受教育水平对你如何评估动作将有着重要影响。人们不断尝试定义“高效”动作，也在研究如何解释数据结果。你将在第 7 章中找到更多关于此主题的信息。

每项评估结果都需要与有意义的功能性限制、改进目标和有针对性的治疗干预联系起来。如果我们做到这一点，我们就能够保持评估的条理性，以及干预措施的简洁性。

为此，本书引用了我从物理治疗学校毕业后使用的评估网格作为示例。这些示例可以在附录 2 中找到。

这张表帮助我确保自己在评估过程中的每一个客观发现都对患者的生活产生了特定的功能影响，确定我们将尝试实现的一个特定目标，以及用于实现该目标的具体干预措施。

我要求自己对每一位患者都这样做，从而避免进行不必要的干预，并使我和我的患者都专注于治疗结果。

## 徒手治疗

一旦确定了需要治疗的运动节段，就可对相邻节段运用徒手治疗技巧，这种做法对长期康复过程可能是有益的。

治疗选择有许多，如果由经验丰富的专业人士执行，并以恢复功能为总体目标，则不存在所谓“好”或“差”的技巧。

从临床医生的角度来看，最终的选择只在于哪一种技巧可与你的评估和治疗理念产生共鸣。布赖恩 • 马利根（Brian Mulligan）[90] 的技术并没有比斯坦利 • 帕里斯（Stanley Paris）[91] 的技术好，后者的技术也没有比奥拉 • 格里姆斯比（Ola Grimsby）[92] 的技术更出色。这些人都是杰出的徒手治疗师，他们开发了系统的方法来评估和治疗肌肉骨骼疾病。

其他从业者可能会认为某种学派更符合其作为临床医生的理念或更适合其客户，因此会花时间研究这种方法。其实，只要应用得当，这些技巧都是有效的。

如果你所掌握的技能中不包括徒手治疗，请与徒手治疗师交朋友，你可以根据需要向其转介自己的客户。

虽然我们都需要将注意力放在客户身上，但在这种情况下，寻找带有头衔的人会很有帮助，比如认证骨科徒手治疗师（COMT）和美国骨科徒手物理治疗学院院士（FAAOMPT）。具有这些资格认证说明该临床医生已投入大量时间研究徒手治疗学科，他们可能对你和你的客户更有帮助。

在治疗过程中，有执照的按摩治疗师也是很有价值的资源。

## 筋膜手法治疗和内脏松动术

在考虑如何干预运动节段时，你还可以考虑使用筋膜手法治疗和内脏松动术。筋膜评估是一个新兴的研究领域，你应该将其纳入未来的进修计划中。

筋膜是结缔组织，在器官、骨骼、肌肉和血管的上方、内部和周围形成网状层。筋膜的作用并不是像韧带和肌腱那样固定局部结构，而是跨越多个运动节段，并与全身的各个层次结合为一体。

筋膜是将人体内各组织真正联系在一起的结缔组织。以下是 3 种主要的筋膜，由于它们在皮肤下的深度不同，通常分别使用不同的按摩技巧和活动能力工具来处理。

- 浅筋膜
- 深筋膜
- 浆膜下筋膜

### 浅筋膜

在皮肤下面，紧贴着皮肤的是一层浅层脂肪组织。其下是一层深层脂肪组织。将这两层脂肪分隔开来的组织称为浅筋膜（图 4.1）。浅筋膜由排列不规则的胶原蛋白和弹性蛋白组

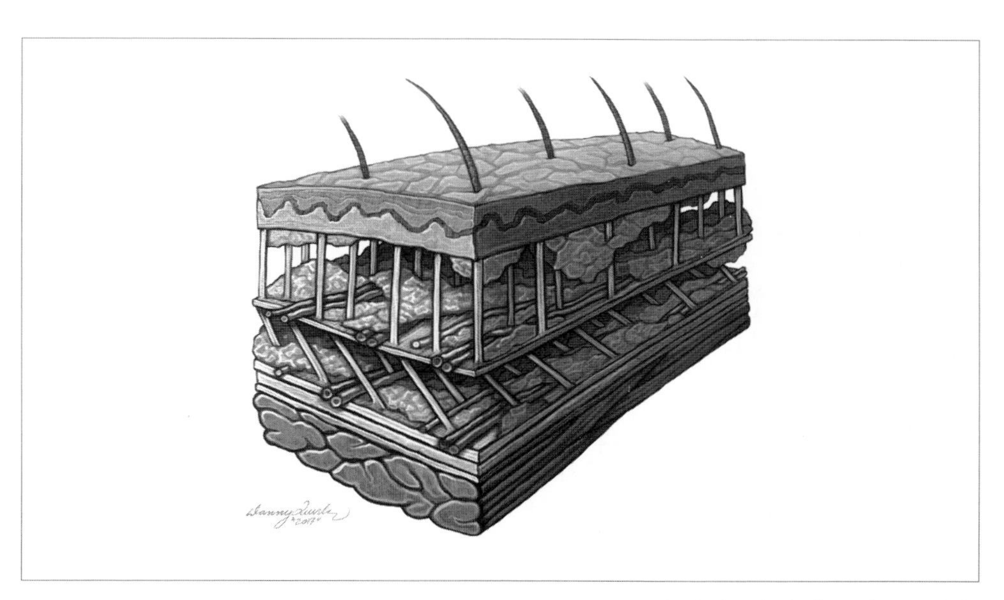

© 丹尼 · 夸克（Danny Quirk）

图 4.1 浅筋膜

浅筋膜由胶原蛋白和弹性蛋白组成，排列不规则。它将肌肉与皮肤分开，并使得两层组织之间可以发生正常滑动。它是受神经支配的，这意味着它有可能成为疼痛源头。

每条皮神经都必须穿过浅筋膜才能到达皮肤，因此僵硬的浅筋膜可能会导致神经疼痛。

成。我们年轻时，它非常有弹性，随着年龄的增长，其弹性逐渐减弱——这就是为什么我们会出现皱纹。

浅筋膜支撑皮肤，内有血管，并将肌肉与皮肤分开，在运动过程中使得肌肉和皮肤之间能够适当滑动[93]。它由胶原蛋白和弹性蛋白构成，足够的弹性蛋白使其避免成为力的传递者。然而，它是受神经支配的，这意味着它可能是一个疼痛源头[94]！

每条皮神经和感觉神经都必须穿过深筋膜和浅筋膜才能到达皮肤。如果浅筋膜变得僵硬，神经就会被夹住，然后在动作中受到刺激。

患者在动作中会产生神经疼痛，但磁共振成像（MRI）、神经传导速度测定和肌电图（EMG）的结果均为阴性，因为这些诊断性检查无法识别筋膜僵硬的情况。如果我们检查浅筋膜，我们可能会为患者找到疼痛的原因。

### 深筋膜

深筋膜比浅筋膜更致密，纤维化程度更高，排列更有序，并且直接连接到肌肉骨骼系统。深筋膜和浅筋膜中较深的膜层在身体的某些区域融合，例如在骨头突出处，以及手掌和脚底。这就是为什么很难用手指“捏起”这些部位的组织。

深筋膜有助于在肌肉收缩期间进行力的传递，它分为两类：腱膜性筋膜（如胸腰筋膜）和肌外膜性筋膜。肌外膜性筋膜与肌肉（如躯干的深层肌肉）紧密相连，有助于协调肌肉之间的力量传递[95]。

深筋膜是力的传递者，这种认知将颠覆全世界进行力量训练和动作教学的传统方式。深筋膜不仅在同一个运动单元中传递力，而且在协同肌之间传递力[96]，在定义“全身性动作”方面发挥关键作用。

肌肉的肌束膜似乎与肌腱是连续的，进一步增强了深筋膜在力传递中的作用。知道深筋膜在力传递中所起的重要作用，这对于提高运动表现的训练计划而言是向前迈出了一大步。

### 浆膜下筋膜

这是第三种筋膜类型，它位于深筋膜的内层和体腔内的浆膜之间，包裹着器官并提供支撑[98]。这种筋膜通过内脏松动术去处理，后文将讨论这种技巧。

随着我们对人体及其整体运作方式的了解加深，全身各结构独立的概念正在消失，而关于全身各结构在解剖学上互连的概念正在兴起。

在这种各区域相互依赖的观点中，所有活组织应该相对于彼此滑动，阻力极小，甚至没有阻力。解剖结构不仅应该正常工作，还应该与其旁边的结构及在动力链中的上下游结构有很好的配合。

再以之前提到的膝关节疼痛为例，这意味着如果膝关节上方前侧或后侧的筋膜或任何软组织受到阻碍，例如股四头肌和腘绳肌，它们会拉扯膝关节结构，可能引起疼痛。

如果腓肠肌和比目鱼肌，以及小腿的任何韧带和肌腱过度僵硬，也有引起疼痛的可能性。这条动力链可以一直向下延伸到足部，紧绷的足底筋膜可能会导致膝关节疼痛，而向上则一直延伸到髋屈肌和臀肌。

在膝关节上方、下方和两侧的运动节段中的肌肉、肌腱和韧带的筋膜层如果受到限制，结果同样如此。

我们无法只处理局部的疼痛或症状就解决患者的问题并使他们恢复全部能力。

只有在全身系统中找出软组织和筋膜中的障碍，我们才能利用最新的应用研究，不仅解决特定问题，而且提高组织的健康水平和整体运动表现。

有很多种方法可以处理软组织限制、粘连和瘢痕组织。技术并没有对错之分，所有临床医生都可以根据自己的专业知识和受教育水平去选择合适的技术。

当你开始按照“架起康复与运动表现之间的桥梁”模型的各种类别来对自己的干预措施进行分类时，你可能就会明白自己的大量专业知识所属的位置。

然后，你可以确定在哪些领域还需要积累更多经验，或需要与在这些领域具有专业知识的同行建立合作关系。如果徒手治疗不属于你的执业范围，请结识这方面的专家，这样既可以帮助你深入了解这种干预措施，又可以帮助你的患者获得更好的疗效。

以下并未详细列举对软组织的干预措施，只是举例说明我在临床实践中使用的一些技巧。

## 筋膜

筋膜手法治疗考虑的不仅是外力对特定组织的影响，还有筋膜与肌肉的关系。筋膜手法治疗有很多种方法，有些人会感觉某种方法效果更明显，但实际上几乎没有证据表明可通过患者和功能结果之间的差异来确定哪种技巧效果最好。

由于筋膜在皮肤下面，与肌肉直接连接，因此有些人认为按摩身体的任何部分都是在按摩筋膜。

临床医生和运动表现教练都“登上”了托马斯·迈尔斯（Thomas Myers）的《解剖列车》（*Anatomy Trains*）。迈尔斯（Myers）是最早谈论“筋膜列车”概念的人之一。通过他的工作，我们在讨论和处理肌肉骨骼系统中的筋膜时变得更加自如。从第68页开始将详细讨论这一概念。

### 更深入一些：内脏松动术

内脏松动术是一种特殊的筋膜手法治疗形式。

为了严谨，我们需要反思躯干内的器官是如何悬吊，以及器官是如何附着在我们经常谈论和研究的结构上的。

你听说过十二指肠悬韧带（Ligament of Treitz）吗？有一条平滑肌从十二指肠和空肠的交界处（小肠）延伸到膈脚。

这就是十二指肠悬韧带（图4.2），起到悬韧带的作用。膈肌右脚被穿过它的食道分开。这条韧带也与食道间接相关。

简单介绍一下这个解剖结构。

- 膈肌左脚和膈肌右脚分别向下延伸到腰椎L2和L3，有些人认为甚至连接到了更低的脊柱节段。
- 腰大肌向上延伸至腰椎L1——膈肌也附着在腰大肌上。
- 两侧髋屈肌都附着在下背部和膈肌上，膈肌附着在背部，并通过十二指肠悬韧带连接到小肠。

既然有这些多点软组织和器官筋膜连接，为什么我们的思维仍然孤立地只考虑肌肉？在研究髋部和下背部问题时，为什么我们不处理这条韧带或小肠？为什么我们不将消化问题与躯体问题联系起来？

我认为其原因是这涉及内脏，而内脏对于普通的肌肉骨骼治疗师和力量教练来说是不敢触及的。以上只是举例说明内脏如何直接附着于肌肉骨骼系统，如果我们要彻底了解肌肉骨骼系统，就必须认识到筋膜对动作的重要性，以及筋膜与内脏的关系。

在处理筋膜时，我们别无选择，只能看看该组织如何与器官相互作用。与运动医学相比较，在医疗实践的其他领域中，我们通常会更熟悉器官、内脏、软组织与相关功能障碍可能产生的症状之间的关系。对于躯体疼痛尤其如此。

例如，在内科中，我们知道胃部的功能障碍或炎症性疾病（如胃食管反流病）会导致食道疼痛。

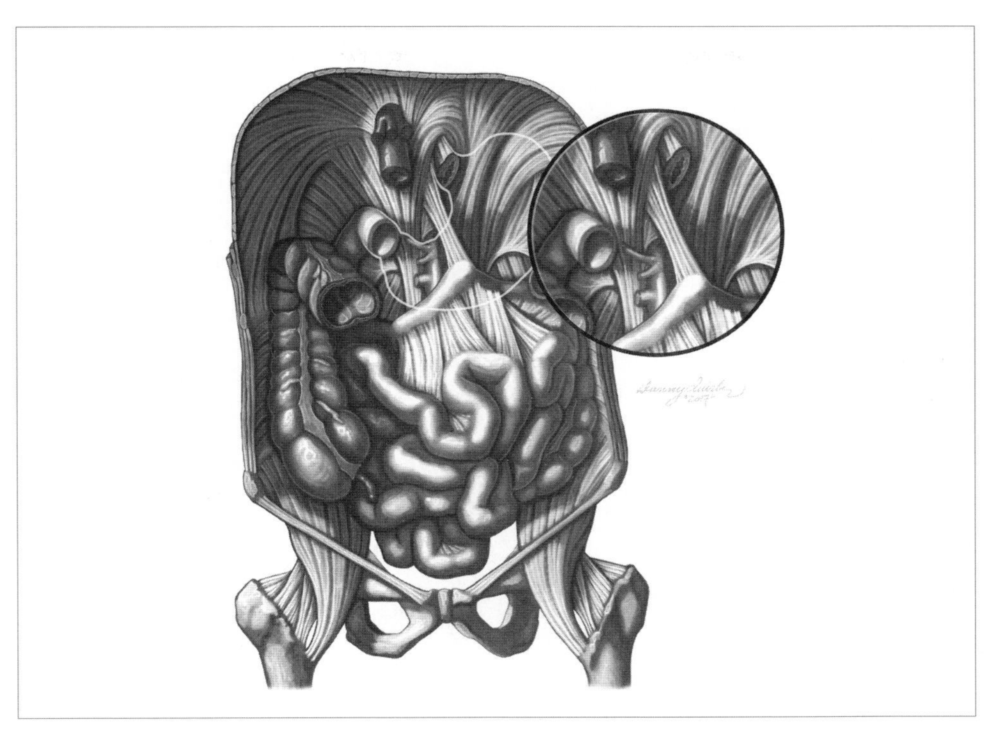

© 丹尼·夸克（Danny Quirk）

图 4.2 十二指肠悬韧带

这条韧带说明了器官如何悬吊在体内并附着在躯体结构上。

知道有一条韧带直接连接小肠和膈肌以后，我们的思维拓宽了。十年前，我们关注腰椎稳定性，然后我们意识到胸椎活动度和髋关节活动度在其中发挥着重要作用。

很快我们就明白，呼吸系统通过其解剖学连接对胸椎和腰肌产生巨大的影响。现在我们认识到膈肌与内脏有直接的韧带连接。

这只是其中一个例子，我们可以从中看到内脏活动度不足会对肌肉骨骼结构产生直接影响，反之，肌肉骨骼结构会对内脏活动度产生影响。

类似的，肾结石会表现为下背部疼痛。在心脏病学中，心脏病发作的常见指征是胸部和左臂疼痛。当我们处理身体问题时，我们也需要以类似的方式从整体上去理解各身体系统和节段之间的关系。

当我和一位朋友一起参加课程时，我对内脏松动术有了一次顿悟。这位朋友患有退行性椎间盘疾病，在早些时候接受了手术修复。尽管她在手术后的恢复进展还不错，但她可能只恢复了 80%，而且她的下背部和腹股沟仍然会出现随机的中度阵痛。

在一次分组练习中，我们要在彼此身上执行乙状结肠松动技巧。当我开始在导师强调的区域上练习时，我无意中发现了我朋友的疼痛根源。

在经过内脏松动术专家的几次复诊后，她恢复了更多功能，并且疼痛不再一波又一波地袭来——这是 3 年的传统疗法无法实现的。这让我亲身了解到，以内脏为治疗目标对处理运动节段问题和疼痛具有变革性影响。

多项研究证明了这种联系[99]。在处理慢性腰椎疾病时，仅仅解决髋关节活动度、神经问题和核心稳定性并不总是足够的。

你不需要知道如何评估或治疗内脏和筋膜，或了解它们与其他软组织之间的关系。因为这是一项高度专业化的评估和干预措施，所以你应该去认识了解它的人。

你转介的医生可能会发现内脏和筋膜是否导致了足球运动员的运动性疝气或高尔夫球手下背部疼痛。我们需要记住，既要治疗症状的来源，也要治疗这些症状的病因。

在筋膜研究领域中有几位活跃的先驱者。如果你还没有听说过以下的大人物或读过他们的作品，请将他们的书列入你的阅读清单。这些人不仅在筋膜研究方面非常有影响力，也告诉了我们如何在临床环境中应用其研究。

## 斯泰科（Stecco）家族

几十年来，意大利物理治疗师路易吉·斯泰科（Luigi Stecco）一直是筋膜解剖学研究的先驱。他的女儿卡拉（Carla）和儿子安东尼奥（Antonio）都是医学博士，近年来为他在这一领域的工作提供了大力支持。斯泰科（Stecco）家族的开创性发现和最近的研究表明，肌肉收缩产生的力量不仅分布在相关肌肉上，还沿着筋膜线分布[100]。

斯泰科（Stecco）家族将身体分为不同的节段，每个节段都有不同的筋膜单元。肌筋膜的动作矢量（图 4.3）在每个肌筋膜单元的每个节段聚合在一起，形成了斯泰科（Stecco）家族所说的“协调中心”[101]。

从康复的角度来看，这很有意思，因为这些协调中心与肌筋膜触发点和针灸点是一致的[102]。

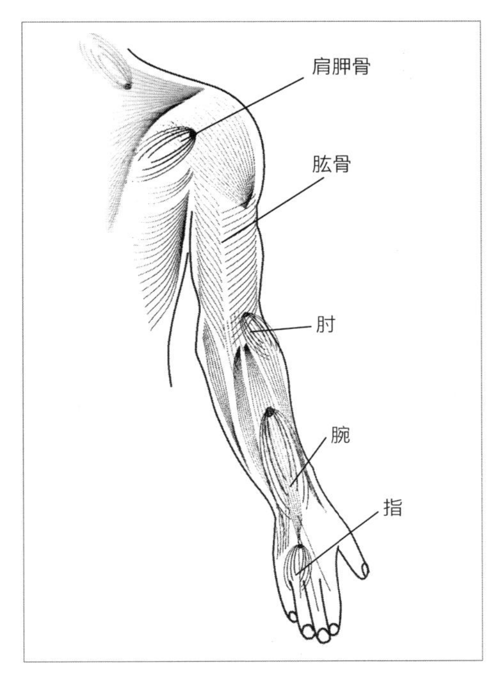


图片选自《筋膜手法治疗肌肉骨骼疼痛》（*Fascial Manipulation for Musculoskeletal Pain*），经许可使用

**图 4.3 斯泰科（Stecco）分类**

路易吉·斯泰科（Luigi Stecco）及其家族定义的肌筋膜动作矢量

这提醒了我们，这些部位的影响力可以有多么大，因为不同历史时期的不同学科均已表明这些部位的重要性。这些肌筋膜线沿全身分布，表明筋膜松动术和治疗需要有全局的考虑，而不应终止于运动节段的末端[103]。

斯泰科（Stecco）的研究还有另一个关键部分，这部分主要研究筋膜僵硬的原因。研究表明，透明质酸（HA）是由筋膜细胞产生的，这种细胞位于深筋膜内层[104]。

透明质酸存在于深筋膜和下面的肌肉之间，以及肌肉及其单条纤维周围的整个结缔组织中。深筋膜内层的这种透明质酸使得相邻组织可以适当滑动。当其密度改变时，滑动就会改变，并可能导致肌筋膜疼痛和功能障碍[105,106]。

粘连、致密化和瘢痕组织之间存在显著差异。当两个表面相对于彼此没有适当滑动时，就会产生粘连。致密化是指深筋膜之间疏松结缔组织黏度的改变。瘢痕组织是受伤所引起的胶原蛋白构成的实际变化。损伤区域经历炎症过程后，Ⅲ型胶原蛋白沉积在该区域。如前所述，与受伤前存在于软组织中的Ⅰ型胶原蛋白相比，Ⅲ型胶原蛋白具有较弱的共价键、较小的尺寸和不规则的纤维排列方式[107]。

由此产生的结论是，使用工具辅助松动术和按摩可能不会“破坏任何东西”，而只会提高透明质酸的温度，因此运用软组织松解技巧之后，可以提高这种润滑剂的密度，降低筋膜僵硬度，并改善活动能力[108]。

无论使用何种工具辅助式软组织松解术，其产生疗效的原理均有着不同的理论，第 71 页中详细地介绍了这些理论。我们可能只需要简单地升高组织温度即可帮助患者减轻疼痛并改善功能。

当我们运用按摩技术或使用工具松解软组织时，我们会提高透明质酸这一润滑剂的温度，提高其黏度，从而改善筋膜和肌纤维之间的滑动。更顺畅的滑动可以减少患者主观上感受到的“僵硬”。

让筋膜的温度提升可以降低深筋膜的黏度，提高其对拉伸和回弹的响应能力[109]，从而减少在加载负荷周期中损失的能量。

如果加载负荷周期中的能量损失减少，动作的效率就可以提高。只是从组织温度的角度去考虑，可证明活动前热身的必要性。

在肌肉和筋膜之间以及深筋膜内流动的透明质酸的黏度对组织的弹性或刚性有深远的影响。

如果液体保持其正常黏度，它应该在肌肉上滑动，使肌肉能够充分收缩而不产生疼痛。

然而，如果液体黏度发生变化，筋膜会阻碍肌肉收缩，影响爆发力的产生，阻碍动作，在某些情况下还会引起疼痛[110]。

这对我们的主要影响是，当我们进行筋膜手法治疗时，我们会解决限制活动能力的软组织粘连，并改变决定筋膜弹性的液体黏度。

## 解剖列车

托马斯・迈尔斯（Thomas Myers）在其开创性著作《解剖列车》(*Anatomy Trains*）中阐明了他的工作。过去曾有观点认为身体组织以不同的孤立节段运作，迈尔斯（Myers）在消除此误解方面有很大的影响力。他的工作普及了以前未被承认的事实，即筋膜构成一个相互关联的全身性网络，对动作质量和功能有显著影响。

迈尔斯（Myers）没有将身体视为分隔的单元，而是在书中说明人体是由肌筋膜链组成的。他将此归功于罗尔夫按摩治疗法（Rolfing）的创造者艾达・罗尔夫（Ida Rolf），因为罗尔夫说过的一句话“这一切都通过筋膜连接起来”对其工作大有启发。

如果筋膜正确滑动并具有正常弹性，则肌筋膜上的力会沿着筋膜线传递到其可能的最远距离。

然而，如果筋膜线的任何一点未做出反应，就会阻碍力的传递。一个僵硬的地方会影响其沿线上下游的组织。

动作肌筋膜整合模型（Kinesis Myofascial Integration Model）是一种动作教育和徒手治疗方案，包含12种渐进式深度身体手法治疗方案，它是迈尔斯（Myers）筋膜线和结构整合理论的实际体现[111]。

克劳斯（Krause）等人[112]对文献进行了系统性综述，基于力的传递去寻找这些肌筋膜链存在的证据。

虽然有中等质量的证据表明力的传递在后表线、前功能线和后功能线的 3 个过渡区域中发生，但由于对力的传递及其结果的测量方法不同，难以对这些证据进行比较。

我们需要进一步的体内研究来确定力在这些“解剖列车”中传递的理论模型是否符合解剖学的逻辑。

**筋膜健身**

罗伯特·施莱普（Robert Schleip）是德国乌尔姆大学（Ulm University）筋膜研究项目（Fascia Research Project）的负责人，也是欧洲罗尔夫按摩治疗法协会（European Rolfing Association）的研究主任（Research Director）。施莱普（Schleip）是另一位对筋膜解剖领域有重大贡献的人，其具体研究方向是筋膜的活动能力、收缩性、弹性和水合作用如何影响人体动作及运动表现。

除了研究筋膜的生理学外，施莱普（Schleip）及其研究伙伴还在探索筋膜的物理特性与神经系统之间的关系。他们发现自主神经系统和筋膜之间存在密切联系，这意味着刺激感觉受体可以影响组织的张力。

我们在治疗运动员时，需要注意神经子系统和我们试图恢复其全部功能的组织之间的联系[113]。此外，多位研究人员一致认为，筋膜中存在大量感觉神经[114,115]，使其成为牵张、剪力、张力以及本体感觉传递的重要感觉器官。

施莱普（Schleip）研究的另一个重要成果是他与迪沃·穆勒（Divo Müller）、托马斯·迈尔斯（Thomas Myers）和 Kinesis 团队一起合作的筋膜健身（Fascial Fitness）项目。该项目对考虑更周全的整体性训练应用了最新的筋膜研究，其重点不仅仅是肌肉的刺激和响应。

根据筋膜健身（Fascial Fitness）理论，筋膜的功能是储存和释放能量，这使其在整个肌肉骨骼系统中成为活动能力和稳定性的一个活跃的重要组成部分。考虑到肌肉及其每条纤维周围的组织都是由肌外膜、肌内膜和肌周筋膜组成的，可以合理推断深筋膜有助于力的传递[116]。

就像肌肉、肌腱和韧带那样，如果采用适当训练负荷进行训练且充分恢复，筋膜会变得更强健、更有弹性和更有力。

然而，如果训练负荷太大，恢复

不充分，训练多样性不足，筋膜就会受限、粘连和失去弹性。这意味着它不能再转移肌肉产生的力，从而使得因肌肉力量提高而产生的效力下降。

为了帮助教练、治疗师及与其合作的运动员获得更好的成效，筋膜健身（Fascial Fitness）理论提供有关筋膜水合作用、可塑性、协调性和弹性的指引。它还介绍了一些具体的练习，旨在改善几乎任何类型动作模式中各筋膜层的功能[117]。

## 胸椎、肠道和自主神经系统的平衡

身体的某些区域和神经子系统之间的连接是在解决特定运动节段功能障碍时的一个考虑因素。例如，胸椎和肠道均与自主神经系统的平衡有着内在的联系。

在早期，对于任何表现出胸椎旋转或伸展度不足的客户，我都会采用相当激进的胸椎松动手法。

当我对该区域与自主神经功能之间的联系有更多了解后，我发现过度刺激或过度松动胸椎可能会激发全身性战斗或逃跑反应，从而使问题加剧。在这种情况下，这些胸椎松动手法治疗可能有助于提高胸椎活动度，但代价是过度刺激交感神经系统。

最好让客户进行幅度更小的脊柱练习，将注意力放在膈式呼吸上，从而能放松地旋转。这将减轻胸椎的僵硬程度，从而避免损伤脊柱和肩部力学，并且无须反复按下交感神经系统的“开关按钮”。

以呼吸为中心的胸椎练习能够帮助客户消除身体其他部分受限的问题，例如胸腔、颈部、前锯肌、后锯肌和背阔肌等部分。有意识控制下的呼吸会促进副交感神经的“休息和恢复”反应，有助于舒缓由疼痛引起的紧绷。

肠道是另一个与交感神经和副交感神经的互相平衡密切相关的区域。擅长“瑜伽调理”（Yoga Tune Up）的吉尔·米勒（Jill Miller）在推广腹部按摩方面做得非常好，并让大家了解到它如何刺激迷走神经，而迷走神经在副交感神经反应中是非常重要的。

迷走神经是体内最长的颅神经，从大脑延伸到肠道[118]。它同时具有内脏神经纤维和躯体神经纤维，这意味着它对肌肉和器官均有影响。

吉尔（Jill）的“肠道粉碎”（Gut Smashing）技巧有助于摆脱僵硬的肌肉和筋膜致密化带来的限制，并且会对内脏和副交感神经产生积极的影响。

由于腰大肌附着在腹部，因此对该区域的按摩可以为那些背部疼痛的人提供一些意想不到又可喜的缓解效果。它甚至可以帮助消除可能损伤免疫系统功能的淋巴管阻塞[119]。

## 工具辅助式软组织松解术

工具辅助式软组织松解术（IASTM）是一种越来越流行的徒手治疗方法，我们可以将其应用于令人烦恼的运动节段问题。美国的现代工具辅助式软组织松解术是因戴夫•格拉斯顿（Dave Graston）流行起来的。

工具辅助式软组织松解术使用的工具（照片 4.1）由金属、塑料或陶瓷制成，具有坚硬的边缘，这些工具能让软组织中产生可促进愈合反应的剪应力。这些工具有一个小的接触面，在上面涂上润肤剂，使其在皮肤上能够顺畅滑动，因此运动员通常会觉得接受工具辅助式软组织松解术很舒服。如果在工具滑过的运动节段上出现任何纤维化，它会提醒临床医生存在需要处理的不规则组织[120]。

工具辅助式软组织松解术从多方面改善活动能力，包括关节活动度和运动控制。从生理学的角度来看，辅

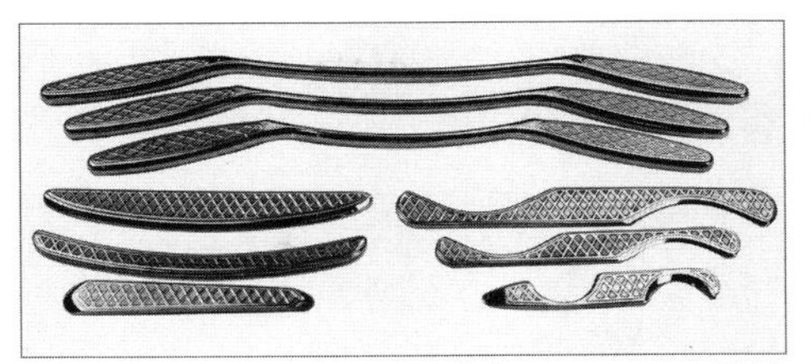

照片由 HawkGrip 提供

**照片 4.1 HawkGrips 工具**

工具辅助式软组织松解术（IASTM）是一种高级形式的肌筋膜松解术，类似于深层组织按摩。

该技术使临床医生能够根据特殊设计的工具在患者皮肤上滑动时产生的振动来识别软组织中的粘连和筋膜限制。

利用工具进行特定的治疗按摩，可以协助患者恢复最佳功能。

助工具造成的微创伤可以刺激成纤维细胞（制造胶原蛋白、弹性蛋白和其他参与软组织修复的结构的细胞），从而重现身体最初的炎症反应[121]。

通过力学传导原理，工具辅助式软组织松解术促使Ⅲ型胶原蛋白转化为Ⅰ型胶原蛋白，这可以改善肌肉和筋膜的弹性[122]。一项研究发现，工具辅助式活动能力增强技术还可以加速受损膝关节韧带的愈合[123]。

从力学的角度来看，工具辅助式软组织松解术通过重新排列修复后的胶原组织来消除限制和粘连[124]。从筋膜的角度来看，在治疗中产生的热量会影响透明质酸的黏度。

还有人认为这种技术对循环系统和血管有好处，包括减少水肿和促进血管舒张，使血液更容易流向受影响的运动节段，不仅将营养输送过去，还可以清除受伤部位的毒素[125]。工具辅助式软组织松解术还可以去除代谢物并为软组织补充水分[126]。

除了上述所有积极的身体影响外，工具辅助式软组织松解术还被认为具有多种神经学益处。刺激肌筋膜纤维似乎可以降低过度紧绷的肌肉的张力，同时还能改善周围神经系统的力学传导，这有助于增强本体感觉和对疼痛的感知[127]。

使用工具辅助式软组织松解术也可能对神经系统产生过度刺激，促使其恢复正常功能[128]。自从唐丘（Don Chu；博士，物理治疗师，运动防护师）于2004年向我介绍这个概念以来，工具辅助式软组织松解术在我的实践中一直是重要组成部分。从那时起，我成功地运用该技巧，它对慢性和复发性肌腱及肌肉损伤特别有效。

## 拔罐及其好处

如果你看到拔罐后的瘀血印，但没有人向你做出任何解释，你可能会认为患者接受了某种不恰当的按摩，导致出了问题。瘀血印和皮肤颜色的变化非常引人注目，尽管这种鲜艳的颜色会吓跑部分医学人士和普通人，但这种医学实践的好处非常显著。

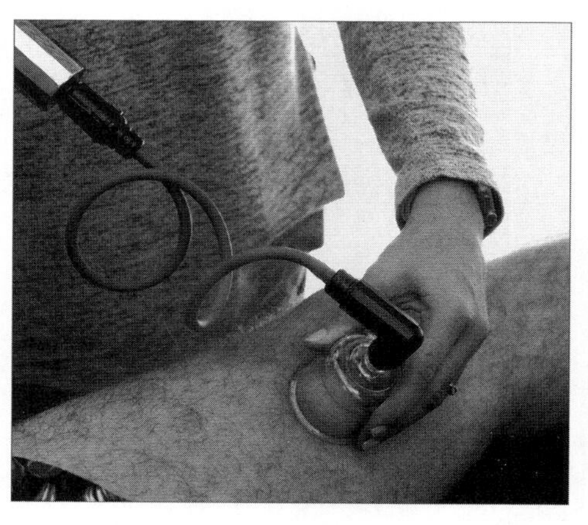

照片 © 休·法尔索内（Sue Falsone）

**照片 4.2 罐子的类型与拔罐机**

罐子和拔罐机都有许多种类型。它们的工作原理都相同：利用负压来提升罐子下方的组织，目的是减轻在该区域中的压力。

虽然用酒精点火已被证明可在罐子内产生最大的压力，但机械泵已被证明是更可靠的拔罐方法。使用机器也使每次治疗中使用的压力得以标准化。

几乎每一种软组织治疗方法都依赖于加压来改变Ⅰ型和Ⅲ型胶原蛋白在修复过程中的沉积结果。徒手治疗技巧使用加压来恢复内脏运动性和活动性，并增加关节内液体和位于深筋膜的透明质酸的黏度。

拔罐则不同。它与基于加压的方法的差异在于，拔罐实际上使用负压将皮肤和软组织提升到塑料或玻璃材质的罐子中——至少在罐子的中心是如此，罐沿下方确实发生了加压。在罐子中心下方产生的是牵张力，而不是压缩力。

拔罐时可以使用玻璃罐来操作，在罐子内壁涂上酒精，再点燃棉球，加热罐子下方的空气，创造出负压。也可以使用塑料罐，通过手动抽气泵和旋转罐盖这两种方式在罐子下方创造负压。罐子的类型与拔罐机见照片 4.2。

休伯（Huber）等人[129]发现使用涂上酒精的玻璃罐时，罐子下方产生的负压最大，而机械泵则更可靠。他们还发现评分者间信度很高。人们只需要大约 20 次重复就可以从拔罐新手晋升为拔罐专家，这意味着该技能很容易习得。

虽然拔罐的力学效果很明显，人们在接受拔罐后会感觉更好，但它产生疗效的原因仍不清楚。然而，它在减轻肌筋膜疼痛、改善反复损伤部位或慢性损伤部位的循环，以及增强软组织活动性方面的好处是切实可见的。

传统中医实践拔罐的历史已有 2000 多年，其从业者认为，拔罐能够疏通“气”，使这种生命能量在全身畅行无阻，这就是它的作用原理[130]。

尽管西方关于拔罐的权威研究很少，但有多项研究提出了可能的拔罐作用原理[131,132,133,134,135]。

这里有两种理论：生物力学理论和循环理论。

塔姆（Tham）的一项生物力学模型研究表明，组织的张力在罐子中心处最高，并且会比罐子直径处增加 0.4 倍[137]。在罐沿下方是实际发生加压的地方。这些信息需要在人体组织中进行重复实验来验证。

我们需要研究组织从压缩到牵张的变化，以了解罐子与皮肤的接触面是否有足够的力导致粘连或瘢痕组织被破坏并改变瘢痕组织的结构。

我们需要更多数据才可以证实发生在罐子中心的牵张，以及发生在过渡区域的牵张，并且我们还需要将拔罐与徒手治疗和工具辅助式软组织松解术的直接加压进行比较。

早期的肌肉骨骼弹性成像显示，组织僵硬度在拔罐过程中和拔罐后均会降低，并且在对股四头肌拔罐的过程中和拔罐后，其组织的压缩力减小。

肌肉骨骼弹性成像使用肌肉骨骼超声仪器来检测组织的僵硬度。在照片 4.3 中，你可以看到拔罐治疗过程中与治疗前的组织僵硬度变化。

这种僵硬度的变化会持续多久，或者它在临床上的意义如何，还有待观察。检测组织的僵硬度可以为我们提供有关软组织总体健康状况的信息。将来，肌肉骨骼弹性成像将为我们提供有关软组织干预的重要信息。

### 愈合与血管再生

微循环问题已被证明是多种慢性疾病的原因[138,139]。

“微循环”是指在小动脉、毛细血管和小静脉（体内最小的血管）之间发生的循环。

当微循环因瘢痕组织形成而中断时，组织可能无法获得足够的血液来帮助愈合和输送营养。若微淋巴血管也受到损害，在该部位留下间质液，可能对周围组织造成继发性损伤[140]。

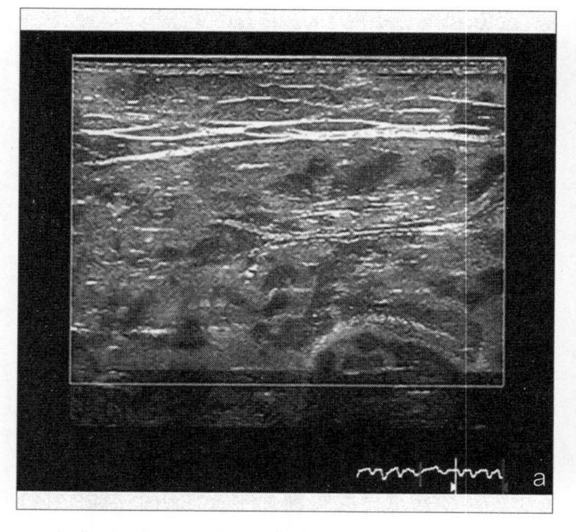


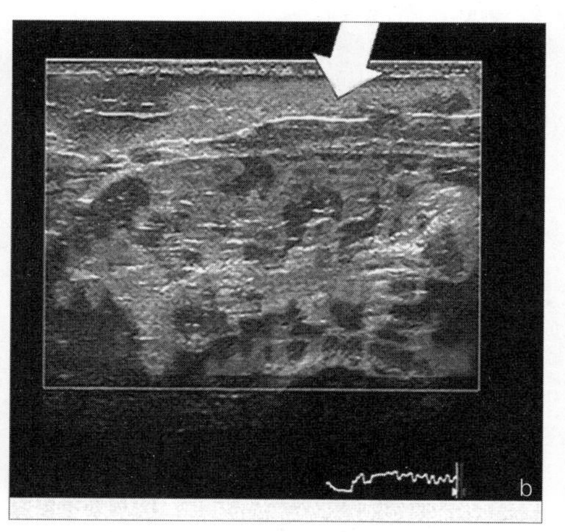


照片由钱迪·佩达帕蒂（Chandi Pedapati）和因德尔·马金（Inder Makin）博士提供，A. T. 斯蒂尔大学（A. T. Still University）

**照片 4.3a 和 4.3b 肌肉骨骼弹性成像**

肌肉骨骼弹性成像利用肌肉骨骼超声技术来检测人体组织的僵硬度。

这是一个肌肉骨骼弹性成像图像的示例，显示了拔罐治疗之前和拔罐过程中的差异。

在第二张照片中，你可以在皮下区域看到更多的深色区域，表明组织的僵硬度降低。

肌肉的愈合需结合再生和修复的过程。肌纤维的再生过程是卫星细胞分化为成肌细胞，而成肌细胞形成的肌管可以与受伤的肌纤维融合。瘢痕组织是在初始损伤后通过修复过程形成的。再生和修复这两个过程必须平衡，肌肉组织才可以正常愈合[141]。

受伤组织的伤后血运重建至关重要，这个过程是通过血管生成（制造新血管的过程）完成的。如果血运重建不充分，愈合将受到影响，并可能导致长期的复发性肌肉拉伤[142]。

当我们对一个部位进行拔罐时，血液会聚集在被拉入罐子下方区域的组织中。健康组织拥有正常工作的微血管系统，一旦我们消除了罐子中负压这一外部刺激，它就能轻松地让这些血液散去。如果没有适当地形成微血管，血液就会停留在那里，我们就会看到瘀血印。

理论上，身体对此的反应是制造新的小动脉、小静脉和毛细血管，从而通过生成的血管将聚集的血液运走。这个过程所需要的时间将决定瘀血印消退所需要的时间。

同时，在一个称为自溶的过程中，身体还会分解一些受损或未使用的血管，因为这些血管会导致受损肌肉中的血流受限。

该疗法还可以稀释炎症标志物，因为它将更多血液带到了拔罐部位。此外，韩国一项针对高血压患者的研究发现，拔罐在改善血管充盈度方面比药物更有效[143]。

在缺乏研究和科学证据的情况下，有时我们不得不求助于科学原则来指导我们的干预措施。虽然血管生成理论及其与拔罐的关系尚不确定，但它在科学上是合理的。

### 拔罐和疼痛缓解

在从疼痛理论角度去思考拔罐时，可以通过闸门控制理论来解释其减轻疼痛的效果。沃克（Walker）等人的一项研究讨论了一种新发现的触觉敏感神经纤维，其名称为 C 触觉传入神经纤维[144]。

这种 C 触觉传入神经纤维接收低速、力度较轻的触摸刺激，并且真正可以抑制疼痛，而 C 神经纤维负责传递疼痛信号，功能与其恰恰相反。刺激这种神经纤维也可能会刺激催产素的分泌，催产素是一种让人“感觉良好”的激素。对于拔罐的使用，以及所有徒手治疗和疼痛调节来说，这将是未来的一个有趣的研究领域。

拔罐可对几个微系统产生积极影响。首先，它会刺激周围神经系统。

有时，在创伤性损伤带来的剧烈疼痛之后，疼痛感受器可能会失常。拔罐引起的刺激可能就像重置按钮一样，重新校准疼痛感受器，从而减轻持久不退的疼痛感[145]。

拔罐还可以通过刺激中枢神经系统来减轻疼痛。拔罐会使血流量大幅增加，这种现象被称为充血（照片 4.4），被认为会触发大脑释放阻断疼痛的神经递质。

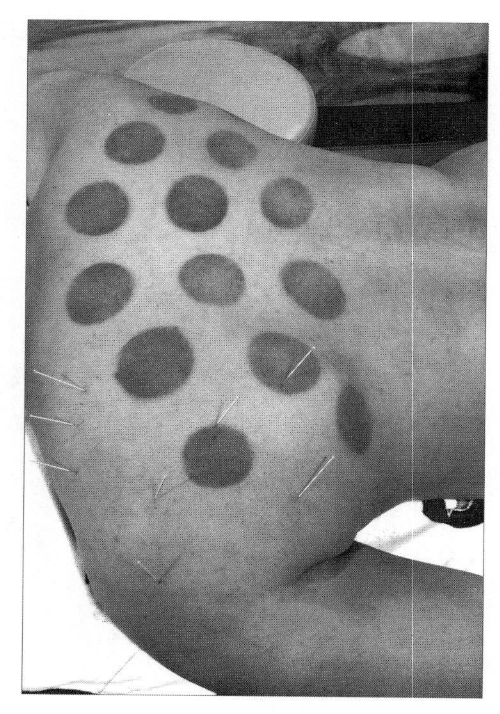

照片©休·法尔索内（Sue Falsone）

照片 4.4 拔罐引起的充血

拔罐可能会导致不同程度的皮肤变色。

瘀血印的出现则是由于罐子将血液带到受伤部位；身体没有内部机制可以驱散这些血液，血液就留在该部位，我们就会观察到瘀血印。

## 恢复时间

通常，拔罐造成的瘀血印需要 3 到 10 天才能消退。从理论上讲，时间的长短取决于患者的整体生理健康状况，这是自愈能力的决定因素。

事实上，我们可以使用恢复时间作为患者健康状况的预后指标。当拔罐的瘀血印在 3 天内消退时，我们就可了解到，患者各系统在整体上运作良好，此人的整体健康状况良好。

但是，如果瘀血印超过 10 天才能消退，这表明患者整体恢复可能需要更长的时间。在这种情况下，我们可以询问患者在运动量、营养、睡眠、补充水分和吸烟等方面的习惯，所有这些都会对愈合能力造成影响。

当我们对某个部位施加外部刺激时，身体也可能无法将血液带到该部位。在照片 4.5 中，可以看到其中 3 个罐子下皮肤发红，但另外一个罐子下的皮肤未发红。

其理论依据是这个部位的循环非常差，即使有外部刺激，身体仍然无法将血液带到罐子下方的皮肤。这可能是比产生瘀血印更糟糕的情况。在这个例子中，罐子下方皮肤未发红的区域与该运动员的疼痛有关联。

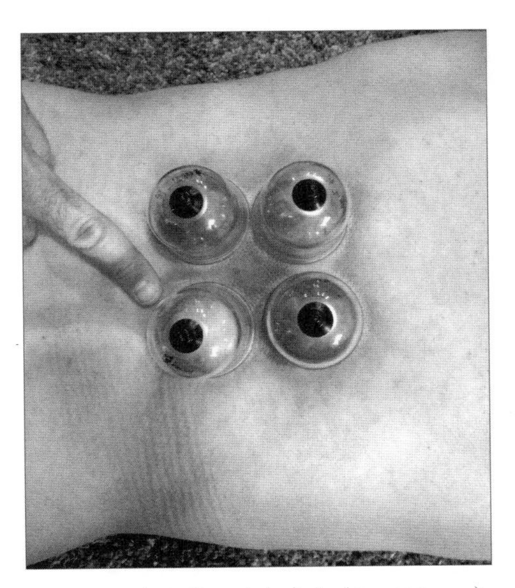

照片 © 休・法尔索内（Sue Falsone）

**照片 4.5 拔罐后呈现出血液循环不良**

当血液循环严重受损时，我们可能会在罐子下方区域看到白色的皮肤。

尽管使用了负压，但血液并没有被带入左下角罐子下方的区域。从理论上讲，这表明微循环系统严重受损，并且可能表明毛细血管回充不良，血液供应不足，使得该区域的愈合不良。

## 拔罐技巧

我使用 3 种主要的拔罐技巧，具体取决于客户的需求和受限情况、个人拔罐体验，以及伤病的性质。

当然，在执行本书介绍的任何技巧之前，你都应该寻求适当的培训。切勿超出你的专业执业范围使用拔罐。

- 留罐 – 身体静止
- 走罐 – 身体静止
- 留罐 – 身体活动

### 留罐 – 身体静止

当我们关注的是客户的生理状态时，主要选择第一种技巧。我们希望在其微血管可能已受损的组织中刺激其血管生成过程。

使用罐子和身体均保持静止的技巧时，让客户躺下，控制吸气和呼气，进入缓慢的膈式呼吸节奏。

然后，将一个或多个罐子放在受影响的区域，并将其留置在原位约 5 分钟，同时监测罐子下方的皮肤是否有颜色变化或任何不良症状，例如有血或体液渗出皮肤。如果有任何此类迹象，要立即取下罐子。

我们已经在实验室中开始了一些试点研究，以探讨拔罐对软组织和微循环系统的影响。照片 4.6 是一位 25 岁纤瘦女性的检测结果，我们没有记录她的身体成分测量值和体重。

在罐子和身体均保持静止的这个技巧示例中，我们使用的罐子直径30毫米，深4厘米，可以看到组织减压的结果。

我们需要进一步的研究来确定每个身体部位所使用的最佳罐深、身体成分对减压有何影响，以及性别差异等其他因素。

## 走罐－身体静止

如果我们关注特定运动节段的筋膜或其他软组织，我们可能会选择“走罐－身体静止”的拔罐技巧。我们从筋膜专家的工作中得知，动作受限并不总是来源于特定的肌肉，筋膜线任何部位的粘连都有可能引起动作受限或使动作受限更严重[147]。

通过移动罐子，我们可以沿着这些筋膜线选取不同的目标点，这样不仅可以对局部循环产生积极影响，还可以释放筋膜中的张力，并有可能通过增加液体黏度来改善筋膜弹性[148]。

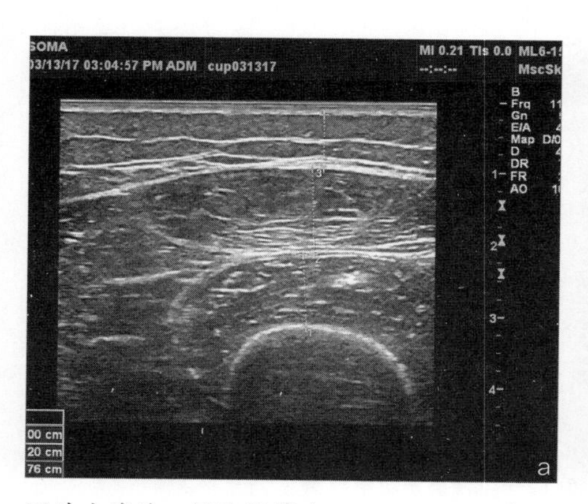


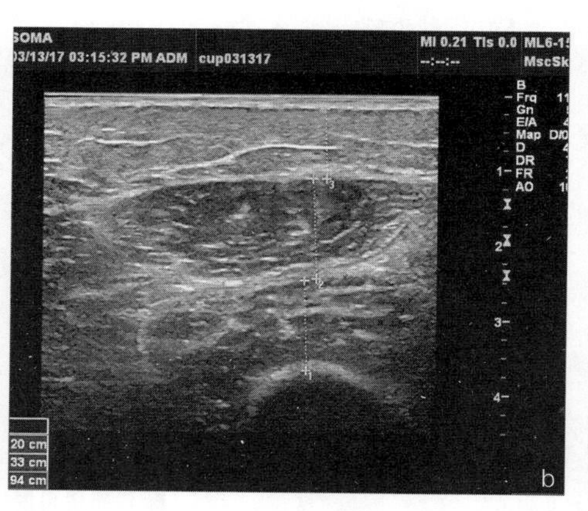


照片由钱迪·佩达帕蒂（Chandi Pedapati）和因德尔·马金（Inder Makin）博士提供，A. T. 斯蒂尔大学（A. T. Still University）

### 照片 4.6a 和 4.6b 肌肉骨骼超声图像

本照片显示的是肌肉骨骼超声（MSK US）图像，显示的是在一名年轻女性的大腿上进行的“留罐－身体静止”技巧。此肌肉骨骼超声图像显示了肌肉和皮下组织层之间的距离，两张图分别为使用30毫米罐子进行拔罐治疗之前及过程中的情况。

你可以在右图中看到，组织测量值在最深层（股中间肌）增加了0.2毫米，在中间层（股直肌）增加了0.13毫米，而在皮下层增加了0.18毫米。

需要进一步的研究来确定这些变化是否显著，它们的临床意义是什么，以及这些组织变化会持续多长时间。

在执行“走罐 – 身体静止”的拔罐技巧时，首先在目标区域涂上乳液或乳霜，使罐子移动时不会对皮肤产生刺激。然后，放上罐子，留置几秒钟，再沿着筋膜移动它。移动罐子时人体保持静止。

这种技巧在我的实践中很重要，因为它是我的一种软组织治疗周期化方式。

我们知道身体通常喜欢周期性变化——我们有赛季中和休赛期训练、上身和下身训练日、推或拉训练课程。我们每天的训练和饮食都不一样，因为身体会适应不断变化的刺激。

如果你每天进行相同的锻炼并吃相同的食物，你的身体成分最终将不会再有变化，并且你的运动表现可能会下降。然而，我们却日复一日地执行相同类型的软组织治疗技巧。

泡沫轴、按摩棒、软组织治疗技巧和工具辅助式软组织松解术都是加压式组织干预措施。即使没有其他原因让你决定将拔罐引入自己的实践中，将其作为一种软组织治疗周期化的方法也是一个很好的理由。

照片 4.3 是通过肌肉骨骼超声获得的弹性成像，我们从中可看出，在“走罐 – 身体静止”拔罐技巧中，此人的组织僵硬度有所降低。

弹性成像使用肌肉骨骼超声，通过使组织发生机械变形来为我们提供有关软组织质量的信息[149]。

### 留罐 – 身体活动

这种类型的拔罐（照片 4.7）需要将一个或多个罐子留置在一个区域上，然后让客户执行一个动作，或从一个动作转换到另一个动作。

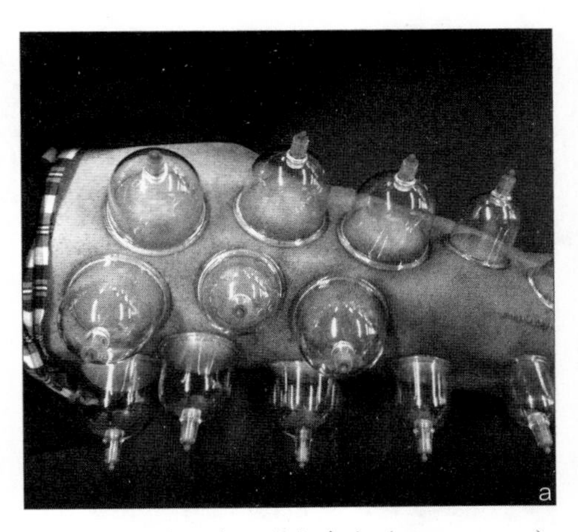


照片 © 休 · 法尔索内（Sue Falsone）

**照片 4.7a 留罐 – 身体静止**

当关注客户的生理机能时，使用“留罐 – 身体静止”拔罐技巧。其目的是将血液带到相应区域以刺激血管生成并促进愈合。

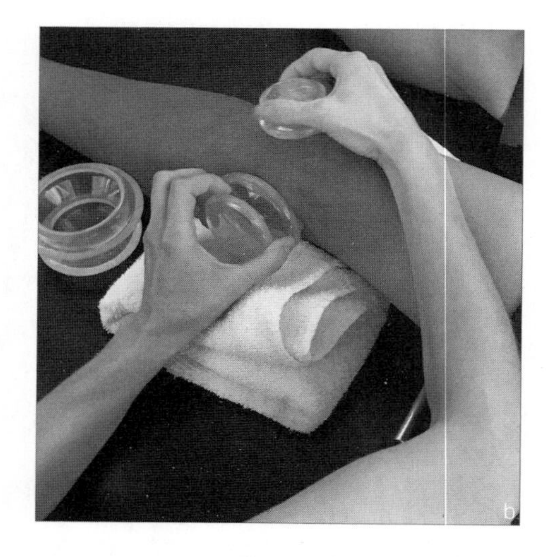

照片©休·法尔索内（Sue Falsone）

**照片 4.7b 走罐 – 身体静止**

“走罐 – 身体静止”拔罐技巧被当作周期化软组织治疗的一种方法。你可以交替使用帮助组织减压的技巧与加压式软组织治疗技巧。

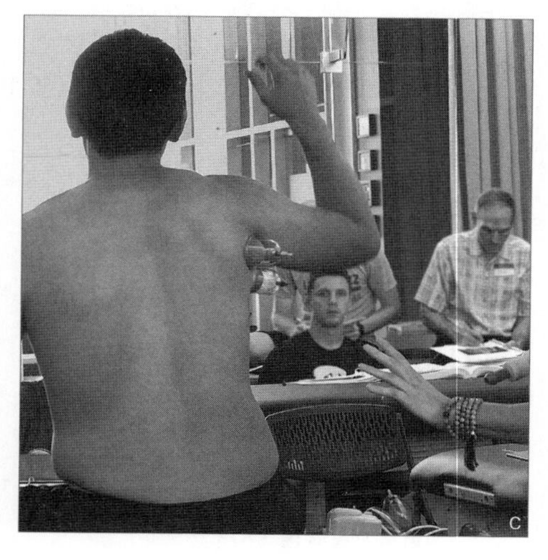

照片©休·法尔索内（Sue Falsone）

**照片 4.7c 留罐 – 身体活动**

这是“留罐 – 身体活动”拔罐的演示。在这种技巧中，将罐子留置在一个区域中，客户可以自己做动作，也可以在医生的帮助下做动作。当某个区域存在关节活动度受限时，即可使用此技巧。

如果在尝试恢复正常功能时担心关节活动度不足，我们通常会使用留罐 – 身体活动技巧。例如，如果你正在帮助运动员完成下背部损伤的康复疗程，你可能会在受影响的区域留置几个罐子，然后让该运动员做四足支撑姿势。

在运动员完成若干次受控的膈式呼吸后，你就可以让他转换成瑜伽的婴儿式，并重复这个循环几次。

然后，你可以添加新的姿势或练习，或者将罐子重新留置在稍微不同的位置，或者组合使用这几种变化。

## 小结

有许多方法可以定义、评估和治疗运动节段。至于如何定义一个运动节段，这可能因客户而异。在治疗损伤时，我们需要解决疼痛的来源和疼痛的病因。

疼痛的病因通常与客户抱怨的症状相去甚远。有经验的临床医生需要识别疼痛的潜在影响因素并确定其最佳处理方法。

如果所需技能已超出你的执业范围，请联系适当的临床医生，帮助你的客户走上好转的道路。

### 临床锦囊

我们如何使用拔罐？

- 留罐 – 身体静止，在关注组织愈合的生理能力时使用
- 走罐 – 身体静止，在需要治疗软组织延展性功能障碍时使用
- 留罐 – 身体活动，在存在关节活动度不足时使用

# 第5章 运动控制

骨骼肌构成了身体的重要部分。这些肌肉可能很强壮，但如果没有在正确的时间以正确的顺序发力，力量就没有意义。

你可能拥有非常强壮的臀肌，但如果你不能伸展髋关节，那么当你开始跑步时，就会通过背部和腘绳肌的发力来帮助移动。某块肌肉在生物力学意义上强壮，不代表从神经学角度来看，它会是身体偏好使用的肌肉。这就是运动控制发挥作用的地方。

当运动节段协同工作以产生一个动作时，如果要求动作高效且可持续，每块肌肉都有其指定工作。原动肌必须保持是原动肌，协同肌必须始终是协同肌，而稳定肌必须始终是稳定肌。

以髋关节伸展为例，如果稳定肌（腰部肌肉）起协同作用，或者协同肌（腘绳肌）成为原动肌，或者原动肌（臀大肌）因为其他肌肉抢了它的工作而减少活动量时，身体的反应往往就是疼痛。这不仅会对动作造成长期的影响，还会产生异常的关节作用力，随着时间的推移会对关节造成伤害。

神经肌肉控制起微调作用，以确保身体完成正确的姿势和动作。身体是一个很好的代偿者，会根据需要调整其功能和姿势。

如果你在球场上需要跑得尽可能快，否则就会有人将你擒抱，让你摔倒，你的身体会想办法完成这项工作。它将帮助你以自己的最快速度跑起来，使用可以募集的所有肌肉来防止你因被人擒抱而摔倒。

通常，身体会尽量避开这些代偿带来的负面影响。在受伤之前，你可能已经使用过一次错误的动作模式，或者有可能是数千次。每个人每一次的代偿都是不同的。

然而，尽管每个人对不良生物力学都有某程度的容忍能力，但随着时间的推移，代偿会导致动作改变、运动表现水平下降、疼痛、柔韧性和力量的不对称，并将使问题进一步恶化。

想想层层叠（Jenga）游戏，积木堆得整整齐齐。玩家一块接一块地移走积木，原本堆叠得很整齐的积木开始摇晃。有时，玩家会做出冒险的举动，结果积木倒下，游戏很快结束。

又有些时候，这个游戏一轮又一轮地玩下来，积木堆扭曲成一个形状，你都想知道它为什么还能屹立不倒。最终，有人抽出一块积木，整堆积木就散架了。

无论层层叠游戏持续几秒钟还是几分钟，游戏的结局总是一样的：积木堆倒塌。我们的身体也是一样的。

有些运动员无法保持一个赛季都不受伤，而另一些运动员则打了很多年职业赛，一直以不那么理想的身体力学在运动，但却不可思议地没有受伤。

最终，无论运动员的身体适应力有多强，身体都会因错误的姿势或动作而受伤，即使是在职业生涯或生命的后期才出现这种情况。

我们的工作是帮助人们以良好的模式移动，以免受伤。如果我们注意到运动员的运动模式有缺陷，我们需要提供替代方案，不仅帮助其在短期内纠正动作的生物力学，还帮助其提高动作的长期耐用性。

我们需要给运动员的身体时间来适应我们的建议带来的任何变化。如果与你合作的运动员正处于赛季中，那么此时可能不是尝试改变身体力学的合适时机。当人们形成一种代偿模式时，他们使用这种模式时会更高效。

当我们不允许运动员使用代偿模式时，我们会破坏其系统的稳定性并造成更多的低效动作。在处理运动控制问题时，我们需要让运动员的身体有时间适应。这意味着其需要重复数百甚至数千次，以将新的动作模式固定下来。重要的考虑因素是进行评估和治疗的时机。

“老狗学不会新把戏”这句话并不完全准确，但很接近现实。学习一项新技能是一种有意识的活动。

我们在学习新技能的过程中，每一步都要保持专注。每次我们执行新技能时，动作模式都会变得更加稳固，神经元之间产生突触，使模式的自动化程度更高。这种模式最终会变成自动模式，几乎不需要有意识地思考。

然而，当学习一种新方法来执行一项旧技能时，神经系统首先需要打破旧的神经通路，再尝试建立新的神经通路。这需要更长的时间和更多的重复次数。

运动员的运动控制问题最好留到休赛期再处理，从而让神经系统有时间适应。为了提高身体效率并减少后期受伤的可能性而在竞争激烈的赛季中尝试改变运动程序，这实际上会产生相反的效果。

如果运动员受伤了，我们必须进

行干预，帮助他们恢复关节活动度和运动控制。同时，我们应注意造成代偿模式的缺陷，因为代偿模式可能会使问题变得更糟，并可能导致未来出现新的问题。

疼痛会打乱计划。

## 肌肉永远不会“关闭”或“开启”

我们经常听到从业者说类似于“你的臀肌没有发力”或“我们需要‘关闭’你的上斜方肌”的话。这些说法意味着肌肉可以在任何给定时间“开启”或“关闭”。

这是不正确的——肌肉永远不会“开启”或“关闭”。实际上，如果必须在二者中选择一个，那就是肌肉始终处于“开启”状态，随时准备发力，以防出现立即移动的需求。这被称为肌肉的静息张力。

从患者教育的角度来看，这样的话没问题。我们必须使用简单易懂的表述，这样对方才能理解我们在说什么，就像当我开车去维修店时，修车工程师必须向我简单解释一样。我不知道汽车的哪些部件在哪里，也不知道维修中涉及的技术术语。尽管问题比他可能使用的句子复杂得多，但他需要对我说得简单明了。

人体和我们的患者教育也是如此。我们需要用非常简单的语言来表述，以便我们的患者对现实情况以及我们计划如何处理这个问题有一些了解。

当我们习惯性地使用这样的句子作为同行之间的专业谈话时，问题就来了。我们的患者教育成为我们的专业对话。这样会使得专业信息在语义转换过程中丢失。

我们开始在自己的大脑中简化这个过程，并开始相信肌肉真的“关闭”了。如果我们希望继续提升自己的专业能力，并进行跨专业交流，我们就需要回归事实，并使用基于科学的对话语言。

如果肌肉发力过多或不足会发生什么情况？

我们来举一个例子。你肯定遇到过客户抱怨上斜方肌紧张或颈部疼痛的情况。你看着客户，也许触摸一下肌肉，然后说：“你的上斜方肌真的在用力。我们需要减少你的上斜方肌的用力，让你的下斜方肌更加用力。”

接下来的步骤是按摩，使用按摩棒，也许是超声波，或者通过其他干预来“关闭”上斜方肌，然后做练习来“开启”下斜方肌。

首先，在神经学上，我们知道斜方肌是由第 11 对脑神经（副神经）支配的。斜方肌的所有部分都由相同的神经支配，因此，在神经学上，不激活整块斜方肌，只激活其一部分是不可能的。

但是，请从生物力学角度回顾一下肌肉解剖的基础知识，看看图 5.1 所示的肌纤维。

我们可以看到位于肌梭内的梭内肌纤维。梭内肌纤维检测肌肉的长度变化，当它被拉伸时，它通过感觉神经向脊髓发送信号。

然后脊髓向 γ 运动神经元和 α 运动神经元发送信号。γ 运动神经元支配梭内肌纤维的末端，告诉它们收缩。α 运动神经元收缩肌梭本身——梭外肌纤维。

如果梭内肌纤维的感觉神经不断地告诉脊髓激活 α 和 γ 运动神经元，那么肌肉的张力就会因为不断地放电而变得很大。

然后，因为身体内在持续平衡胶原蛋白更新（胶原蛋白的合成和溶解），新的胶原蛋白开始根据施加在组织上的力而沉积。

如果肌肉在不良姿势造成的拉长

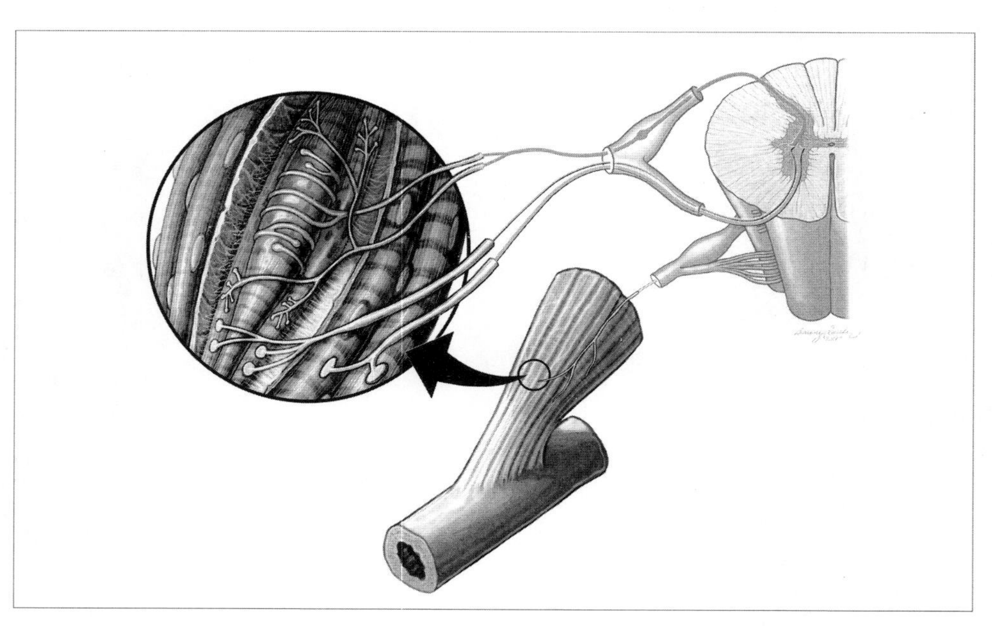



图 5.1 肌纤维

在肌梭内，有梭内肌纤维和梭外肌纤维，前者检测肌肉长度的变化，后者收缩保持整块肌肉内的适当张力。

这种“预张力”使身体随时为做动作做好准备。

状态下发生沉积，而这种不良姿势可能已经引起了一整串连锁反应，那么在拉长状态下就会沉积过多的胶原蛋白，使肌肉组织变得僵硬。

斜方肌的上部纤维因梭内肌纤维的感觉输入而长期强直，并且组织由于胶原蛋白的更新而变得僵硬。

我们要处理的是一个感觉问题，客户需要改变姿势并减少对脊髓的感觉输入。我们还需要研究新姿势的胶原蛋白沉积，以降低客户组织的僵硬度。

“肌肉关闭”或“肌肉开启”这样的话背后大有学问。在患者教育中使用这样的说法没问题，但要更深入地了解这些说法的含义。

正如本章标题“运动控制”一词所暗示的那样，我们不能从纯粹的身体角度来看待运动控制。接收感官输入并决定在特定情况下使用哪种动作的是大脑。

为了帮助我们的客户完全康复，我们还需要重新训练他们的思维和神经系统。以下介绍的一些技巧有助于解决这方面的问题。

## 本体感觉神经肌肉促进技术

运动控制领域的新进展以神经生理学家赫尔曼·卡巴特（Herman Kabat）在20世纪40年代和50年代所做的开创性研究为基础。为了创造一种新的方法来帮助运动控制能力受到疾病破坏的脊髓灰质炎患者恢复功能，卡巴特（Kabat）使用了英国生理学家查尔斯·谢灵顿（Charles Sherrington）的放射定律（Law of Irradiation）作为其研究基础。

放射定律指出，当一块肌肉收缩时，它会募集周围的其他肌肉来促进力量的产生。

他还使用了谢灵顿（Sherrington）补充的观点，即主动肌和拮抗肌按顺序共同收缩[150]。当我将其中一些概念联系起来时，我想这很可能就是肌肉通过深筋膜以及神经系统传递力量的早期证据。

卡巴特（Kabat）与助理玛格丽特·诺特（Margaret Knott）和多萝西·沃斯（Dorothy Voss）合作开发了一套神经康复体系，其重点是对患者的大脑和身体进行再训练，以增强动作控制能力并增加肌肉收缩所产生的力量[151]。

该体系的一个关键组成部分是使用语言、本体感觉、触觉和其他感官提示，鼓励患者在特定关节活动度内的某些点收缩或放松，通常这些练习都与阻力有关。

除了使用谢灵顿（Sherrington）的定律之外，卡巴特（Kabat）、诺特（Knott）和沃斯（Voss）还对如何将其他现有的生理学原理应用于神经运动训练进行了探索。其中一个原理是肌肉牵张反射的概念，即肌肉在快速拉长时会收缩。另一个原理是反向牵张反射，即牵拉肌腱会导致该肌腱所附着的肌肉或肌群放松。

从本质上讲，卡巴特（Kabat）试图对患者的大脑进行再教育，让患者通过激活或不激活主动肌和拮抗肌的组合，在不同的运动平面中完成不同的运动序列，从而帮助他们至少恢复一些运动控制、关节活动度和收缩能力。

这项技术涉及所有运动平面，包括螺旋面和对角面，而不仅仅是在康复中占主导地位的上下或前后平面，这项技术称为本体感觉神经肌肉促进技术（PNF）。

卡巴特（Kabat）最初的方法让脊髓灰质炎、脑瘫和卒中瘫痪患者的康复医学取得了革命性进步，而他的助手则将本体感觉神经肌肉促进技术带给了普罗大众。在20世纪50年代和60年代，诺特（Knott）和沃斯（Voss）将卡巴特（Kabat）的本体感觉神经肌肉促进技术体系结合澳大利亚护士伊丽莎白·肯尼（Elizabeth Kenney）的贡献应用于其他形式的康复治疗。

随着大学开始将本体感觉神经肌肉促进技术纳入相应学科的教学大纲，该技术最终在运动防护、力量和体能训练，以及物理治疗业界中占有一席之地。

本体感觉神经肌肉促进技术及其衍生技术被纳入运动防护策略的运动控制部分，其中一个主要原因是其能帮助在动作模式中恢复活动度和稳定性之间的平衡。人在受伤后往往会失去这种平衡，事实上，这可能是最初受伤的原因[152]。

我经常告诉患者他们必须通过自己的努力来增加活动度。如果他们躺下来被动地接受拉伸，可能会感觉不错，但如果他们不学习如何在直立姿势中使用新的关节活动度，以后就会遇到麻烦。

被拉伸肌肉的拮抗肌必须学会在新的活动度范围内发力，实际被拉长的肌肉同样必须学习。如果在这方面没有取得适当的进步，我们给这些患者提供了活动度，他们却不知道如何使用或控制，这意味着受伤必然会发生。

本体感觉神经肌肉促进技术还可以帮助改善协调能力，对于因手术或外伤受到不利影响的关节和肌肉控制，该技术亦有助于其恢复。该技术是最经得起时间考验的方法之一，可帮助患者有意识地让大脑参与康复过程，思考身体今天如何移动，明天应该如何移动[153]。

## 肌肉激活技术

当尝试让受伤的运动员恢复竞技状态时，我们还应该考虑格雷格·罗斯科普夫（Greg Roskopf）的工作。肌肉激活技术（MAT®）网站概括了罗斯科普夫（Roskopf）的理念："柔韧性是力量的衍生物。肌肉紧绷的原因是肌肉无力。"

罗斯科普夫（Roskopf）设计了肌肉激活技术（MAT）体系来刺激肌肉，使它们以最高效率工作。肌肉激活技术的出发点是评估肌肉收缩能力。如果这种能力受到损害，关节活动度将受到限制，运动表现水平因此而降低。

在肌肉激活技术体系中，肌肉的健康状态体现为其高效收缩的能力，这种能力对完成正常动作至关重要。肌肉收缩效率的任何损失都可能表现为关节活动度损失，导致身体运动表现下降，并且不平衡和不对称的发展又进一步影响生物力学功能。此类问题可能导致酸痛或紧绷等不适，以及身体机能下降。

肌肉激活技术的目标是通过各种施力技巧恢复肌肉收缩能力，使无力的肌肉更强壮，改善关节活动度和运动控制。肌肉激活技术不仅是一种骨骼肌肉治疗方法，还着眼于神经肌肉问题，并试图通过"重新连接"神经和肌肉之间的通信来解决这些问题[154]。

这让人想起"先有鸡还是先有蛋"的争论：是肌肉无力影响活动度，还是活动度受限导致肌肉无力?

罗斯科普夫（Roskopf）为前者提出了令人信服的论据。以柔韧性源于力量为前提，他探索的问题之一是如何处理使紧绷肌肉受限的因素。

传统的处理方法是拉伸或激活被认为缩短或僵硬的肌肉。因此，如果客户抱怨腘绳肌紧绷，你会去激活他的腘绳肌，如果采用更全面的方法，可能会激活整条后链。

如果这是有效的，为什么客户在两天后又因为腘绳肌紧绷回来找你?

在肌肉激活技术体系中，答案将是客户的另一个肌群力量不足，因此要求腘绳肌充当稳定肌或主动肌，使腘绳肌过劳。

还有一种可能是大脑已经不再控制正确的肌肉在正确的时间发力，而其他肌肉（在本例中是腘绳肌）被要求执行任务。那么，这就改变了运动节段中其他肌肉的作用，原动肌变成了稳定肌，稳定肌变成了协同肌。

身体会在缺乏稳定性的地方寻求稳定。在肌群中创造张力是创造稳定性的好方法。如果我们只是简单地拉伸客户紧绷的肌肉，我们可能会消除这种错误但潜在有效的稳定性，并且从稳定性的角度来看，这样做只会让客户一无所获。

这是一个重要的概念，即激发紧绷肌肉或肌群的拮抗肌，而不是拉伸活动度不足或主观感觉紧绷的主动肌。这可能是一种更有效的方法，有助于克服慢性僵硬，解决肌肉过度活跃与活跃度不足，以及拮抗肌群之间力量强弱不平衡的问题。

如果你能提示客户由股四头肌发力并激活腹部肌肉，那么该客户可能会不再依赖腘绳肌，这反过来会导致腘绳肌释放过多的张力。

同样，肌肉激活技术承认，身体结构不会主动采取行动，而是依赖大脑和神经输出（受感官输入影响）来指示做什么、何时做，以及按什么顺序做。

当我们帮助客户重建受伤的身体时，我们还必须帮助他们重建可能因受伤而受损的神经连接。格雷格·罗斯科普夫（Greg Roskopf）的肌肉激活技术练习正是实现这一目标的一种方式。

## 功能性活动度调节

功能性活动度调节（Functional Range Conditioning，FRC）是由安德烈奥·斯皮纳（Andreo Spina）博士创建的训练体系。该体系通过改善身体控制来增进功能性活动能力和关节健康。功能性活动度调节体系的关键概念是提高身体执行动作的能力，而不是改进动作本身。

第 112 页将讨论动态系统理论（Dynamic Systems Theory，DST）的概念。在动态系统理论中，我们看到有机体需要尽可能大的自由度来表达动作模式。

系统越健康，执行动作的自由度就越大。这是功能性活动度调节的基本概念。如果我们能够提高身体处理更多变化的能力，并增强其移动的多样化能力，我们就可以改善动作。

通过运动干预的特定进阶过程，身体所有关节的动作表达就可以开始达到完整的关节活动度范围，包括肌肉被拉长和缩短的范围。

当每个身体部位都能够达到这种

完整、主动和有用的关节活动度范围时，关节健康就已恢复，关节退化程度降到最低。动作得到改善，因此功能水平也有所提高，疼痛得到缓解。

功能性活动度调节是一种综合动作干预。其概念非常适合“架起桥梁”模型的运动节段和运动控制部分。从长期效果来看，改善和保持关节健康是减轻疼痛的关键。

## 姿势恢复技术

姿势恢复技术（Postural Restoration Institute®，PRI）由罗恩·鲁斯卡（Ron Hruska）创立，其为运动控制训练做出了重要贡献。这一技术着眼于姿势、不对称或不平衡的适应与肌肉链之间的联系。

姿势恢复技术学派的关键基础之一是认识到人体根本就是不对称的，并且由于这种结构，人发展出单侧性的姿势和运动表现倾向。

器官以及各种系统（包括神经系统、呼吸系统和循环系统）的组成部分的位置是不对称的，左右不同。

因此，身体的每一侧都受到不同的姿势、位置和功能要求的影响。我们只有一颗心脏，所以左侧的胸腔及心脏周围的软硬结构均与右侧不同。这说明了在某种程度上，解剖结构决定了功能。

膈肌的位置就是一个与运动表现、损伤和康复关联性很强的例子。其右侧的圆顶比左侧的大，右侧的膈脚更大、更厚、更长。右侧腰椎产生幅度更大的顺时针旋转，导致右侧腰椎、骨盆略微旋转，而左侧胸腔扩张幅度需增加，因为胸部要朝左侧做反向旋转，以便在向前移动时保持身体直立。膈肌左侧的错误姿势和左胸壁中过多的空气会进一步导致所有身体系统朝右侧偏。

关于膈肌，姿势恢复技术的示意图见图 5.2。

由于我们大多数人都有这种解剖结构，这是正常的人体姿势。只要我们可以不受限制地或没有通过错误的代偿开始和结束这个姿势，就没有问题。当我们“卡”在一个模式中，并且不能自如地开始和结束它时，问题就来了。

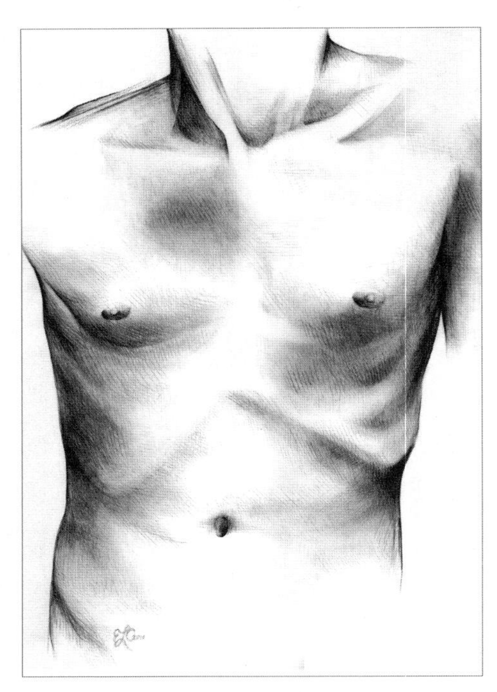

图片由伊丽莎白·诺布尔（Elizabeth Noble）为姿势恢复技术（Postural Restoration Institute®）绘制，经许可使用

**图 5.2 膈肌，姿势恢复技术的示意图**

人体内部本来就是不对称的。尽管外观是对称的，但各器官均只有一个，并且在体内的位置并不对称。

这种不对称的器官位置和整体设计导致人体自然倾向于将重量转移到右侧下身，将骨盆的左半部分朝前，并将左下胸腔张开，以及发生其他代偿。

当人们无法随意改变姿势时，这些代偿可能会失效。人们不再能够将膈肌重新定位到左侧，使骨盆旋转，或将其重心正确地转移到左侧。

某些运动项目或场上位置可以否定或扭转这种中立姿势。在一侧重复投掷数千次的投手最终可能会发展出与顺时针旋转能力相同或更强的逆时针旋转能力。然后腰椎的相互旋转就会有相应的变化，克服自然的功能关系。

在单侧化运动员群体中，这种变化对腰椎和胸椎区域的稳定性和活动度具有复杂的影响。它还影响在“腰椎 – 骨盆”和“肩胛 – 肩关节”关系中起作用的肌肉和筋膜[155]。

人体系统天生是不平衡的，这些不平衡在整体上对人体动作或损伤有一定的影响，而姿势恢复技术学派则着眼于其中的关联及其重要性。

训练采用创新的多系统方法来改变姿势，尊重所有身体系统的单侧性趋势，并对身体的所有部位都产生影响。姿势恢复技术学派还推荐一些练习和动作，以纠正可能会妨碍运动表现和损害组织健康的限制因素或有害适应。

姿势恢复技术中讨论的概念是全面而复杂的。感谢罗恩·鲁斯卡（Ron Hruska，MPA，PT）和詹姆斯·安德森（James Anderson，PT，PRC）对本部分进行审阅。

## 动态神经肌肉稳定术

人类发育的基本原理告诉我们，孩子到了 3 岁时，通常能够行走、拿东西、爬行和攀爬。当幼儿获得精细运动技能所需的控制能力时，他们的发育模式尚未因糟糕的指导和从一年级开始的每天8小时的坐姿而受到破坏。建议阅读凯利·斯塔雷特（Kelly Starrett）的著作《姿势决定健康》（*Deskbound*），详细地了解从这么小的年龄开始就坐得太久所造成的一大堆骨科问题。

到高中或大学的时候，身体往往已习惯了一些生物力学妥协。日常生活的功能（包括运动、坐姿和站姿因素）开始重塑身体结构。在功能和结构方面，我们成为现在的样子。这反过来会影响运动控制，尤其是我们在空间中移动或参加体育比赛时保持稳定的能力。

这种保持稳定的能力是动态神经肌肉稳定术（DNS）的核心。在弗兰蒂泽克·韦莱（Frantisek Vele）、卡雷尔·莱威特（Karel Lewit）、瓦茨拉夫·沃伊塔（Vaclav Vojta）和弗拉基米尔·扬达（Vladimir Janda）创立的布拉格康复学派（Prague School of Rehabilitation）的工作基础上，帕维尔·科拉尔（Pavel Kolar）整理了一系列动作，旨在改善运动节段功能，同时考虑到稳定性的神经方面。其技巧包括针对反射刺激的徒手疗法，以及基于动作发育学原理的三维稳定性和力量强化练习。

动态神经肌肉稳定术可增强科拉尔（Kolar）及其同事所称的综合稳定系统（Integrated Stabilizing System，ISS）。脊柱周围的区域由许多肌肉和结缔组织组成，包括盆底肌、腹壁、膈肌、多裂肌和深层颈屈肌。在动作开始之前的那一瞬间，这些组织应该以协调的方式被激活，以提供局部和整体的稳定性。

如果该功能单元的一个或多个组成部分未能激活，不仅会使人在体育活动中有受伤的风险，而且还会加重坐姿和站姿的静态负荷。

即使只有一块肌肉没有发挥作用，整个稳定系统也会变得不那么有效，从而降低动作质量。此外，为了增加稳定性，身体会过度募集其他结构，这可能会导致过劳问题，以脊柱稳定性为例，椎间盘或脊柱关节可能会因此受损。

为了防止此类问题，动态神经肌肉稳定术通过测试来评估稳定性的质量，在稳定性功能障碍的根源中找到最薄弱环节。在测试中，对成人功能与婴儿正常发育的功能进行比较。

然后将这种发育运动学应用于针对综合稳定系统的矫正练习。为了让大脑参与，当身体处于原始发育姿势时，对综合稳定系统施加刺激，使其被激活[156]。

在治疗初期，临床医生提供较多帮助，但随着治疗周期的进展，客户自己开始更多地控制自己的动作模式。

起初，这是有意识的，一旦运动控制能力得到提高，综合稳定系统的激活就会变成自动和潜意识的行为。理想情况下，这个阶段将与运动员恢复全面练习和比赛的安排相吻合[157]。

学习动态神经肌肉稳定术体系可以让专业人士通过识别和处理整个神经肌肉系统来找到运动问题的根源。

我们在这些干预中看到了一个共同的主题：如果你改变感觉输入（传入），你将改变运动输出（传出）。

如果不断尝试改变运动输出而不考虑系统的感觉输入，则在解决动作质量问题时将无法获得所期望的结果。

## 雪莉·萨尔曼（Shirley Sahrmann）与运动系统损伤综合征

华盛顿大学（Washington University）的物理治疗专业备受推崇是有充分理由的。荣誉退休教授雪莉·萨尔曼（Shirley Sahrmann）及其同事率先设计并应用了一种非常有用的方法来研究神经系统在运动系统损伤综合征（Movement System Impairment Syndromes，MSIS）中的作用。

在任何特定动作中，我们都需要评估哪些肌肉和运动节段应该活动，哪些应该保持稳定，萨尔曼（Sahrmann）是第一个普及这项评估的物理治疗师。

她还让我们注意到，如果要求一个结构在代偿模式中执行并非其预期工作的角色，例如稳定肌成为原动肌，这会有负面效果。

萨尔曼（Sahrmann）的运动系统损伤综合征的指导理论是：生物力学功能障碍是由微小的不稳定性引起的。如果对位对线不良，关节处或关节之间的辅助运动（例如滚动、旋转或滑行）会在一个或多个方向上变得幅度过大。

这会导致未能以理想方式移动的关节内部及其周围软组织中出现剪切力和很大的接触压力，如果这些作用力随着时间的推移而持续累积，就可能会导致大的创伤，例如受伤、骨骼退化，或者肌肉、韧带或肌腱损伤。

每种具体的运动系统损伤综合征均有其具体命名，其命名指出导致运动员出现预警标志或症状的对位对线不良或动作方向，在纠正这些根源问题后，相应的症状即可消除或减轻。

萨尔曼（Sahrmann）的运动系统损伤综合征方法对运动控制很重要，因为它使我们能够强调以组织为中心且重点关注关节的神经肌肉损伤，这些损伤要么导致错位和微小不稳定性，要么使伤情恶化。并且，运动系统损伤综合征方法提供了治疗指南，其中考虑到了各运动节段的相互作用[158]。

为了评估潜在的运动系统损伤综合征，物理治疗师可以感受关节活动是否精确。如果动作不正确，物理治疗师可以通过徒手治疗改变它。

我们还可以针对运动员日常活动的表现，帮助其解决在重复动作或长时间维持同一姿势中发现的问题[159]。

萨尔曼（Sahrmann）在她 50 多年的物理治疗教育中做出的另一项重要贡献是，她指出人体如何对齐和移动很重要，并且每个动作都有其理想状态。

她断言，在出现疼痛或肿胀等症状之前，通常会出现生物力学对位对线不良和关节活动不精确的迹象或征兆。她教导说，高血压等生物指标会促使专业人员进行干预，与动作相关的警示信号也应该得到同等对待。

在每天的活动和练习中的错误动作模式如果被固化，就会导致身体产生适应性改变，并且最终会导致创伤。而在错误动作模式变得根深蒂固之前，我们可以通过灵活性训练、力量训练或神经肌肉再学习来处理这些预警信号。

我们的工作是帮助运动员在急性症状变成慢性症状之前解决这些症状[160]。在研究神经肌肉控制和运动输出改善时，增加与萨尔曼（Sahrmann）的运动系统损伤综合征相关的知识，这对于任何医疗保健从业者或运动表现教练都是有益的。

让每块肌肉执行其作为原动肌、协同肌或稳定肌的预期工作，将提高运动员全身的长期稳定性。

## 单一管道的僵硬与松弛

除了提出运动系统损伤综合征外，萨尔曼（Sahrmann）是最早阐明相对僵硬度重要性的物理治疗师之一。简单来说，这意味着关节、肌肉或运动节段的僵硬或松弛直接影响动力链上下游结构的张力[161]。

我在演讲中将这个概念与消化道关联起来，在从口腔、食道、肠道一直到肛门的这一条管道上，对沿线不同位置周围组织的僵硬和松弛进行讲解。

如果我们看到有人难以完成膈式呼吸，头、颈、上肢僵硬导致上斜方肌长期疼痛或颈部疼痛，或者患有胃食管反流病（GERD），我们通常不会考虑整个系统的僵硬或松弛，而是专注于局部问题及其解决方案。然而，根据相对僵硬度理论，当上背部和颈部紧张时，系统中肯定有其他地方是松弛的。

有些客户的症状出现在这条管道上更远的位置，在评估这一类客户时，我往往会发现他们并没有创造基本的稳定性。位于中心的支撑基础过度松弛。身体沿着“管道”向上寻找某些部位来制造紧张，例如，颈部是一个常见的紧张部位，因为在这里总能找到稳定性[162]。

关于创造体内稳态见图 5.3。

如果我们能让人们有意识地让腹部重新参与并最终使其自主创造稳定性，那么其他区域的僵硬度可能会降低，并且可能有助于缓解症状。

我们还可以用另一种方法，即从活动度的角度进行分析。增加髋关节活动度可以让我们蹲得更深，并且可以在白天保持这个姿势进行不同的活动，比如说如厕或练习瑜伽。

当我们蹲得很深时，大腿压向腹部，腹部则向大腿回推，因而产生腹内压力。在创造压力时，我们也在创造躯干的僵硬度，即稳定性。如果我们可以在躯干中创造稳定性，那么上斜方肌或颈部就可以放松，因为“管道”在全长范围内寻求让其平衡的张力。简单来说，提高髋关节活动度可能有助于降低颈部僵硬度。

这是大脑告诉身体如何将自己调整到最佳姿势的一个例子。它还表明，当我们试图克服许多人都会遇到的恢复黏滞点（恢复至 70% 到 80% 的水平）时，我们不能仅仅将单个运动节段视为症状产生的部位。

**临床锦囊**

如果系统的一端紧绷，另一端就会松弛。你不能“放松”一端而不“稳定”另一端。降低颈部张力与核心稳定性提升密切相关。

## 功能性动作筛查和选择性功能动作评估

在本部分以及前一章中均介绍功能性动作筛查（FMS）和选择性功能动作评估（SFMA）的原因之一是格雷·库克（Gray Cook）和他的公司认识到身体的功能（“运动”部分）是由大脑的指令（“控制”部分）支配的。正如库克（Cook）所说：“你的大脑太聪明了，不会允许你在一个糟糕的身体姿势下开足马力。这叫作肌肉抑制。”

在运动控制模式选择和质量的 3 种状态（输入、处理和输出）中，我们经常忽略一个想法，即运动控制和灵活性问题可能是大脑的处理错误引起的。

功能性动作筛查和选择性功能动作评估为我们提供了一种相对简单和标准化的方法来找出错误输出，然后回溯在处理和输入过程中的错误并加

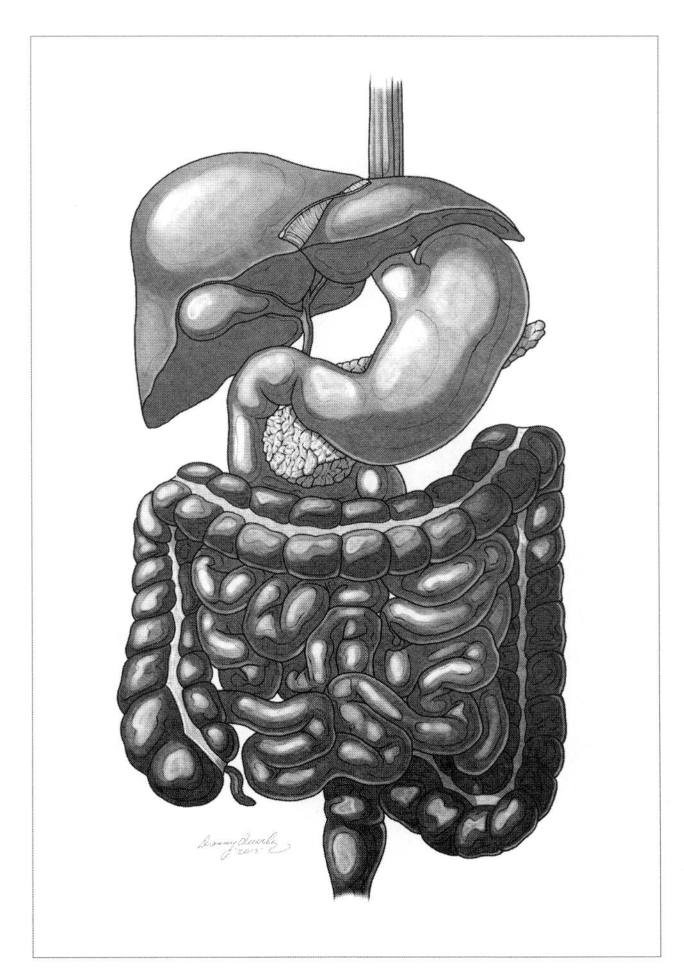

© 丹尼・夸克（Danny Quirk）

## 图 5.3 创造体内稳态

从口腔到肛门有一条长长的管道。该管道中一个部分紧绷会影响其他部分。当有人出现颈部紧绷时，颈部在管道的顶部，为了维持管道中的稳态，必须放松管道的一部分（核心），因此核心变得松弛。

我们专注于尝试减少颈部的张力，却没有尝试去增加核心的张力。我们需要将这个区域视为一个整体。

以解决。

一旦通过功能性动作筛查或选择性功能动作评估发现了运动员的弱点，我们就可以使用纠正性训练来帮助其改善动作模式。这些降阶练习旨在消除代偿。降低难度的练习将动作分解为若干个基本组成部分，以帮助运动员重新连接大脑选择、排序和协调运动模式的神经通路。

如果运动员在康复过程中出现运动控制问题，导致上身和下身的运动之间出现协调问题，你可以安排运动员进行爬行、半跪和四足支撑式训练，从头开始重建模式。

如果运动员在负重杠铃深蹲练习中遇到困难，你可以改为安排无负重练习，让运动员从自重深蹲或徒手深蹲开始，或者选择以自上而下或自下而上的姿势[163]。

你还可以使用增强式训练箱等器械，将练习改为箱式深蹲，帮助运动员提高运动控制能力和灵活性。然后，当其证明能够完成最基本的、无负荷的动作时，你可以增加负荷、速度或单侧平衡等系统性压力因素，比如将练习改为单腿深蹲等。

有时，只需在增加负荷的条件下执行动作模式就有助于清除它的错误。将双侧任务转变为单侧任务可以使运动员无法像在双侧任务中那样利用代偿能力，而用需要增强的运动节段参与动作。练习的进阶和降阶并非一成不变，也不是线性发展的。

一个运动员的进阶练习可能是另一个运动员的降阶练习，具体取决于动作模式和个人的需求，以及运动员对口头或触觉提示的反应。如果运动员没有实现你想要的动作模式，你就必须改变刺激。

## 普拉提

以普拉提为基础的活动和理论对于临床医生或运动表现教练来说可能是很有用的技巧，在他们试图帮助正在经历“架起桥梁”过程的运动员重新建立运动控制时特别有用。

虽然你不会用它来增强爆发力，比如像奥林匹克举重或增强式训练那样，但约瑟夫•普拉提（Joseph Pilates）的体系在康复领域占有一席之地，尤其适合用于增强运动控制能力[164]。

当普拉提于 1925 年来到美国并开始在他的纽约工作室推广其变革性训练方法时，他的体系并没有以他的名字命名。也许这是因为他的谦虚，但更有可能的解释是，普拉提（Pilates）认为自己的工作最好以一种能够体现他所强调的大脑 – 身体联系的方式来描述。

因此，普拉提（Pilates）首先将其训练体系命名为“控制学（Contrology）”，正是这种思想导致了他的训练计划能够提高运动控制能力。普拉提（Pilates）说：“控制身体的是思想本身。”这是他对自己最喜欢的德国哲学家弗里德里希 • 冯 • 席勒（Friedrich von Schiller）的名言的小小改动[165]。

普拉提体系有助于让运动员重新做好比赛准备的原因之一是它具有可调性。直到运动员能够在无负荷状态下掌握基本姿势，普拉提教练才会增加某种阻力来使其挑战姿势的完整性。

如果你的运动员正在经历疼痛或在某个运动节段中表现出关节活动度受限，则可以调整普拉提动作，使用带有弹簧的器械来辅助困难的动作模式。一旦恢复得更好，就可以引入阻力和负荷器械，如普拉提床（Reformer），进一步增强运动控制。

脊柱优先稳定是让人喜欢普拉提方法的另一个原因。正如他所说：“一个人的年龄由他的脊柱决定。”如果我们关注健康（我们的确应该这样做），我们需要将脊柱视为人类有机体生存的必要条件。

说到姿势，调整躯干（以及我们让运动员完成的所有核心稳定性练习）的主要目的并不是保护躯干本身，而是保护脊髓，它是大脑与身体之间进行交流的主干线。

如果运动员难以达到并保持躯干稳定性，你最好通过普拉提来帮助其改善姿势[166]。

这种基础稳定性使得身体的其他运动节段更容易僵硬。

呼吸是追求改善运动控制能力的专业人士喜欢普拉提的第三个原因。虽然其创始人对该方法在神经和身体方面所提供的益处毫不怀疑，但他非常清楚健康生活的必要基础，并说：“最重要的是，学习如何正确呼吸。”

当谈到呼吸和身体控制之间的联系时，瑜伽（将在从第 118 页开始的“躯体感觉控制”一章中讨论）受到了所有媒体的关注，但它在普拉提中同样重要。这是将获得认证的普拉提教练带入你的专业圈子的另一个原因，他们可以帮助你的运动员在恢复完整能力的旅程中向前迈进[167]。

## 小结

运动控制就是在正确的时间正确地激活肌肉。它确保系统的所有元素在动作中都能执行其正常工作。

主动肌应该是特定动作的原动肌；拮抗肌则应该与这些动作对抗；然后，协同肌应协助完成动作。稳定肌应该稳定身体，这样才能产生力量来执行动作。

当稳定肌成为原动肌，而原动肌成为协同肌时，疼痛则随之而来。

神经系统对动作有巨大的影响，稍后会讨论这一点。感觉输入会影响运动输出。

因此，如果运动输出发生错误，通常需要改变感觉输入来修正它。

# 第6章 生物心理社会模型

乔治·恩格尔（George Engel）是一位精神科医生，其因在精神病学方面的工作，特别是在创建我们所知的医疗保健的生物心理社会模型方面的成就而备受赞誉[168]。生物心理社会模型包括典型的医疗保健生物医学模型，并涵盖在治疗中对身体及其修复能力有显著影响的心理、社会和行为方面。

之前从第31页开始讨论了疼痛的个体性，这些概念可以应用于医疗保健的其他方面。

例如，作为医疗保健和运动表现专家，我们往往会相信每个运动员都希望感觉更好，恢复得更好，然后重返赛场。有很多人对我说过：“哇，你和职业运动员一起工作？这一定很棒，总是和那些充满动力去提升自己的人一起工作。”你可能认为是这样，但事实并非总是如此。

心理、社会压力和心态在康复过程中起着重要作用。如果你不监控和解决这些元素，那么你在本书中学到的内容将毫无用武之地。

如果某人认为其最佳利益可能并不是让自己变得更好、摆脱伤痛和继续生活，那么本书正在讨论的任何身体上的进步几乎都不会发生。

让我们以一个受伤的球员为例。康复治疗进展顺利，此人正准备重返赛场。不过，作为其替补上场的球员表现得不错。从球迷到管理层，每个人都对这位新球员的表现感到满意，他每天上场都能让大家非常兴奋。

如果受伤的球员好转然后没有回到他原来的位置会如何？如果受伤的球员无法上场是因为新球员比他更优秀，而不是因为他受伤，那会是什么感觉？

自尊心作祟，受伤的球员下意识地认为，受伤总好过成为不那么受重视的球员而被替补抢了上场机会——我要保持受伤状态。如果我受伤了，人们不能指望我上场。没有明显的生理原因，疼痛并没有完全缓解，受伤的球员可能无法在目标时间内康复。这个球员一直没有好转。

摆脱疼痛的结果并非都是积极的。当人们承受疼痛或受伤时，他们无法履行日常生活中原本可能要求其承担的一些责任。

在受伤状态下，照顾家庭、孩子和宠物都会变成不堪重负的事情。

如果人们感到疼痛或受伤，寻求帮助是合理的做法。当某人没有受伤时，求助于人就可能会被视为一种缺点——没有能力独立处理好自己的事情。

类似上个例子的情况不会时常发生。关键是，对于患者来说，身体好转是有价值的。但有时身体好转所提供的价值并不如预期。

康复过程中通常有一些心理方面的工作，你可能觉得不熟悉或没有相应的执业资格。你不必亲自处理这些工作，但如果与你合作的人尝试架起康复与运动表现之间的桥梁，你就需要认识到这些心理问题的存在，并建立可以帮助你解决它们的转介资源。

对于许多医疗保健、力量与体能训练专业人士来说，要在处理疼痛和损伤时引入心理主题可能并不容易。这是一个需要谨慎和敏感地处理的主题。

简单地问候一下运动员在康复过程中的感觉如何，就可以开始这方面的对话。与他们谈谈总体上的感受（不是身体上的，而是总体上的），这样做可能会更容易进入更深入的对话。认同康复是一个漫长而艰难的过程，看看他们有何反应，这样也有助于开始心理方面的交流。

后文会介绍在“架起桥梁”连续过程中，不同的专业人士如何帮助运动员解决康复难题中的心理部分。我们的许多工作都可以支持生物心理社会模型，并且通过一些迹象和症状可以确定运动员何时可能需要在你专业范围以外的帮助。

在职业运动团队工作的一大好处是运动员可以不受限制地接触许多专业人士。当运动员表现出有关迹象和症状时，其运动防护师或物理治疗师很方便地就可以与运动心理学家进行商讨。然后，运动心理学家可以若无其事地开始与运动员交谈，以有益于健康的方式提供服务。

当你不是在这种环境中工作时，就要巧妙地提及寻求专业帮助方面的建议，这很重要。询问一下运动员的感觉，这可能足以让你有机会说：“如果你想和别人聊一下，我可以介绍这个人给你。”

如果运动员表现出让你担心的迹象，最好的办法可能是直接表示你很担心他，并希望他与某人谈一谈。

不要由于你对这个主题的不熟悉而不去建议你的运动员获得他们需要的帮助。

## 受伤的心理和心态

受伤伴随着一系列情绪。愤怒、悲伤、恐惧、易怒等都与受伤有关[169]。这些情绪是正常的，然而，有时这些情绪会来势迅猛，并阻碍运动员在康复过程中迈向有效的伤病管理阶段。

如果你发现运动员有明显的行为变化，例如极度悲伤或愤怒，或者明显的食欲变化，且体重急剧增加或减少，或者运动员开始有暴饮暴食和吃泻药等不健康的行为，你应该联系擅长处理运动表现或与受伤相关的问题的心理健康专家。

将具备这些专业资格的人员放进快速拨号名单中，这对为恢复中的运动员建立“架起桥梁”团队至关重要。

每个医疗保健专业人士和运动表现专家都在受伤运动员的康复过程中发挥各自的作用。已有研究证明，运动防护师通过使用短期目标和多种康复练习，可以在精神层面上帮助受伤的运动员[170]。物理治疗师在康复过程中使用行为结果测量和心理意象等工具已取得了成功。

运动员喜欢的体能教练愿意倾听，不会随便给出建议或批评意见，并且会注意到他们在康复过程中的努力付出[171,172]。

最后，技能和运动项目教练提供的帮助是让运动员参与团队活动，并寻找辅助人员，例如之前经历过类似恢复过程的前运动员[173]。

在此过程中，每位专业人士都会对运动员的心理康复产生重大影响。建设或监测运动员的心理健康不是一个人的工作。“架起桥梁”连续过程中的任何人都可能在其专业领域中注意到其他专业人员可能看不到的运动员的细微行为变化。

同事间良好的沟通对帮助受伤的运动员重返赛场至关重要。

## 当大脑遇见身体：<br>疼痛的情绪和心理负担

继续这个思路，当我们想到疼痛时，我们经常会考虑身体的感觉。然而，由于我们无法将身体与大脑分开，我们还需要考虑受伤和疼痛对运动员造成的情绪和心理影响。

对于在运动过程中遭受过可识别事件（如脚踝受伤）的运动员，我们不能仅仅帮助其身体康复，让他可以恢复活跃状态，还需要帮助他调整心态。

运动员必须克服对因重复特定动作而再次受伤的恐惧。曾经被浪打翻并造成肩部盂唇撕裂的冲浪者即使身体能够回到水中，也会变得小心翼翼，担心被卷入浪中。

还有另一种延迟运动员康复进度的因素，称为动作恐惧症（Kinesiophobia）——害怕某个动作会导致疼痛。甚至不需要执行该动作，仅仅想到执行该动作就会引起足够的焦虑，以至于运动员会在重返赛场的过程中挣扎不前。

运动员认可运动医学专业人士参与受伤的心理方面。这些专业人士确定一些简单的事情，例如设定可实现的目标，让运动员在康复过程中承担自己的责任，包括不允许错过训练，以及在伤后恢复期间使用小激励作为有用的干预措施[174]。

很多运动员承认，在康复过程中，他们的力量和体能教练的支持很有价值。这些教练愿意倾听，但不会随便给出建议或批评意见，这被称为“倾听式支持”，而有些教练愿意从运动员的角度去看待问题，这被称为“现实确认”，两者均已被证明是很有价值的社会心理支持[175]。

其他可以提供协助的方式，包括赞赏运动员的努力并用语言表达对其的肯定，使运动员持续受到激励和参与这个过程，并保持真实。这些技巧都已被证实对帮助运动员完成康复过程颇有价值[176]。

如果这些还不够，就可能是时候让运动心理学家或心理调节教练参与进来了。

最基本的，你可以与运动员聊一聊，通过解释来消除他们的恐惧，并让他们确信自己并不是独自一人完成这段旅程。确保运动员感觉到他们有一个支持团队并且他们并不孤单，这对健康的心态和健康的身体都至关重要。通常，在康复过程中，只是倾听运动员讲述其恐惧和担忧就已经可以对他们的心理健康产生巨大影响。

在不做任何保证的情况下，我们的目标是让运动员恢复得比受伤前更壮、更快或更有力。我们的目标不仅是帮助受伤部位康复，还要让运动员恢复到比受伤前更符合生物力学的运动状态。

我们可以利用这段康复时间来解决运动员可能长期存在的生物力学功能障碍，由于赛事繁忙，这些问题可能没有在早期得到解决。现在是时候既让当前的损伤愈合，同时又处理可能在受伤时带来其他非生理性风险的因素。

长期疼痛不仅会带来短期的变化，它实际上会改变大脑多个区域的通路连接。

在《神经科学行为评论》（*Neuroscience Behavior Review*）上发表的一项研究中，劳拉·西蒙（Laura Simon）、伊戈尔·埃尔曼（Igor Elman）和戴维·博苏克（David Borsook）指出，“经历疼痛会引发一连串的神经事件（最初是感觉），导致心理状态的改变；由于交叉致敏反应等过程，先前的心理状态可能会增加患慢性疼痛的风险。交叉致敏反应是指过去接触过压力会导致患者对其他看似无关的刺激更加敏感[177]。”

西蒙（Simon）和她的同事所说的是，单一疼痛事件可以改变人的心理，然后大脑会促使人在下一次受到疼痛刺激时反应过度或进入慢性疼痛状态。此外，疼痛在大脑的一个功能区域（例如认知）中引起的变化可能会对其他区域（例如记忆）产生连锁负面影响。因此，慢性疼痛在病理学中被单独归类，不属于可能因受伤而产生的任何身体顽疾。

在这项研究中，他们确定了大脑有多个部分受慢性疼痛压力负荷影响，包括小脑、基底神经节和前额叶皮层。这些部分与运动皮层是负责选择和实施动作模式的主要大脑区域。

患有慢性疼痛的运动员的这些大脑区域中可能会发生回路变化，使其执行运动技能的能力受到影响。

因此，试图重返赛场的运动员可能需要帮助来重新学习跑步等基本技能，以及与特定运动项目或位置相关的更高级技能[178]。

害怕恢复正常动作的人会形成一种“恐惧回避的动作模式”。他们真的会避免任何自己担心会造成进一步损伤的动作。这种损伤威胁甚至不一定是真实的。无论在我们看来如何，这些威胁在运动员眼中就是现实，因此，运动员无论如何都会避免这些动作。

你可以通过“恐惧回避信念问卷”（Fear Avoidance Belief Questionnaire）之类的工具，确定运动员对运动活动的恐惧[179]。

患者报告的结果测量（PROM）是直接来自患者的有关患者健康状况的报告，没有经过临床医生的解释。在患者报告的结果测量中，患者填写一份调查问卷，报告自己的感受、经历过哪些功能措施和改进，以及有哪些问题继续给他们带来麻烦。

患者报告的结果测量在深入了解

患者对其康复状态的看法方面非常有价值，这对伤后恢复过程很重要。

当你在康复过程中采用目标设定等技巧时，这些报告也有所助益。

你和运动员都知道，最终目标是在这项运动中恢复全部功能。然而，如果你在此过程中设定较小的增量目标，就可以给运动员带来疼痛之外的其他关注点[180]。

当运动员积极参与自己的护理过程并了解为实现短期目标而设定的时间表时，就有助于摆脱在与疼痛做斗争的人中可能形成的受害者心态。

## 冥想

冥想是许多人用来应对受伤和康复压力的一种技巧。人们以多种方式定义冥想[181]，因此很难针对该主题开发一个通用课程。

无论你选择如何为合作的运动员定义冥想，都最好拥有一些你可以轻松实施的具体想法。

以呼吸为基础的冥想课程具有许多生理和心理方面的益处[182]。具体而言，瑜伽呼吸课程可能会有所帮助。深沉、缓慢、有节奏的呼吸可以减轻压力和焦虑，并有助于平衡自主神经系统[183]。

以呼吸为基础的冥想也被证明有助于调节身体和情绪上的超负荷，并且可能有助于提高人类在急性或慢性压力下的运动表现[184]。

如果运动员对这个想法持开放态度，以呼吸为基础的冥想可能是一个很好的开始，因为它将一些无形的东西（冥想的概念）与有形的东西（呼吸）联系起来。当它刺激自主神经系统时，它会减少通常伴随受伤出现的抑郁、压力和焦虑的影响[185]。

你还可以将想象作为一种冥想形式。让运动员安静地坐着并想象期望的结果，这样做可以带来积极的好处。

吉姆•阿弗雷莫（Jim Afremow）博士在他的优秀著作《冠军归来》（*The Champion's Comeback*）中指导受伤的运动员如何在心中演练成功返回赛场的过程。使用书中介绍的一些想象技巧会很有帮助。这是一本值得一读的好书。

视觉想象可以在头脑所描绘的身体所做的事情与运动员实际做的事情之间建立更强大的积极联系。这有助于用对成功的积极期望来代替与疼痛相关的消极恐惧[186]。

想象应该使用所有 5 种感官才能真正有效，仅仅想象看到可能发生的事情可能还不够。让运动员同时关注其他感觉（人群的咆哮、草的气味、口香糖的味道和手中球棒的感觉）可能会使想象更具体，从而使练习效果更好。

## 恢复与再生策略

恢复是运动员从身体压力中复原的过程，以及在不给系统造成过度压力的情况下复原的过程。再生策略是我们为帮助整个恢复过程所做的那些实践。

这些再生策略可以是主动或被动的。有些策略经历过很多的考验，然而，每个人都是不同的，最好尝试不同的方式，看看每个运动员最适合哪种方式。

在文献中，按摩、冷热交替浴、冷水浴、间歇加压装置、低温舱等技术都被使用、测试、支持和驳斥。首先，这些技术不会造成损伤。如果其中某项技术让运动员“感觉更好”，它就是有价值的。这种价值是精神上的还是身体上的，还有待商榷。其安慰剂效应很强，而其精神上的益处即使不是更明显，也至少与生理上的益处不相上下。

按摩是恢复和再生过程的关键。让身体的软组织接受按摩有着许多好处[187,188,189]。有些情况下更适合安排单次较长时间的定向组织按摩，而不是每天按摩 10 ~ 15 分钟。

我们需要使用这种身体组织调整手法来帮助强化瘢痕组织和促进瘢痕成熟。这种类型的按摩远远谈不上放松，它可能会让人很痛。较为平和的轻触式软组织按摩适用于压力管理和放松。具体的选择取决于运动员当时的需求。

冷热交替浴是田径运动中常用的一种再生技巧。热水浴缸和冷水浴缸在世界各地的职业运动训练室以及大多数大学都很常见，甚至一些高中也有配备。

在一周中偶尔使用冷水浴或冷热交替浴，这是很常见的做法；然而，我们真的知道这样做有什么作用吗？

布雷杰·斯坦顿（Breger Stanton）等人在 2009 年[190]对从 1938 年到 2008 年的 28 项关于冷热交替浴的研究进行了系统综述，发现实验条件和方案均存在很大差异，因此难以对其使用形成结论性意见。尽管有一些证据表明其使皮肤温度和表面血流量增加，但没有发现其与功能性结果或肿胀控制的明确相关性。

希金斯（Higgins）等人[191]发现运动员在进行冷热交替浴或冰浴后的运动表现变化有限。虽然在我们的体育文化中，使用冷热交替浴或冰浴是普遍现象，但根据记录能获得的身体益处有限。然而，其带来的精神上的效果，即安慰剂效应可能很强，这就是促使我们继续使用这些方法的原因。

间歇加压装置是用于恢复和再生的另一种常见工具。尽管有一些运动员报告使用间歇加压装置后肌肉酸痛减少，但尚未发现其改善或恢复运动表现的客观数据[192,193,194]。

鉴于运动员报告使用后“感觉更好”的结果，即使恢复或运动表现的进步缺乏客观证据，也不能否定在恢复和再生计划中使用间歇性加压装置的作用。

低温舱（全身冷冻疗法）是许多运动表现和康复中心的新“成员”。运动员将进入一个由氮气或通过其他机制冷却到零下 140 摄氏度左右的房间，并在房间里停留不超过 3 分钟。这要么是一个步入式舱室，要么是一个将身体封闭在里面，但头部露在外面的舱室。身体质量指数会影响其使组织降温的能力。

虽然它能带来许多好处和变化（包括核心体温的变化、代谢的改变、血液学反应、炎症标志物、内分泌反应、运动表现恢复和疼痛[195]），但全身冷冻疗法是有争议的，因为它存在禁忌证，并且如果身体任何地方有汗液或水，就会有冻伤的可能性。在康复中使用全身冷冻疗法应谨慎，并且只能由训练有素的专业人员操作。

在谈论恢复和再生技术时，运动员的感觉是有力依据且极其重要。

如果运动员感觉有所好转，那么在运动表现恢复中继续使用这些技术就具有重要价值。

在实验室时，安慰剂效应可能不是一件好事；然而，在临床上，安慰剂效应是一种强大的元素，在我看来，当涉及运动员选择使用什么工具来让自己感觉更好时，它是有用的。

安慰剂效应在实验室中可能没有统计学意义，但它在现实世界中可能具有临床意义。

作为临床医生和教练，我们必须认识到我们设备的局限性。我们应该承认，这些干预措施可能会奏效，只是原因并非我们认为的原因。

## 睡眠

睡眠是最有效的恢复策略之一，近年来受到了更广泛的讨论。睡眠不足与肥胖、冲动控制、血压变化、心脏病、情绪障碍、癌症等都有关联。

对于康复中的运动员来说，睡眠与我们可能使用的其他治疗干预措施一样重要，甚至更重要。如果试图在康复后恢复运动表现的运动员没有经历高质量的睡眠，决定身体健康水平和康复能力的生理过程将受到负面影响。

睡眠，就像呼吸一样，是一个必选项。

在美国职业棒球大联盟（Major League Baseball）工作期间，我有幸与克里斯・温特（Chris Winter）博士一起工作，最近很高兴收到他的新书《睡眠解决方案》（*The Sleep Solution*）。我建议你去读一下这本书，以全面了解睡眠这个强大的恢复工具。

如果这不是你的专业领域，请立即开始学习。阅读温特（Winter）博士的著作等来增进你对该主题的了解，并帮助运动员实施简单有效的策略，改善他们的睡眠习惯。

## 营养

在恢复过程中，优质营养是我们不能忽视的一个方面。在我的职业生涯中，很幸运的是，在我办公室的步行距离内总是有一位营养师。事实上，我在 EXOS® 工作期间，我们发现营养对运动员康复非常重要，因此我们开始让营养师与每一个走进门的康复运动员会面。

组织的再生和愈合对身体来说是一项艰巨的工作。热量消耗必须由专业人员进行分析和管理，以避免在康复过程中出现不必要的体重减轻或增加。关键是要限制促炎食物和增加抗炎食物。

细胞愈合过程需要适当的水合作用。帮助我们的运动员实施简单的策略，让他们在“架起桥梁”过程中保持在正轨上，这对于提高依从性至关重要。

与对该主题有深刻理解的专业人士合作对康复中的运动员来说非常重要。这是一个复杂的话题，对其的全面讨论已超出本书的范围。

请与知识渊博的专业人士合作，他们可以指导你获取运动员所需的信息。

## 再生日

当运动员开始注重连续性的运动表现时，就必须安排再生日。运动员不能直接回到赛场上。他们必须让身体有时间适应施加在系统上的压力，否则他们的身体会因超负荷而崩溃。这就是超量恢复的概念，将在第 9 章讨论。

再生日是计划性的积极休息日。在心理上，这有助于运动员为接下来的一周做准备。运动员更有可能提前知道这是计划好的一天，然后安排积极休息活动，而不是某天到健身房后听到“你休息一天”。

大多数运动员喜欢一切可控，他们喜欢安排自己的日程。当他们知道提前计划了一天的积极休息时，依从性会更高，并且他们会认为这是流程的一部分，而不会以为你可能不想在那一天与他们一起工作。

运动员在主动的再生日可以采取多种形式的活动。它可以是泳池锻炼，运动员在一周中所练习的所有动作都在水中以无负荷状态完成。它可以是飞盘游戏、远足或骑自行车。在这一天，运动员可以远离健身房或诊所，但需要保持活动。

较被动的再生日可能包括按摩、与家人一起放松或看电影。这包括让他们的思想远离积极训练并做有助于减轻大脑压力和身体压力的任何事情。

## 小结

为了架起康复与运动表现之间的桥梁，除了本书中讨论的身体方面的工作之外，还有很多方面要考虑。事实上，心理可能在运动员重返赛场的整个过程中发挥了更大的作用。

关键是要了解受伤带来的心理问题，并准备好在你的执业范围内处理这些问题。

在此过程中根据需要随时向心理健康保健专家求助，这是帮助挣扎中的运动员取得成功的关键。

为了让运动员适应身体压力，必须实施良好的恢复和再生策略。有多种工具可以在这个过程中提供帮助，睡眠、营养和水合作用是“架起桥梁”过程中的关键组成部分。

# 第 7 章 躯体感觉控制

作为体能教练、私人教练和临床医生，我们喜欢肌肉骨骼和运动系统，因为它是有形的，我们可以实实在在地看到它。躯体感觉系统的“感觉”部分更难捉摸。你不能触摸平衡或本体感觉，这些是概念性的。

然而，说到恢复和康复，这些概念的重要性不亚于肌肉骨骼系统，而且其与恢复、康复实际上是不可分割的。如果没有各种感觉为我们提供移动的参照背景，我们将无法实现有效、高效及可持续的移动。

来自 MD 安德森癌症中心（MD Anderson Cancer Center）的帕特里克·多尔蒂（Patrick Dougherty）博士说：

“躯体感觉系统通过触摸（即与皮肤的物理接触）告知我们外部环境中的物体，并通过刺激肌肉和关节告知我们身体部位的位置和运动（本体感觉）。

躯体感觉系统还监测身体、外部物体和环境的温度，并提供有关疼痛、发痒和瘙痒刺激的信息[196]。”

换句话说，躯体感觉系统处理感觉运动系统（SMS）的感觉方面。

感觉运动系统包括所有的感觉输入、运动输出、中央处理以及这些组成部分在动作过程中的整合[197]。

从生物力学和动觉的角度来看，没有感觉系统就不可能有运动系统。有输入才有输出。错误的输入等于错误的输出。

如果我们不断地在计算机中输入错误的指令，我们每次都会得到错误的输出。我们必须给计算机正确的指令才能使其正常工作。身体也是如此。如果输入的信息被改变，运动响应将是错误的，或者说，最好的结果也只能是低效的。

当我们处理躯体感觉系统时，平衡、姿势摇摆、反射和本体感觉都是要考虑的因素。

我们可以将躯体感觉控制定义为关注感觉运动系统流程中的感觉输入。事实上，本书中讨论的大部分内容都依赖于感觉运动系统并与之相关。感觉输入会影响运动输出。

我经常借鉴自己在动态神经肌肉稳定术（DNS）、姿势恢复技术（PRI）、瑜伽和普拉提中的体验，帮助运动员改善平衡、本体感觉和反射反应。本章将探讨如何使用视觉和前庭等各种感官调控来改善感觉控制，让运动员在重返赛场的旅程中继续前进。

## 动态系统理论

动态系统理论为我们提供了一个可用于评估和治疗的框架，让我们真正为患者创建“功能训练”计划。动态系统理论指出，给定个人的感觉运动系统取决于机体的健康或疾病状态、任务以及执行任务的环境。

这 3 个因素（机体、任务和执行任务的环境）都将决定患者选择哪种动作模式。

下面进行更详细的探讨。

机体约束：健康的机体可以使用多个自由度来完成一项任务。

功能自由度的概念告诉我们，一个人完成一项任务的方式有很多种。一般来说，感觉运动系统会以一种对神经系统来说很简单，或者能保存机体整体能量的方式来管理自己。

例如，当你读到这里时，请伸手摸你的鼻子。你用的是右手还是左手？你用的是哪根手指？你是举起手臂并绕过脖子，还是弯曲肘部抬起手臂来触碰鼻子？

感觉运动系统有多种方式可以实现这个“摸鼻子”的目标。感觉运动系统可能采用了它所知道的最简单的方式：大多数人使用优势手，以及通常用来指向事物的食指。感觉运动系统已发展出一种有效的方式来执行此类任务。摸鼻子没有“错误”的方式。你很可能以你知道的最简单、最有效的方式做到了。

如果你的优势臂骨折，打了石膏，你就不能使用那只手臂了。现在执行任务时可选择的自由度下降了，你只能使用非优势臂。

由于损伤、神经功能缺陷或疼痛导致的系统疾病都会降低感觉运动系统执行任务的自由度。这样一来，感觉运动系统的功能性自由度就变低了。

在动态系统理论中操控机体时，我们可以让患者闭上双眼或转动头部，跟踪移动的物体，在移动时执行认知任务，或者在执行下身动作时执行无关的上肢活动。

操纵机体以改变可用自由度使我们能够为患者提供功能性自由度。

这是大多数患者回归运动时需要的能力，因为除了向前跑之外，还有很多事情需要考虑和执行。

任务约束：我们要求患者执行的任务可能有不同的难度。

调整任务是从业者从康复或运动表现的角度改变训练内容的常见方式。

例如，当我们要求患者深蹲时，他们可以通过多种方式进行。他们可以双腿深蹲、单腿深蹲、前深蹲、后深蹲、高脚杯深蹲……例子不胜枚举。

调整任务是动态系统理论的重要组成部分，但我们需要记住它只是一个组成部分。

调整任务需要考虑一个人的支撑平面和重心。通常，我们可以通过缩小支撑平面（例如从双腿改为单腿）或改变重心（从坐变为站立、将某物举过头顶或放在身体前面）来使任务变得更难。任务的进阶和降阶通常会同时考虑这两个变量。

环境约束：如果我们要求患者将一个包裹拿到房间的另一端，这可能是一项简单、可预测的任务。

这个人可能会拿起包裹，转身，走到房间的另一端，然后放下包裹。但是，如果我们要求他再执行一次，但是这一次播放音量较大的音乐，设置障碍物，让其他人在房间跑来跑去，这就变成了一个不可预知的环境。感觉运动系统现在必须决定如何安全地执行任务。

我们可以通过多种方式调整环境。我们经常想到闭眼与睁眼，这是一种机体约束，但是不同亮度的光线呢？

想想棒球的日间比赛和夜间比赛。白天，人们会谈论球场上的阴影。球员的眼睛保持睁开，但光线会改变他们看到的内容和看到的时间。

想象一下在自己的后院练习击球与在不断尖叫的 50 000 人面前击球，有时还有人直接对着你大喊大叫。

想想完成任务时可能遇到的障碍。从一垒跑到二垒似乎很直接，但有时负责护垒的中间内野手会挡住你的跑动路线。由于环境的变化，跑到二垒的任务变得更加困难。

再想一想跑马拉松。如果整个准备过程中都在 60 华氏度（约 15 摄氏度，余同）的天气下进行训练，那么在 60 华氏度的比赛日，你将会确切地知道自己需要喝多少水和多久喝一次水才能保持水分，需要吃什么来补充能量，以及需要怎么做才能恢复。

如果你参加了活动并且气温是 90 华氏度（约 32 摄氏度），那么你所有的训练可能都是徒劳的。你可能跑了同样的距离，同样的路线，但环境却大不相同。你的完赛时间可能比自己预期的要长；你的补水需求将发生变化，赛后恢复也将大不相同。

环境变化使你的任务变得更加困难。

**临床锦囊**

动态系统理论

IS 功能训练

• 影响机体—为了完成任务，增加机体自由度

• 调整任务—调整底座或重心

• 改变环境—改变视野，声音或训练表象

## 提供功能训练框架

你可以看到动态系统理论如何提供“功能训练”框架。机体约束将限制可用于执行任务的自由度，并且环境对任务的执行方式有很大影响。我们还可以通过改变支撑平面或重心来使任务变得更加困难。

运用动态系统理论可以为你提供一种有条理的方法来挑战感觉运动系统。正如所讨论的，任务调整通常是从业者推进练习计划的最简单和最常见的方式。

但是，如果我们只是改变任务，我们就会错过动态系统理论的两个关键因素。

下次你有机会尝试编制计划时，尽量不要连续两周改变任务。尝试在第一周调整机体。

例如，如果你让患者执行深蹲（任务），你可以让他们在深蹲的同时看向左右两侧，以这种方式来调整机体。

坦率地说，很可能他们无论如何都会以这种方式执行任务：很少有人在直视前方时以完美的姿势蹲下去。很有可能的情况是，他们在与某人交谈，看向某个方向，蹲下，也许低头捡起一个物体，然后又回到站立状态。

另一个例子是让他们脱鞋，或者让他们在蹲下时执行认知任务——3个一组地数数，数到100。

他们的姿势会改变吗？让他们在执行深蹲时目光跟踪一个摆动的球——眼球运动会改变他们的任务执行情况吗？

然后，改变环境。在他们执行任务时播放音乐，或者如果正常训练有播放音乐，则改为不播放音乐。也可以关灯（注意安全），或让其在户外、平衡木上、泡沫上或沙子上执行任务。

调整环境让执行情况有何改变？

当你开始考虑要调整的不仅仅是任务时，就会发现即使没有改变任务，患者在一周内的进步也很大。

这是“功能训练”的框架：给予机体尽可能高的自由度，使其可以在任何给定的环境中执行任何任务。

**临床锦囊**

功能训练—给予机体尽可能高的自由度，使其可以在任何给定的环境中执行任何任务。

## 视觉系统：你所看到的会影响你的移动方式

我们的眼睛是运动系统接收反馈的一个途径。我们不能忽视触觉或听觉在提供信息帮助我们决定采用哪些动作模式方面的重要性。然而，大脑中专门处理这些输入的感觉神经元分别只有 2% 和 8%，而有 30% 专门处理来自视觉系统的输入[198]。

以有意义的方式改变视觉系统可能是调整机体约束的好方法。临床医生或教练会选择的常见约束是让运动员闭上眼睛。这是一个很好的约束调整，但它对运动有多大的现实意义？通常运动员的眼睛是睁开的，他们不会直视前方的一个固定点。

例如，单腿站立。你可以让患者单腿站立并闭上眼睛。

或者，你可以让他们单腿站立，头朝前，视线要跟随在他们面前用一根绳子吊着摆来摆去的一个球。

你可以让他们保持抬头，向上或向左或向右看，在他们执行任务时专注于外围视觉内的某些东西。你可以使用防止使用外围视觉的眼镜。你可以让他们在执行任务时只用眼睛或整个头部跟踪移动的物体。

有多种方法可以改变视觉，而不仅仅是睁开或闭上眼睛。这些其他考虑因素通常与运动员的场上任务更具体相关。如果运动员在其项目中需要使用太阳镜、头盔或有色隐形眼镜，请考虑在康复过程中添加这些装备。

## 前庭系统：运动平衡

当运动员从伤病中恢复时，最大的挑战通常是平衡和本体感觉——识别自己在哪里以及如何在环境中移动。

他们往往也难以保持平衡。过去，为了恢复平衡，我们错误地让他们在球和平衡板上花费了大量时间——我们认为倾斜的表面有助于恢复反应性平衡。

请想一想，在大多数运动项目中，地面本身不会移动或倾斜，除非是水上运动和一些冬季运动。运动员在地面上移动。地面没有不稳定，它是不平坦的。这就是为什么我们要让运动员在稳定的地形上练习恢复前庭输入和控制。

对此，TerraSensa®（照片 7.1）是一种有用的补充工具，特别是在条件不允许我们将运动员带到室外的情况下，因为它具有坡和草皮，可模拟不同的地形。

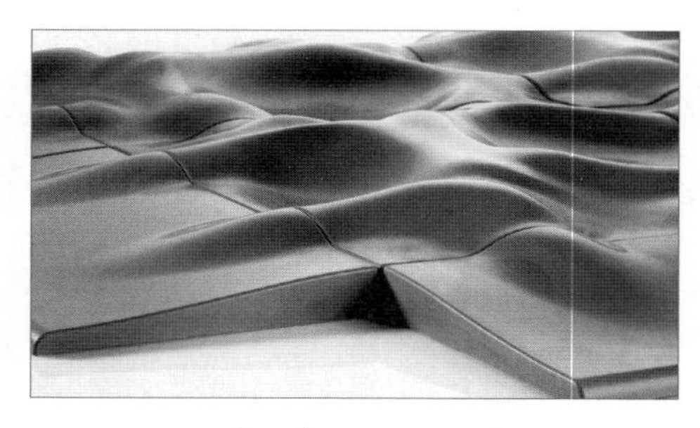

©Ludwig Artzt GmbH, Germany

照片 7.1 TerraSensa

改变用于执行动作的表面是从业者的常见做法。

典型的进阶是将运动员放在不稳定的表面上，例如泡沫垫或半球上。

然而，运动员很少处于需要处理不稳定表面的位置——最有可能遇到的是不平坦的表面。

使用 TerraSensa 之类的产品可以为从业者在室内提供不平坦的表面，使运动员能够在比室外更安全和可控的环境中受到挑战。

让运动员在不稳定的表面上训练并没有错。它只是我们可以操纵的本体感觉变量清单中的一个元素。

不平坦的表面和不稳定的表面都是一种刺激。让运动员在不同的表面上训练（理想情况下与他们将要比赛的地形相近）是改变本体感觉输入的关键组成部分。

除了需要来自视觉系统、触觉和本体感觉反馈的输入外，我们还需要来自前庭系统的准确信息。

其中一些信息来自眼睛并与视觉系统相关，但关于我们如何移动的数据（特别是旋转和直线运动）由每只耳朵的椭圆囊、球囊和半规管控制。该系统收集和传输数据的能力可能会因损伤事件而受到破坏，特别是在涉及头部外伤的时候[199]。

要求运动员在动作过程中通过向上或向下看来改变头部位置也是有效的。通常，我们可能会让运动员在执行单腿平衡活动时向上、向下、向右和向左看。

头部位置的这种变化会刺激前庭系统的半规管，并对下肢韧带和关节中的神经肌肉本体感受器带来挑战。

改变头部位置是为了模拟运动员在球场上经常做的事情——朝一个方向移动，同时看着另一个方向。

想一想在球场上跑来跑去的外接手。他没有闭上眼睛，也没有站在不稳定的地面上。他直线奔跑，也许地面不平坦，还要回头看球在哪里，在跑动的同时把头转向另一个方向。加上在他旁边跑的人或拉扯他的人，再加上人群的咆哮，他的感觉运动系统现在受到了极大的挑战。

我们可以对任何正在从伤病中恢复并发现难以恢复平衡和本体感觉的运动员运用这些技巧[200]。

前庭康复技术通常用于脑震荡患者的康复治疗，是基于具体创伤的一系列高度特化的前庭刺激。

这种类型的前庭康复超出了本书的范围，但了解这些技术很重要。任何人若在受伤后出现平衡和本体感觉问题，都可以利用这些技术[201]。

## 动态神经肌肉稳定术与躯体感觉控制

正如第 5 章中所探讨的，动态神经肌肉稳定术（DNS）可增强运动节段功能，除了身体要求之外，它还强调稳定性的神经方面。使用动态神经肌肉稳定术还可以通过重新校准因受伤而中断的输入来改善躯体感觉控制并提高运动输出的质量。

在《运动治疗学：从理论到实践》（*Therapeutic Exercise:From Theory to Practice*）中，迈克尔·希金斯（Michael Higgins）指出，神经肌肉控制（在前一章中提到的运动控制）并不是偶然发生的，而是有几个先决条件。其中之一是：

“它需要躯体感觉系统输入，并结合随意肌激活，提供动态关节稳定性[202]。”

我们不能期望人们在没有收集到足够的准确信息时可以保持稳定，这些信息包括在环境中的位置、身体如何移动以及肌肉产生的张力。受伤会破坏所有这些信息的收集过程。

动态神经肌肉稳定术改善运动员躯体感觉控制的方法之一是帮助身体重新学习原始反射。动态神经肌肉稳定术学派将原始反射分为两个子类别：翻正反射和姿势反射。

我们不仅可以在人类身上看到翻正反射，在动物身上也可以看到。

如果你把狗翻过来，它会立即仰起头并试图让它的眼睛回到正常的位置。儿童达到一定的发育阶段并且可以翻身时，也会这样。

人体不断地试图回到体内稳态。为此，我们的一种做法是让头部对齐，这样就可以用眼睛来告知大脑关于位置和环境的信息。

如果你将一个婴儿竖直抱起，然后将他的身体翻过去，让他面向地面，就像要摔倒一样，你就会看到一个姿势反应的例子。婴儿会自动向后伸展双腿，向前伸手臂并张开手指，准备摔倒。这被称为“降落伞反射”，是正常发育的标志，通常发生在婴儿会走路之前[203]。

原始反射和姿势反射发生在婴儿身上，然后要么消失，被融入更基本的模式，要么在整个生命周期中持续存在。

在一岁前消失的姿势反射和翻正反射被融入更多基本的模式，有助于支持更高层次的运动。

尽管实际的反射不再存在，但它们帮助建立的基本模式仍然可用。通过在训练中加入涉及反射方面的活动（例如下肢练习期间的头部动作），我们可以利用潜在的反射来帮助运动员加强运动控制。

其次，反射和反应都有一个共同点：它们是反射性的，不需要有意识的思考来产生运动反应。这些反应是由感觉运动系统建立的低层次运动输出（想想脊柱水平运动控制），随着身体的成熟，逐渐从基本姿势过渡到功能性姿势。

随着感觉运动系统发展出更高层次的运动反应，原始反应被整合到这些模式中。如果我们的干预措施包括可以模拟同类反应的活动，就可以在我们的康复工作中利用这些原始模式的反射性质。

选择反应技术来帮助刺激肌肉，能够非常有效地改善肌肉激活和动作模式。虽然我们可能无法真正恢复原始反射，但任何迫使身体对刺激做出反应的运动都将有助于实现肌肉激活和改善动作模式的目标。

当运动员受伤时，这种自然反射和反应可能会停止正常运作。将运动员转介给动态神经肌肉稳定术从业者或任何了解这些概念的从业者，其可以通过加强这些基本的原始反射来帮助运动员恢复躯体感觉和神经肌肉通路。

这种治疗可帮助大脑更好地收集和处理对有关身体在空间中的定位、平衡和稳定性的信息，从而推动康复进程。

费登奎斯（Feldenkrais®）和神经动能疗法（Neurokinetic Therapy ™）等其他类似的技术也值得我们考虑。

## 瑜伽——躯体感觉训练的起源和现代应用

瑜伽有多种形式，均有助于改善各种动作功能障碍，并在“架起桥梁”连续过程中占有一席之地。

从肌肉发展的角度来看，如果你想发展爆发力或增肌，瑜伽并不是一个好的选择。瑜伽非常适合平衡、本体感觉训练、机体和任务约束，以及辅助伤后的运动节段重建。

我在 2002 年参加了我的第一堂瑜伽课。我们坐在一个安静的房间里，每个姿势都保持了很长时间，感觉就像要直到永远！我讨厌它，迫不及待地想离开房间，向自己保证再也不会做瑜伽。

5 年后，我家附近开了一家瑜伽工作室，一位朋友说服我去上课。我强烈反对，最后还是去了，因为她用课后的早午餐和含羞草酒诱惑了我。

那堂课和上一堂课完全不同。老师一身运动打扮走进来，留着翘八字胡和胭脂鱼发型，身上还带着某种草药的味道，告诉我们站在垫子上，然后播放美国说唱歌手的音乐。然后，我完成了我一生中最困难的运动课程之一。

到最后我汗流浃背，宣布瑜伽是我的新欢。

我断断续续地练习，直到我在 2015 年满足了 200 小时的练习要求，获得了教师证书。目前，我最喜欢的练习是流瑜伽（Vinyasa Flow）。

瑜伽于 20 世纪 30 年代传入美国，最初被作为东方哲学的一部分进行研究。开始的时候，它是一项健康运动，当时提倡素食主义。

几年之内，一些思想开放的医生开始在处方中使用瑜伽来帮助患者进行压力管理。从那时起，瑜伽逐渐成为主流并成为一门大生意，瑜伽工作室似乎每隔几个街区就有一家，露露乐蒙（Lululemon）和 prAna 等公司也走向全球。

西方医学深入研究特定部位的情况，偏向于微观角度；而东方医学则采用更广泛、更全面的宏观方法。

尽管两者存在固有差异，但我们可以结合东西方实践的元素来帮助运动员完全康复并改善长期健康状况。如果你未接触过东方学科，但有兴趣将它们融入治疗过程中，以改善躯体感觉控制，那么从瑜伽开始是个很好的想法。

瑜伽不断改变练习者的支撑基础和身体姿势，并要求在保持平衡和运动控制的同时转换姿势，使得前庭和本体感觉系统受到挑战[204]。

瑜伽有助于改善感觉输入的原因之一是它使人在精神上和身体上都参与运动。瑜伽练习的关键之一是创造一个能够最大限度减少外部刺激和分心的内部环境，并鼓励练习时要高度集中精神[205]。

**临床锦囊**

为什么要练习瑜伽？

为了适应不舒服的感受。

## 瑜伽练习的类型

瑜伽有许多不同的类型。如果你有兴趣尝试瑜伽，请尝试几种不同的类型，不要像我以前一样草率地宣布“我讨厌瑜伽”。

你可能不喜欢某种类型的瑜伽练习，但会乐意接受另一种。

我感受最深的类型是流瑜伽，它的重点是将呼吸与动作联系起来。每个动作都与吸气或呼气有关。吸气和呼气专门用于加深姿势或延长姿势。在流瑜伽中，根据具体的姿势，我们使用呼吸控制来促进稳定性或活动度增加。

阴瑜伽（Yin Yoga）是一种慢节奏的练习，姿势需保持至少 5 分钟。伯尼·克拉克（Bernie Clark）认为这种练习更为顺从、被动和安静，而其他强调阳元素的练习则更为主动。

阴瑜伽被认为有益于免疫系统、器官健康，并且与其他类型的瑜伽一样，有助于压力管理[206]。如果你感觉紧绷，练习阴瑜伽是很好的放松方式，但请记住，在运动表现领域中，肌肉组织变得紧张是有原因的。

阴瑜伽可以让我们平静下来，帮助我们花一些时间来放慢速度。如果运动员受交感神经支配，并且发现难以放松进入副交感神经恢复状态，则阴瑜伽可以提供一定的帮助。

修复瑜伽 (Restorative Yoga) 涉及积极放松，并经常使用道具或工具来支撑身体。对于关节活动度和柔韧性明显受限的人来说，这可能是一个不错的选择。

在运动表现领域，我们非常害怕静态拉伸，以至于几乎放弃了这项技术。

我们进行的几项研究均表明静态拉伸后力量会立即或在短期内下降，因此，我们实际上已经弃之如敝履。

如果像修复瑜伽中那样在正确的时间和正确的环境中使用静态拉伸，其效果可能会很好。在执行静态拉伸后，似乎会立即影响肌肉和肌腱单元的黏弹性。

然而，当定期执行，并且不是在活动前执行静态拉伸时，黏弹性似乎没有变化。因此，静态拉伸是休息日或弹震式活动后可行的选择[207]。

拉伸可能会引起肌肉肥大，这可能有助于产生更大的力量并增加肌肉收缩的速度。这些好处被证明产生于所有性别、年龄和运动水平[208]。

虽然静态拉伸不应该代替软组织治疗，也不应该在训练或比赛前使用，但对于非比赛日或非训练日结束时的活动，它确实应占有一席之地。

它也可以在周期化计划的恢复阶段中使用。

修复瑜伽中采用的静态拉伸对架起康复与运动表现之间的桥梁也很有用，因为它还强调呼吸控制，这有助于改善受伤后中断的感觉输入机制。

这里只介绍了几种瑜伽类型。还有热瑜伽（Bikram）、阿斯汤加瑜伽（Ashtanga）、哈达瑜伽（Hatha）、艾扬格瑜伽（Iyengar）和阿奴萨拉瑜伽（Anusara）等多种类型。探索、了解，最重要的是，尝试几种不同的类型，看看哪些在实践和理念上符合你的训练和治疗理念。

## 瑜伽在“架起桥梁”连续过程中的实际应用

既然前面已经介绍了一些不同的类型，现在是时候探索如何在与运动员合作时应用瑜伽来增强其躯体感觉控制了。

在向运动员介绍瑜伽之前，有一些注意事项。首先，要了解每位运动员的受伤史可能对开始和维持某些瑜伽姿势的能力有何影响，并向运动员说明这一点。你最不希望的结果就是运动员受影响的区域能力下降或再次受伤。

其次，要注意运动员的耐热能力。如果其可能存在心血管问题，或者，在炎热的季前训练中或在高温下进行的比赛中出现晕厥或热衰竭或脱水等迹象，则建议不要在高温房间里练习瑜伽，这可能会进一步加剧脱水。

最后，就像你让运动员在健身房、治疗室或球场上执行每个动作一样，务必确保运动员姿势正确。一个人花几周时间掌握几个基本姿势比急于完成要求更高的姿势并再次受伤要好。请记住，我们正在努力帮助运动员实现更好的身体控制。

你不必自己成为瑜伽专业人士，但请找到你信任的从业者，这样就可以将瑜伽添加到你的“架起桥梁”工具箱中。

## 小结

总的来说，躯体感觉系统是所有动作的驱动力。感觉输入决定运动输出。

神经系统可以选择多种方式来执行动作模式，让更健康的系统有更多的运动选择，因此有更大的功能性自由度，这对健康动作是至关重要的。

动作模式不存在完美的执行方法。神经系统会根据机体、任务和环境的约束选择合适的模式。

在创建、设计动作干预措施时，需考虑触觉、本体感觉、视觉、听觉和前庭等方面。

# 第8章
# 追求最优功能的其他考虑因素

几年前，布赖恩·格拉索（Brian Grasso）邀请我出席国际青少年体能协会（International Youth Conditioning Association）会议并发言。因为我没有和小孩子合作的经验，所以我问他为什么要我发言。他说他知道虽然我主要与职业运动员一起工作，但我肯定看到过一些问题是我希望在这些运动员年龄较小时就得到解决的。

他希望我谈谈如何解决对青少年来说不算严重且容易纠正的小问题——不要让它们在以后成为大问题。这简直太棒了！

带着这个“从头开始”的想法，我们来谈谈一些必须考虑的因素，以帮助任何年龄和任何运动项目的运动员发挥出最佳水平。无论运动员是在少年棒球联盟（Little League）、大学棒球队、小联盟，还是在美国职业棒球大联盟（Major League Baseball）中投球都需要注意这些因素。要点是，学习良好的动作方式永不嫌早，纠正基本的姿势和动作问题也永不嫌晚。

本章介绍了我在工作中与每个运动员一起考虑、评估和处理的要素，无论他们的性别、参与的运动和场上位置如何。我相信你可以在“架起桥梁”连续过程的某个地方安排这些要素，但在我看来，这些要素构成了我全面评估和治疗的基础。

本书在此处安排这些内容的原因是，在进一步增加运动员的训练负荷之前，我会检查这些基础要素。如果我尝试为运动员增加重量或速度方面的负荷，但没有解决这些问题，运动员会退步，这些退步会在其恢复运动表现的过程中占用很多时间。这些基础要素代表着从康复向运动表现过渡的开始。

本章的内容按以下主题细分。

呼吸

膈肌的处理

重新训练膈肌

动作与呼吸，呼吸与动作

呼吸促进稳定性

稳定性促进灵活性

反常呼吸与髋关节张力

姿势

胸椎活动度

腰椎的旋转

脊柱与肩关节活动度

胸椎与自主神经系统

通过髋关节发起动作

足踝功能

教育

## 呼吸

在谈论所有运动员普遍考虑的因素时，我们应该从最基本的动作开始：呼吸。普拉提和瑜伽如此重视呼吸是有原因的——如果你能控制自己的呼吸，你就能控制自己的生活。这可能听起来有点调侃的意味，但这是事实。

情绪和动作可以深刻地影响呼吸。想想一个人从噩梦中醒来的时候，呼吸会变得又快又浅，心脏在胸腔里怦怦直跳[209]。

同样的情况也发生在体育运动中。例如，在棒球赛季，球队在183天内完成162场比赛，还不包括春季训练或季后赛。比赛的数量非常多。最后，进入10月，一支球队进入季后赛，我们听到播音员说："那个家伙以前来过这里。"球队中拥有曾承受过巨大的比赛压力的球员可以帮助球队保持专注、保持冷静并发挥出自己的水平。

如果球队中有人从未参加过季后赛，那么他会觉得季后赛的强度很高。看台上观众人数比常规赛多很多——门票可能已经售罄。球员变得紧张，因为每一场的胜负都非常重要。接下来，情绪和心理压力可能会让球队在比赛中的表现变得有所不同，虽然自2月以来球队一直在进行比赛。

当压力增加时，思维紊乱，心率上升，呼吸频率也会加快。你很难控制飞速运转的大脑，无法有意识地控制自己的心率。你必须将重点放在哪里？你的呼吸——你可以放慢自己的呼吸。

放慢呼吸也会放慢你的思考。深呼吸会刺激副交感神经系统，从而减慢心率。当控制呼吸时，你就控制了自己的思维。

在特定的情况下，急速、短促地呼吸是可以的，并且在对危险做出战斗或逃跑反应的情况下，这是必要的。在快速冲刺之后，我们也会使用这种呼吸方式。增加呼吸频率是人体尝试增加系统中的氧气水平的第一个选择。

问题是，我们中太多的人都陷入了这种不理想的呼吸模式，我们的呼吸频率过快，也比理想的呼吸更浅。我们不自觉地以胸部和颈部控制呼吸，膈肌并没有发挥应有的功能，而它应该是呼吸模式的原动肌。

原动肌（在呼吸中是膈肌）变成了协同肌，而呼吸的协同肌（斜角肌、胸锁乳突肌、肩胛提肌等）变成了原动肌。

这里存在神经运动控制问题，最终可能导致颈部疼痛，也可能导致背部疼痛。

虽然运动员的静息呼吸频率会因许多因素而略有不同，但呼吸通常的频率应为每分钟 8 至 14 次。超出此范围的任何呼吸频率都表示此人可能陷入了胸式呼吸模式——大部分呼吸动作利用上胸部和颈部的肌肉来完成。

这种胸式呼吸减少了每次呼吸中的氧气量，并且为了努力补足所需氧气，呼吸频率变得太快。

这也会对软组织、精神状态和神经系统产生影响。胸式呼吸的代谢成本远远高于膈肌驱动的呼吸，这让我们获得的能量也会相应地减少[210]。

胸式呼吸对软组织也有影响。肋间肌和肋骨周围的肌群可能会缩短，胸肌和其他胸部肌群也可能会缩短[211]。

由于膈肌已经不需要执行作为原动肌和稳定肌的工作，并且我们可能降低了腹肌的激活程度，所以身体必须在其他地方获得稳定性。为此，由另一个原动肌（可能是腘绳肌、腰大肌或盆底肌）来为腰椎 – 骨盆 – 髋关节复合体提供稳定性。

那么，我们最终会出现头颈和上肢肌肉张力过大的情况，表现为斜方肌、斜角肌、肩胛提肌，以及上、中背部和颈部的其他软组织长期僵硬。下背部的问题也可能慢慢形成或加剧[212]。

那些让运动员日夜煎熬的头痛，原因究竟是什么？对此，你通常可以检查由胸式呼吸产生的张力。

这种所谓的“压力呼吸”告诉大脑我们处于持续的高度警戒状态。相较于对其起平衡作用的副交感神经，交感神经明显占有主导地位，使得放松和恢复难以实现。

这接下来就会影响心率并提高皮质醇等压力激素的水平。我们感到焦虑和恐慌，因为错误的呼吸机制告诉我们要有这种感觉[213]。

许多运动员生活在交感神经主导的状态中。在家中、球场上、媒体和自我强加的期望中，这种刺激持续产生。运动员的身体在严酷的训练和表现中不断承受压力。

由于旅行和日程安排，睡眠经常受到影响。恢复不足或过度训练，或两者兼而有之是很常见的。呼吸（特别是瑜伽呼吸）已被证明可以通过影响心率、改变中枢神经系统兴奋和改变神经内分泌功能来平衡自主神经系统[214]。

因此，呼吸控制是一项重要的治疗实践：它可以解决其他疗法无法触及的各种问题，或减少其影响。

呼吸控制有可能重新调整神经系统，提高情绪和能量水平，减少焦虑，降低血压，改善免疫系统功能，增强肋骨、胸椎和颈部活动度，等等[215]。

这一切都始于膈肌。

## 膈肌的处理

这听起来可能很奇怪，但我喜欢膈肌。背阔肌曾经是我最喜欢的肌肉，直到我发现膈肌在日常功能中的作用是多么复杂和广泛。

对于初学者来说，膈肌在解剖学上很奇怪，从肋骨下方延伸到T6椎骨，然后向下延伸到左侧的L2和右侧的L3。

我们来复习一下解剖学，腰大肌从股骨前部一直延伸到L1，这意味着它与膈肌之间存在直接的解剖连接。当我说呼吸、腰椎稳定性和髋关节间相互联系的时候，你可以从字面上理解。

如你所知，当身体缺乏主要稳定性时，就会创造稳定性。膈肌不仅是呼吸肌，也是脊柱的稳定肌。然而，身体总是会选择呼吸而不是稳定，如果它必须放弃膈肌的稳定来支持呼吸，身体的另一部分就必须接替它的这项工作。

膈肌附着在哪里呢？答案是腰大肌。有多少运动员会说自己的“屈髋肌很紧张”？大多数人的屈髋肌都很紧张！他们试图在本来缺乏稳定性的环境中创造一种较差的稳定性。

然后我们尝试按摩和拉伸腰大肌，但是收效甚微，即使确实有一些成效，我们也很难理解为什么效果如此短暂。

如果不解决膈肌使用不当的问题，我们就无法降低屈髋肌张力，尽管我们花费了大量时间试图去改变这种情况，但徒劳无功[216]。

我们不仅要处理前侧屈髋肌的下端肌张力，还要处理下背部的僵硬和后侧臀部的低效姿势。这些问题再加上髋部前侧的过度紧张，就会从根本上改变腰椎骨盆与髋关节的关系，并可能导致动力链上下相邻环节的一系列生物力学问题。

然后，由于膈肌附着在胸椎上，它还与中背部的肌肉组织相连——更不用说它与前侧的肋骨、肋间肌和上腹部的联系了。如果我们无法深呼吸，胸腔就缺乏向外的扩张幅度，因此肋骨会变得僵硬，胸椎活动度会下降。

身体背面的胸椎软组织同样深受其影响。如果运动员摆脱不了中背部紧绷或酸痛的问题，呼吸模式可能就是罪魁祸首，或者至少是一个促成因素。这种活动受限会限制胸椎伸展、屈曲或旋转，或导致在胸椎伸展或屈曲时被“卡住”的感觉。

这在许多运动项目中都是一个大问题，尤其是棒球、网球或任何划桨类运动项目。

## 重新训练膈肌

我们首先需要重新训练膈肌，使其既可以作为呼吸肌（吸气和呼气的原动肌）又可以作为稳定肌。理想情况下，膈肌应该为整个腰椎 – 骨盆复合体建立稳定的基础，但当我们陷入胸式呼吸时，就无法实现这个功能。

小林（Obayashi）等人[217]对 26 名游泳运动员应用肺功能训练仪进行了呼气和吸气的训练，并在训练前后测量了他们的脊柱曲率和等长躯干力量。肺功能训练仪是一种通过阻力训练吸气和呼气肌肉的设备。

他们每周进行 3 次这种训练，每次 10 分钟，持续 4 周。他们发现，运动组的参与者胸椎后凸减少了 5.5 度，腰椎前凸减少了 3.3 度。通过刺激局部核心稳定肌，并通过抗阻练习重新训练膈肌，他们的姿势发生了明显的改善。

虽然这是一项小型研究，需要在受试者健康的背景下进行，但它仍然是一项有意义的研究。出于训练目的，需要使用较简单的肺功能训练仪重复进行试验，并且需要在有疼痛症状的受试者中重新进行验证。然而，它开始让我们了解基于呼吸的训练有可能对结构和功能产生重大影响。

## 动作与呼吸，呼吸与动作

呼吸促进动作。

动作促进呼吸。

呼吸促进稳定性。

稳定性促进灵活性。

### 呼吸促进动作

呼吸应该是三维的。当我们试图强调膈式呼吸时，通常要求运动员躺在地板上呼吸，让腹部起伏，但腹部不是唯一产生运动的地方。是的，我们称之为“膈式呼吸”，但它也包含肋骨的运动。胸腔也应该轻微横向、前向和后向扩张。我们的肺并不在腹部。

如果你用卷尺测量一个人的胸腔围度，并要求其最大限度地吸气，然后最大限度地呼气，你应该会看到这两个极端的胸腔围度差异达 2.5 厘米[218]。

如果你没有看到这种变化，可以做出以下两种假设：一是可能存在真正的胸腔结构性的活动度下降；二是存在功能失调的动作模式，无法正确使用膈肌作为呼吸原动肌。

在思考呼吸和动作之间的关系时，请记住，这是双向的。如果你想了解呼吸如何促进动作，请以良好的姿势坐在椅子的边缘并深吸一口气。你的胸部会向上提升，并且胸椎伸展。

如果你用力呼气，胸部会下降，你的脊柱会有一点屈曲。如果你吸气到左侧，你会感觉到自己向右侧进行了轻微的侧弯。如果你将手放在右侧肋骨上并专注于呼吸，你会感觉到自己略微向左弯曲。呼吸显然会促进动作。

考虑到这种呼吸和动作的关系，我们在为脊柱后凸的运动员实施松解术时可以让其吸气来实现更好的胸椎伸展。

我们也可以用吸气来增强胸椎的左右旋转。另外，我们可以通过呼气来改善胸椎曲度。

### 动作促进呼吸

动作可以促进呼吸。如果你再次坐在椅子上，身体向左弯曲并呼吸，你的右侧会感觉像是充满了空气。

如果你趴下，你会注意到呼吸被引向后侧。现在，如果你挺直身体坐在椅子上，挺起胸部，你会在吸气时看到前胸的扩张。

基本上，动作或姿势可以影响呼吸。

想想一个胸椎扁平的人，就是胸椎后凸度减小的人。考虑一下在胸椎处的是自主神经系统的哪个分支：交感神经系统——我们的“逃跑或战斗系统”。当一个人处于胸椎持续伸展的姿势时，会将交感神经系统推向“开启”状态。

鼓励运动员采用屈曲度更大的胸椎姿势，可以减少对交感神经系统的这种持续刺激，并有助于减轻压力和焦虑——有关胸椎和自主神经系统之间关系的更多信息，请参见本章后面的内容。

屈曲度更大的胸椎姿势还可以让人们打破其习惯的较浅的胸式呼吸模式。如果你让运动员摆成像婴儿一样趴下的姿势，他们就会被迫在呼吸时胸腔向后。婴儿式如照片 8.1 所示。

这将有助于动员胸椎复合体，并通过深呼吸促进一定程度的副交感神经激活。

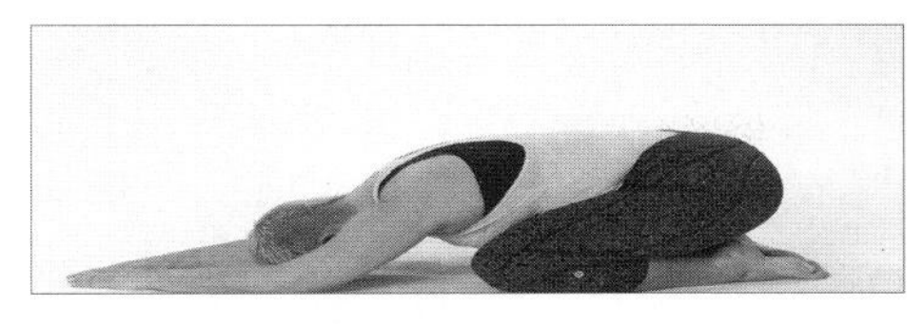

照片 8.1 婴儿式

婴儿式是瑜伽课上最早教授的姿势之一。

尽管这是一个休息的姿势，但许多人可能无法在该姿势中感到平静。

婴儿式需要踝、膝、髋和脊柱有良好的活动度，这可能对运动员来说是一个非常具有挑战性的姿势。你可以在必要时使用折叠的毯子或毛巾放在运动员的膝或髋后面作为支撑，随着它们的活动度增加，让运动员朝着完整表达该姿势的方向努力。

你会注意到有些人可能会感到焦虑，因为他们不知道如何在这个姿势下呼吸——他们无法使用其代偿模式。

如果发生这种情况，请将婴儿式转为侧卧，让他们抱膝。侧卧婴儿式如照片 8.2 所示。这将减轻他们的幽闭恐惧感。在摆出姿势时引导呼吸以改善胸椎曲度，会带来一些你想要的结果。

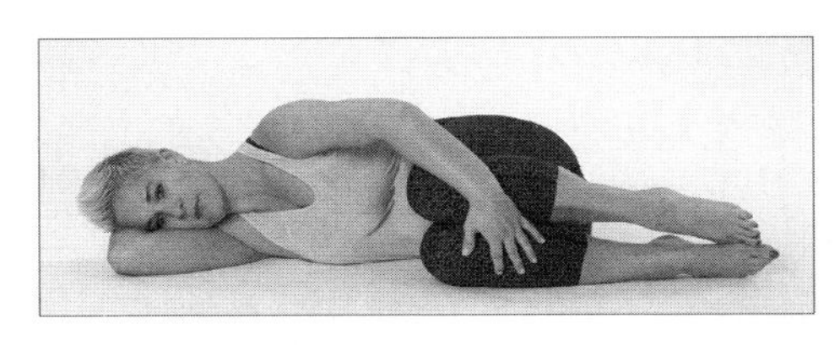

照片 8.2 侧卧婴儿式

以侧卧姿势执行婴儿式对关节的要求可能低于婴儿式。除了让踝、膝、髋和脊柱更轻松之外，这是一个更容易呼吸的姿势。

在婴儿式中，如果人们缺乏适当的胸椎和肋骨活动度，可能会呼吸困难。

这会产生焦虑并导致负面的效果。

侧卧姿势让人有更多的呼吸空间，能增加肋骨和胸椎的活动度，并且是完整姿势的一个很好的降阶变式。

这只是一个例子，说明不同的动作和姿势如何帮助调整和促进更好地呼吸[219]。

从本质上讲，动作或姿势可以深刻地影响呼吸。

### 呼吸促进稳定性

促进稳定性提高是膈式呼吸帮助提高运动表现的一个途径。如果你把手放在自己的腹斜肌上（它有两个部分，腹内斜肌和腹外斜肌），然后用力呼气，你会感觉到这些肌肉在收缩。这种有力的呼气使用到所谓的呼气储备量。

这可能是你没有听说过的术语，所以让我们回顾一些基本的呼吸术语。

当你坐着阅读时，你正在呼吸。除非这本书真的让你感到很兴奋，否则你不应该在阅读时过度深呼吸。这种呼气或吸气时的气量称为潮气量。

潮气量涉及吸气肌的向心收缩，其中膈肌和肋间外肌是原动肌，随后是呼气时的离心收缩（图 8.1）。

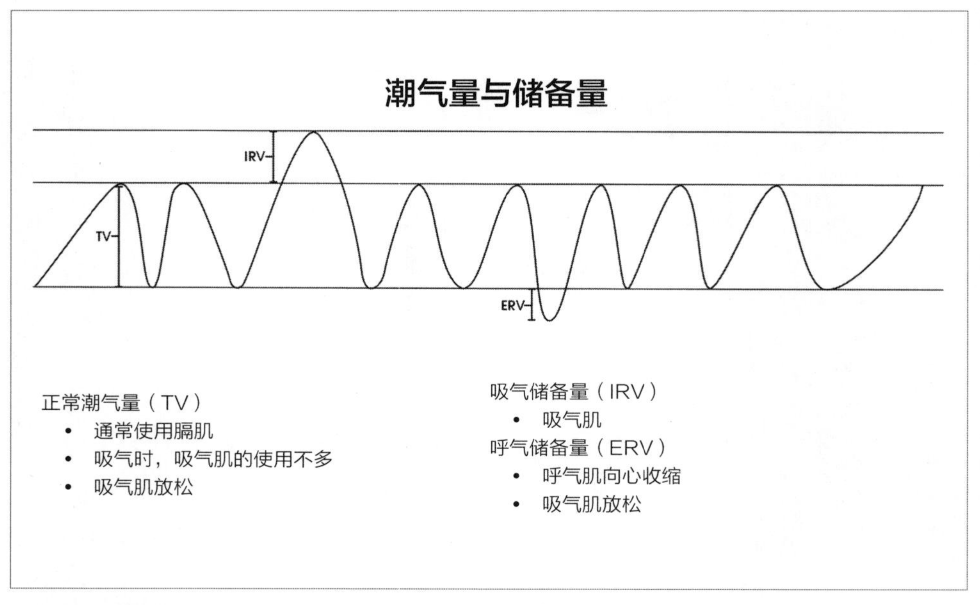


**图 8.1 基础的呼吸**

为了正确沟通和理解呼吸过程，有必要了解有关呼吸的常用术语。本图是与正常呼吸、用力吸气和用力呼气有关的常用术语和肌肉动作的简单表示。

如果你深呼吸，你将使用到吸气储备量。与我们每次呼吸自然吸入的空气量相比，此时肺部可以容纳更多的空气。使用吸气储备量需要吸气肌向心收缩，以膈肌和肋间外肌作为原动肌，胸锁乳突肌、斜角肌和胸小肌作为辅助肌。随后是吸气肌的离心收缩。

直到我们利用这个呼气储备量，我们才真正让呼气肌（内肋间肌、腹肌和腰方肌）向心收缩。

当你呼出存留的所有气体时，你会感到腹部收缩，将肺部多余的气体有力地排出。

我们可以使用这个呼气储备量来收缩腹肌，使胸腰椎交界处保持中立姿势，并通过在正常吸气和呼气时保持这个姿势来增强核心稳定性。由于肺部压力变化，人体天生的吸气需求会导致我们在需要时自动吸气。

进入中立姿势后，我们就可以确保身体的横膈（图 8.2）彼此平行。

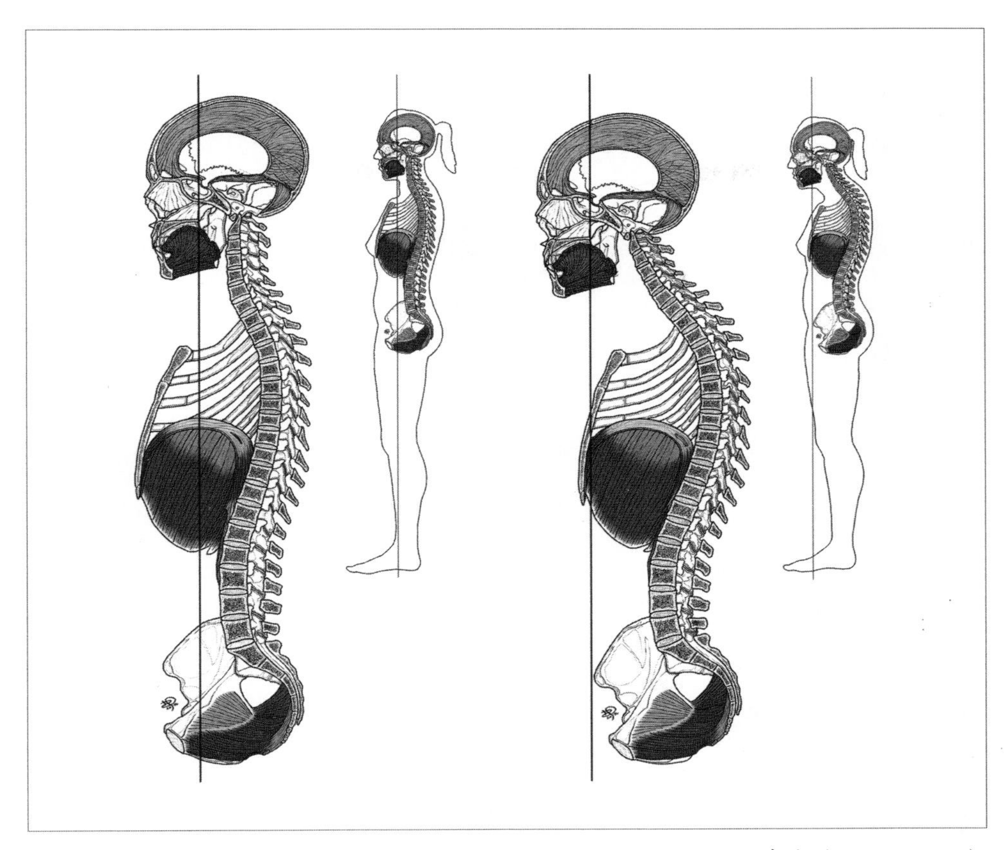



图 8.2 横膈

除了把膈肌看成横膈外，我们会看到身体中还有多个横膈。

足弓在足底形成类似膈肌的支撑结构。

盆底肌形成了一个支撑我们躯干下部的横膈。

当解剖颈部和下颌的下侧时，我们看到有多块肌肉看起来很像盆底肌，以类似的方式支撑着颈部、头部和嘴巴。

这些横膈应该彼此平行，以获得最佳静态姿势。当横膈不再平行时，例如头部前倾、脊柱过度前凸、骨盆前倾、扁平足，身体就不是从中立姿势开始动作的。然后，动作就需要代偿，以弥补不太理想的起始姿势。

这对你来说可能是一个新概念。想想你的足弓、盆底肌、膈肌、上腭和舌尖。

当这些肌肉都相互平行时，我们处于中立的脊柱位置。当这些肌肉不平行时，我们就会在稳定性和灵活性方面遇到麻烦[220]。

体内拥有多个横膈的这个概念一直是我向患者传达中立脊柱这一理念的关键。

### 临床锦囊

4 个横膈应该是平行的。如果它们变得不平行，则失去中立姿势。

- 足弓
- 盆底肌
- 膈肌
- 舌头和上腭

把躯干想象成一个罐子。罐子顶部是真的膈肌。罐子的底部是盆底肌。如果这两块肌肉没有相互平行，仅仅由于姿势和定位，我们就会出现躯干稳定性问题。

如果某人头部向前倾并且舌头与盆底肌和膈肌不平行，则此人可能有颈部问题或胸痛。如果足弓由于髋关节或膝关节位置而过度旋前、过度旋后或外旋，最终会出现下肢病变和疼痛。

保持身体横膈彼此平行是身体中立的核心概念。

### 稳定性促进灵活性

正如之前讨论过的，灵活性和稳定性齐头并进。很难在不稳定的表面上创造有力、高效的动作，而且如果系统中稳定性不足，也很难产生足够的灵活性。正如格雷 • 库克（Gray Cook）教导我们的那样，稳定性问题经常伪装成灵活性问题，反之亦然。

## 反常呼吸与髋关节张力

有时我看到运动员的问题不仅仅是胸式呼吸，而是大脑和身体在呼吸时已经违反了膈肌的正常升降规律。

在使用反常呼吸模式的人中，肚脐在吸气过程中会向内移动，导致胃部凹陷和胸部突出。然后在呼气时，腹部再次向外移动。反常呼吸模式如照片 8.3 所示。这会降低腰椎和胸腰椎连接处的固有稳定性，限制气流量，并导致整个系统出现稳定性、灵活性或者整体动作的问题。

膈肌的运动应该从中心腱开始。理想的呼吸状态是膈肌的附着点保持稳定，同时中心腱上下充分移动。膈

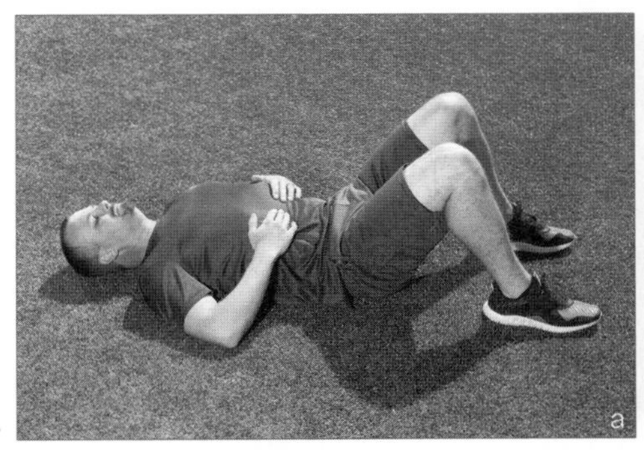


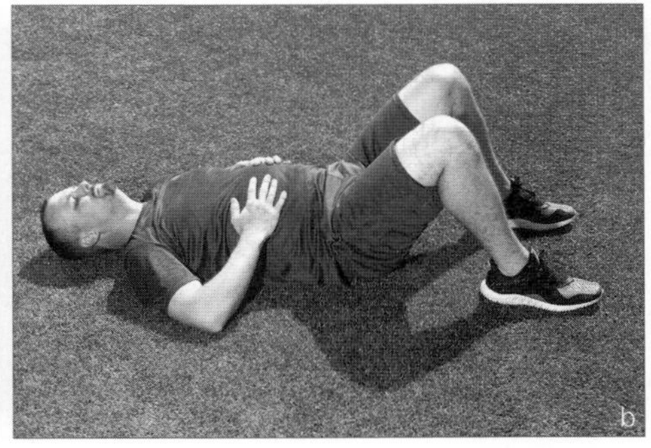


照片 8.3a 和 8.3b　反常呼吸模式

正常吸气与腹部自然扩张相关联，因为膈肌下降并推动腹部内容物。呼气时，膈肌上升，释放腹腔内的压力，让肚子缩进去。

反常呼吸与这种自然机制相反。吸气时，肚子缩进去，推动膈肌。这阻止了膈肌下降，因此让空气进入肺部的唯一选择是使用颈部和胸部的辅助肌肉来扩张胸腔。

这些呼吸的协同肌现在成为原动肌，形成了一种不太理想的呼吸模式，可能导致疲劳、躯干稳定性差、背痛和颈部紧张。

肌的附着点在肋骨——这并不意味着不动，因为肋骨应该在呼吸过程中移动。

然而，肋骨相对于中心腱应该更加固定。如果发生相反的情况，中心腱保持固定，则肋骨张开并且在胸腰椎（TL）交界处过度移动。

一个人吸气时，背部胸腰椎交界处就会伸展，导致躯干的稳定性下降。身体的 4 个横隔就无法相互平行。

随着肋骨向前张开，背部伸展，骨盆会前倾，并且促进胸腰椎交界处过度移动。

这个循环会无限重复，反常呼吸会导致肋骨张开、胸腰椎交界处过度移动。胸腰椎交界处的过度移动会降低系统固有的核心稳定性。

腰大肌或腘绳肌增加张力以提供稳定性，因为身体更专注于呼吸而不是稳定。最终肌肉会变得僵硬，因此我们发现了结构性的问题都源于一种反常呼吸模式。

躯干稳定性不足而导致涉及腰大肌和腘绳肌的髋关节僵硬。为了改善这种情况，我们需要首先停止反常呼吸。

一旦我们为躯干提供了适当的呼吸机制，其他一切通常都会正常运作。髋关节肌肉会自然放松下来，因为现在髋关节附近有足够的稳定性。

此时，髋关节肌肉就可以自由地工作，充当原动肌或协同肌的角色。

我们可以通过向运动员提供口头和触觉提示来纠正反常呼吸模式，强调正常膈式呼吸所涉及的正确顺序。

关于膈肌和姿势见图 8.3。

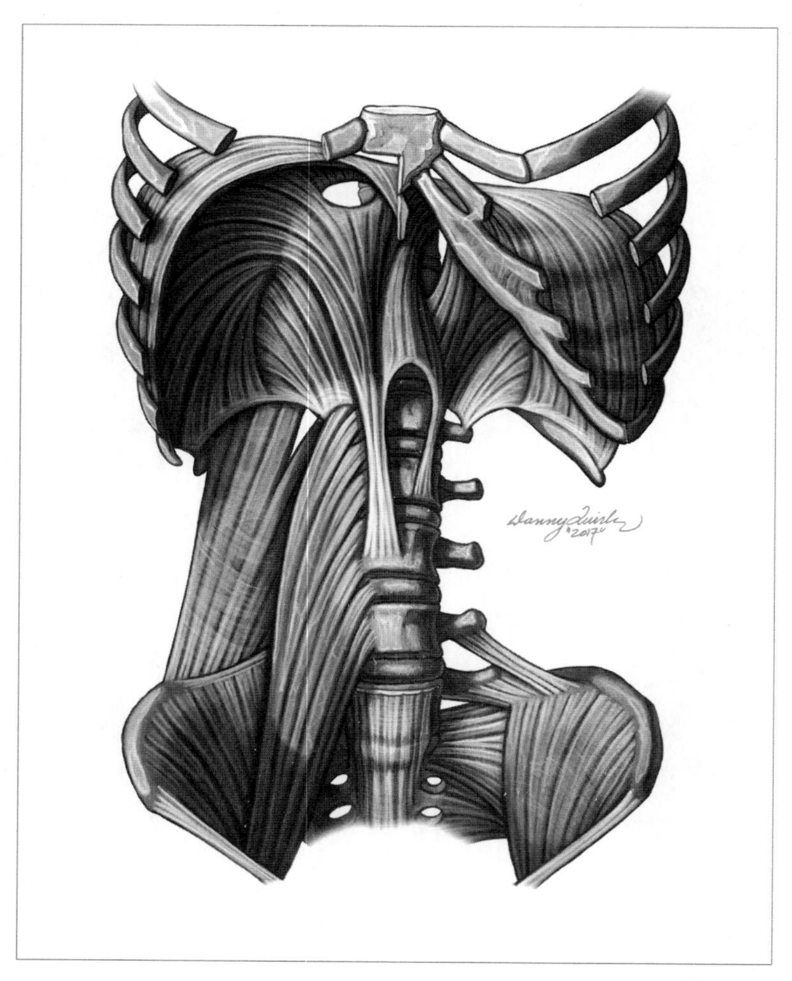

© 丹尼·夸克（Danny Quirk）

## 图 8.3 膈肌和姿势

膈肌是一种可以像身体其他肌肉一样接受训练的肌肉。鉴于其与内脏和躯体结构的紧密关系，它具有多种功能。

呼吸问题会导致肺功能下降和疲劳，以及肌肉、骨骼姿势问题和疼痛。有一些证据表明，呼吸训练实际上可以改变脊柱的位置。

由于膈肌与腰大肌直接连接，训练其中之一就会影响另外一个。提高髋关节灵活性和增强髋关节功能可以减少躯干的协同作用，使膈肌和髋关节的动作更加自然。

用于促进这一效果的练习选项如下。

- 使用呼气储备量的脊柱中立（照片 8.4）
- 单脚挺髋
- 库克（Cook）挺髋（照片 8.5）

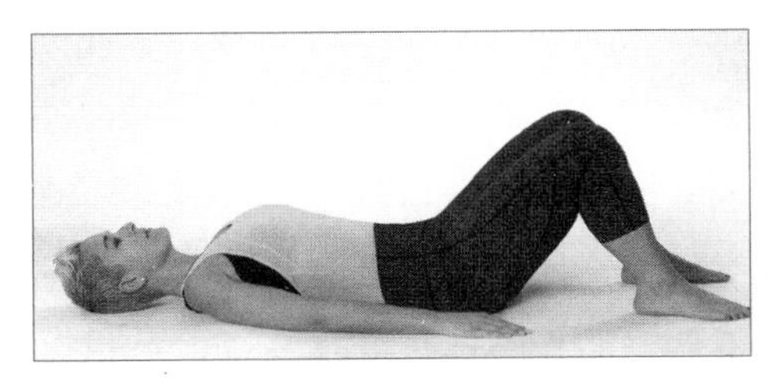

照片 8.4 脊柱中立

要求运动员前后倾斜骨盆。找到肺的完全呼吸动作的范围，让运动员在骨盆最大限度前倾和后倾之间的某个地方停下来。在这个位置，帮助运动员找到正常呼吸模式。腹部和肋骨上的触觉提示可用于在吸气时自然“向外扩张”腹肌，在呼气时“向内收缩”。每个动作都应该轻柔，让呼吸变得自然。

一旦找到膈式呼吸的节奏，就可以让运动员最大限度地呼气，这将使腹斜肌参与进来。这被称为呼气储备量——从肺部排出的气体比自然呼出的更多。

通过在强制呼气时激活腹斜肌，运动员可以感觉到脊柱的位置并继续保持该位置。

此时的关键是自然呼吸，同时能够保持这种脊柱中立姿势。

在以自然呼吸模式实现脊柱中立后，就可以进行相应的挑战。这可以通过改变腿或手臂的位置来实现。

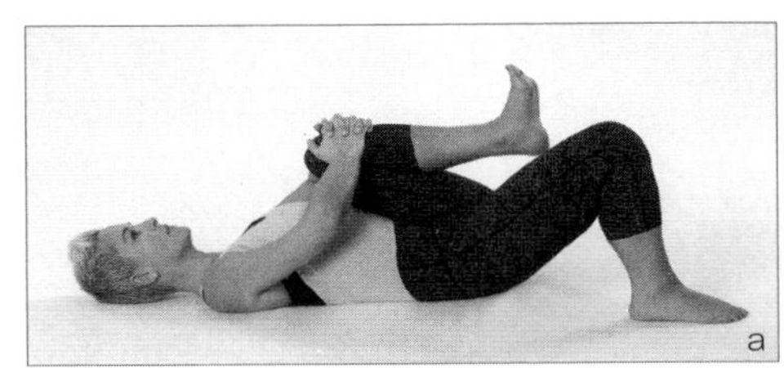


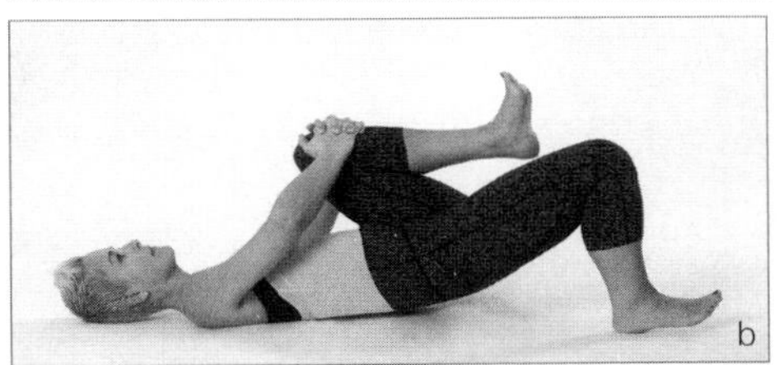


照片 8.5a 和 8.5b 库克（Cook）挺髋

一旦身体可以承受不同的仰卧姿势，我们就可以对系统提出更多挑战。通过更复杂的髋关节灵活性练习，我们可以开始同时训练髋关节灵活性和躯干稳定性。

## 姿势

英国生理学家查尔斯·谢灵顿爵士（Sir Charles Sherrington）有句话说得好[221]：

“姿势和动作，如影随形。”

良好姿势的概念并不新鲜，但近年来已经失宠。在这个讲求功能性动作和动作效率的时代，人们不太关心静态姿势——除了你的祖母，她可能还在提醒你坐直。

然而，在这种以动作为中心的氛围中，我们忽略了一个问题，即以低效的位置开始动作后，我们怎么可能会拥有高效的动作模式呢？

简而言之，我们无法做到。

弗拉基米尔·扬达（Vladimir Janda）于1987年提出了上交叉综合征与下交叉综合征的概念，这些概念到现在仍然适用。

关于上交叉综合征和下交叉综合征见图8.4。

尽管我们可以争论为什么肌肉会变得紧绷和无力（一切都是由神经系统支配的），但我们一直在临床上看到这些模式，因此它们值得讨论。正确的静态姿势是正确动态动作的基础。两者密不可分。

《肌肉失衡的评估与治疗：扬达治疗法》（*Assessment and Treatment of Muscle Imbalances: The Janda Approach*）（2010）一书是极好的参考资料，其中包括交叉综合征的概念。

在扬达提出的关于上交叉综合征的观点中，枕骨下肌、上斜方肌和肩胛提肌以及胸大肌和胸小肌都变得紧绷，而深层的颈屈肌、下斜方肌和菱形肌则变得无力。

前链和后链都会出现僵硬的情况。当人们有所谓的不良姿势时，这是一种自然发生的综合征。头部前倾、肩胛骨抬高和前伸或翼状肩胛骨、颈椎前凸幅度增加和胸椎后凸幅度增加是这种综合征患者身上常见的代偿。

上交叉综合征可导致颈源性头痛、肩关节撞击、颈部和上背部疼痛，以及关节功能障碍，特别是在寰枕关节、C4-C5节段、颈胸交界处、盂肱关节和T4-T5节段。

扬达（Janda）指出，颈椎和胸椎的这些压力区域与从一个区域过渡到另一个区域的椎骨的解剖学变化相关——这是结构影响功能的一个很好的例子。

下交叉综合征的特征是胸腰椎椎旁肌和屈髋肌紧绷，并伴有腹肌和臀肌无力。

骨盆前倾、腰椎前凸幅度增加和膝关节过度伸展通常与下交叉综合征有关。L4、L5交界处、L5、S1交界处、骶髂关节和髋关节经常出现功能障碍。下背部疼痛和骨盆或骶髂关节疼痛也是常见症状。

帕维尔·科拉尔（Pavel Kolar）

是扬达（Janda）教授的学生，也是卡雷尔·莱威（Karel Lewit）和瓦茨拉夫·沃伊塔（Vaclav Vojta）的学生，并且他是动态神经肌肉稳定术（DNS）的创立者。科拉尔（Kolar）将良好姿势描述为所有肌肉的共同激活：屈肌和伸肌的共同激活，外展肌和内收肌的共同激活，以及外旋肌和内旋肌的共同激活。

良好的姿势因人而异，具体取决于解剖结构。当主动肌和拮抗肌处于平衡状态时，整个系统就会处于很舒

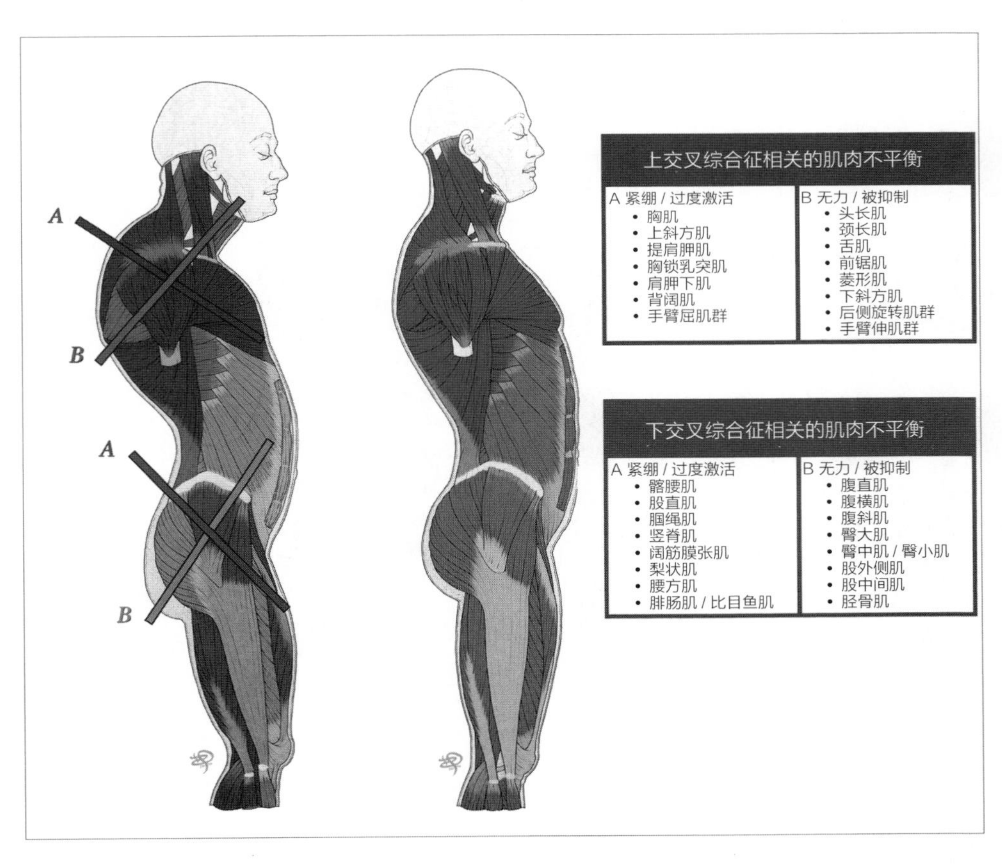




**图 8.4 上交叉综合征和下交叉综合征**

上交叉综合征和下交叉综合征由弗拉基米尔·扬达（Vladimir Janda）在 20 世纪 80 年代初提出。这个概念代表了身体由于姿势错误而变得紧绷和无力的自然趋势。

虽然这些概念不是教条的，也就是说我们可以看到其他代偿，但我们经常在临床上观察到这种综合征，并且它们可以是专业人士观察姿势偏差的一个很好的起点。

服的状态[222]。

卡雷尔·莱威特（Karel Lewit）教给我们“旧”系统与“新”系统的概念[223]。“旧”系统由屈肌、内收肌和内旋肌组成。

当婴儿出生时，婴儿的姿势就像一个蜷缩的小球，所有“旧”系统都处于强直阶段。婴儿会趴着，直至听到母亲的声音或看到闪亮的东西时，它才会开始向上撑起自己，并转头寻找新的声音或景象。

这就激活了“新”系统——伸肌、外展肌和外旋肌。这些系统在婴儿大约 3 个月大时达到平衡。

我们在疼痛、恐惧、疲倦时，或神经系统受损后所做的一切都是为了

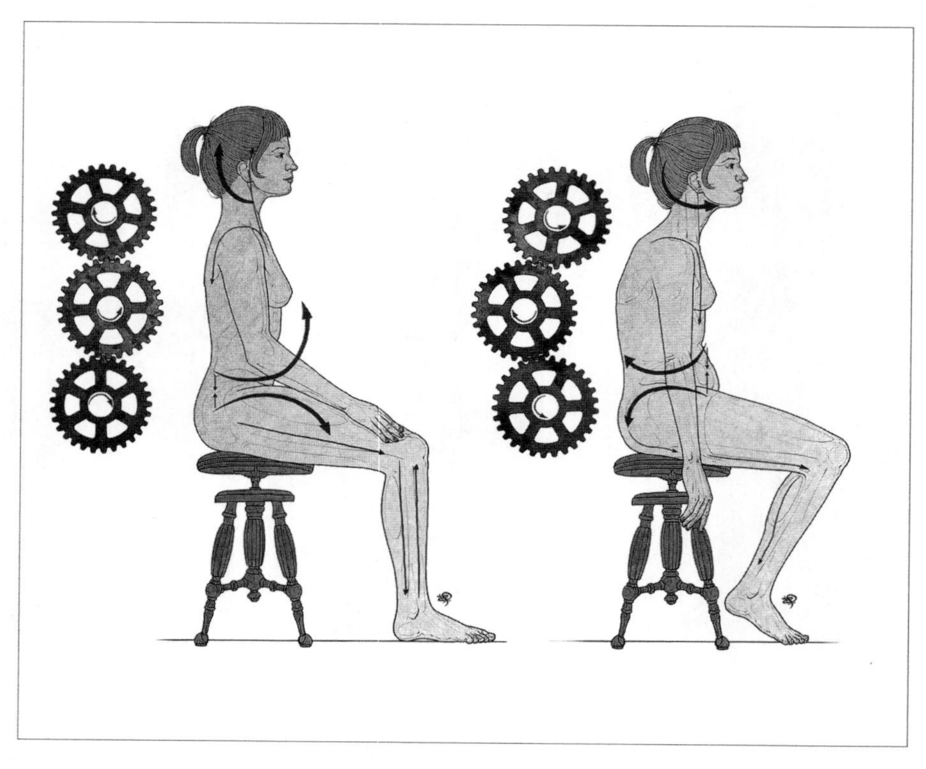

© 丹尼·夸克（Danny Quirk）

图 8.5 布鲁格（Brügger）的齿轮模型

布鲁格的齿轮模型（Brügger's Cogwheel）很好地描述了系统的一个部分如何影响另一个部分的位置。如果需要，我们通常可以着眼于身体的非疼痛部位来解决更疼痛的部位。疼痛会导致保护性姿势，最终导致结构变化。

此外，不良姿势本身通向身体中的疼痛链或触发点，即神经驱动的疼痛区域。影响是双向的。我们可以按摩这些疼痛的部位并有可能取得成效，或者我们可以改变系统的神经输入，改变静态姿势，从而减轻全身的疼痛。

让我们回到“旧”系统。

想想你的手臂受伤的时候，你可能把它抱在身前。当你累了，你会坐在椅子上向前趴；当你害怕时，你会蜷缩起来。疼痛、情绪和神经学方面的问题都让我们回到这个“旧”系统。

这就是为什么我们将如此多的干预措施集中在“新”系统上。

我们的许多治疗干预措施可以激活或支持伸展、外展和外旋模式。许多“新系统”肌肉在扬达（Janda）教授定义的交叉综合征中属于无力的肌肉。“旧系统”的肌肉往往会变得紧绷。

瑞士神经学家阿洛伊斯・布鲁格（Alois Brügger）使用齿轮模型（图 8.5）的概念来描述脊柱自身的相互依赖性。他鼓励患者将下齿轮（骨盆）调整到顺时针位置，让胸部和头部可以跟随进入良好的姿势[224]。

布鲁格（Brügger）基于神经生理学来评估姿势和动作，而不是基于特定病理学。他教导说，神经生理超负荷会引起疼痛，这种疼痛会导致我们进入保护性姿势和位置。

尽管同时还有其他症状，但治疗性练习可以解决肌肉本身存在的过度激活和紧张的张力过大问题，或激活程度不足和无力的张力减退问题。

照片 8.6a ~ 8.6d 中显示的布鲁格（Brügger）的上肢练习是对抗上交叉综合征、后链无力，或前链过度

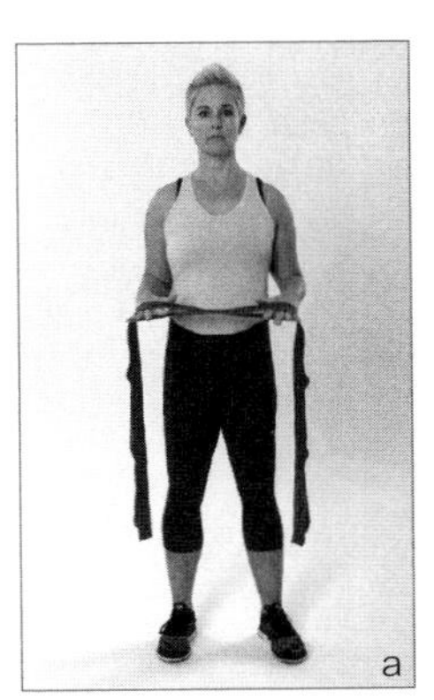

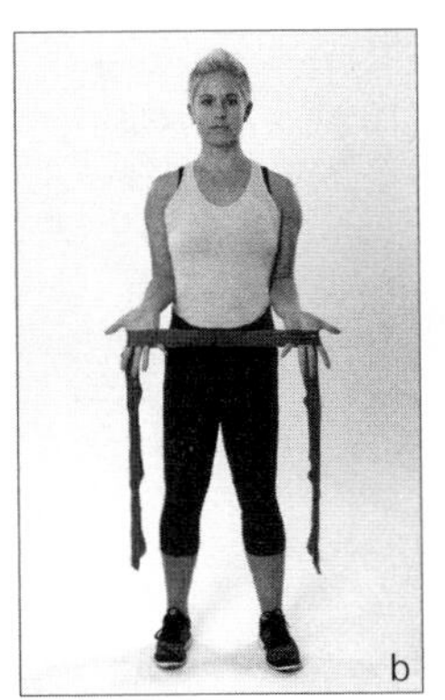

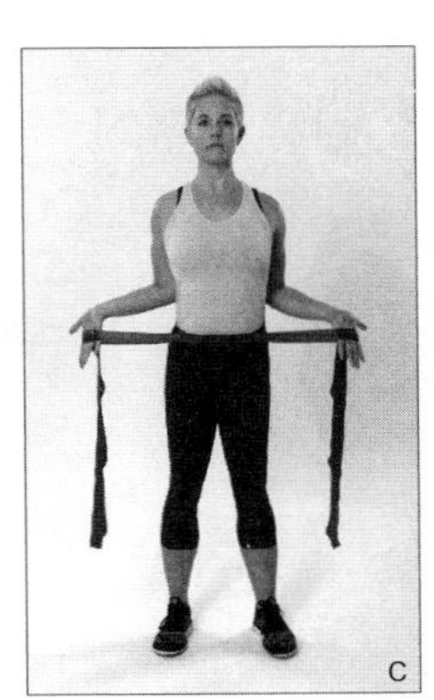

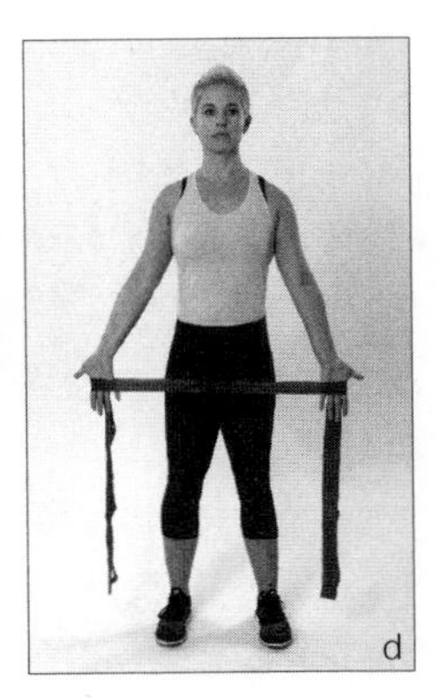

**照片 8.6a ~ 8.6d 布鲁格（Brügger）的上肢练习**

在布鲁格（Brügger）上肢练习中，我们使用肌肉放射的概念来训练整个后链，而不是仅仅加强一块肌肉的力量。通过激活整个神经链，我们可以减轻前侧疼痛区域的“紧绷”感。

几十年来，全世界的骨科和神经科患者群体都在不断重复这些概念：激活无力的肌肉，拉伸和按摩紧绷的肌肉。

当这些区域的拮抗肌变得无力时，主动肌就会变得紧张和疼痛。如果我们将这些区域作为一个整体来处理，我们可以影响身体中负责支配肌肉骨骼系统的神经系统因素。

活动或紧张的好选择。练习时将弹力带缠绕在手上，因此不用握住弹力带。

我们正在尝试刺激伸肌机制（即“新”系统），我们不希望系统的某个部分刺激屈肌机制（即“旧”系统）。

练习分阶段进行。首先，手掌旋后，手指和手腕伸展，肩关节外旋，肘关节伸展。然后，非常缓慢地颠倒顺序，强调练习的离心部分，肘关节弯曲，肩关节内旋，手指和手腕恢复中立，手掌旋前。

可以用来改善姿势的其他练习包括。

- 地面滑行（照片 8.7）
- 墙面滑行（照片 8.8）
- 墙面爬行（照片 8.9）

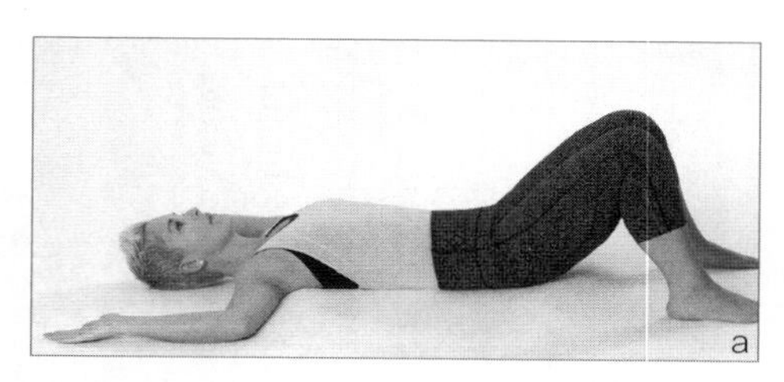

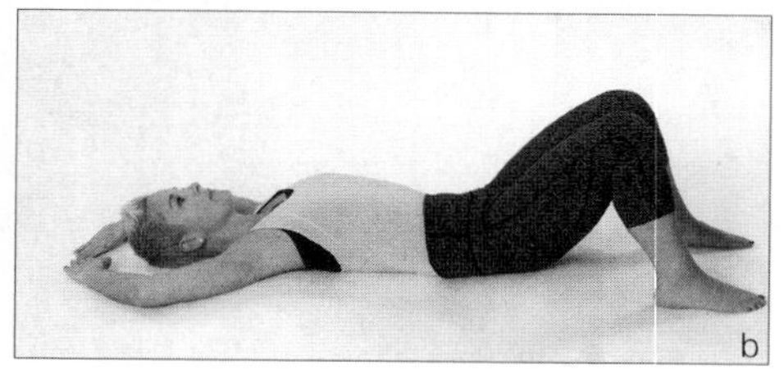

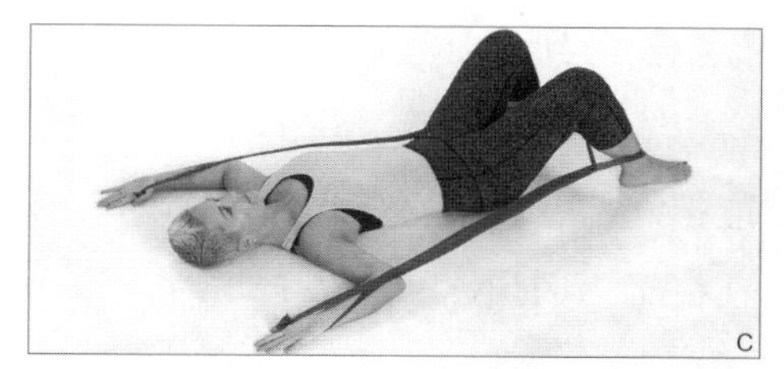

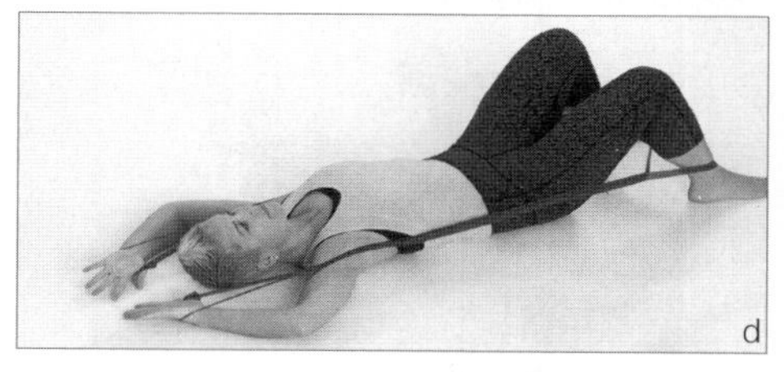

照片 8.7a ~ 8.7d 地面滑行

如图所示，让患者仰卧，双膝弯曲，手臂举过头顶，肩 / 肘关节呈 90/90 度的姿势。第一步是确保该患者能够在肩 / 肘关节达到 90/90 度的位置。如果没有达到，可以让在患者呼气时主动进行肩外旋。

该动作的呼气将利用呼气储备量，因此腹肌有助于维持核心稳定性和良好的胸腰椎姿势。一旦肩 / 肘关节达到 90/90 度位置，在呼气时，患者可以将手向上滑动到头顶上方进入菱形位置，然后在吸气时返回 90/90 度位置。

可根据需要重复该动作以激活后链，同时改善前链的活动度。一旦患者能够以充分的灵活性和良好的胸腰椎姿势正确地执行该动作，就可以要求患者伸展双腿，这将对胸腰椎姿势带来更大的挑战。

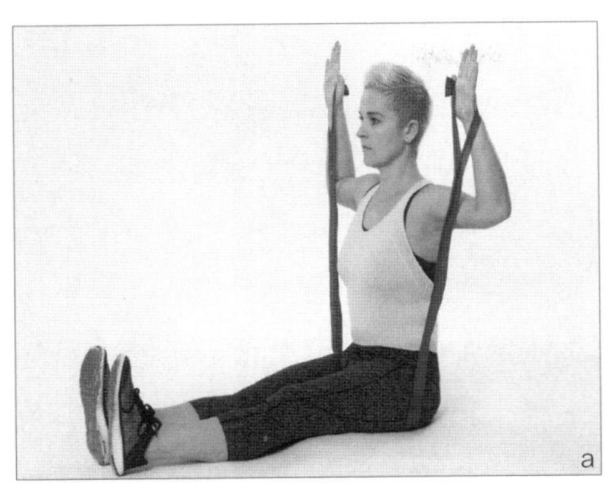
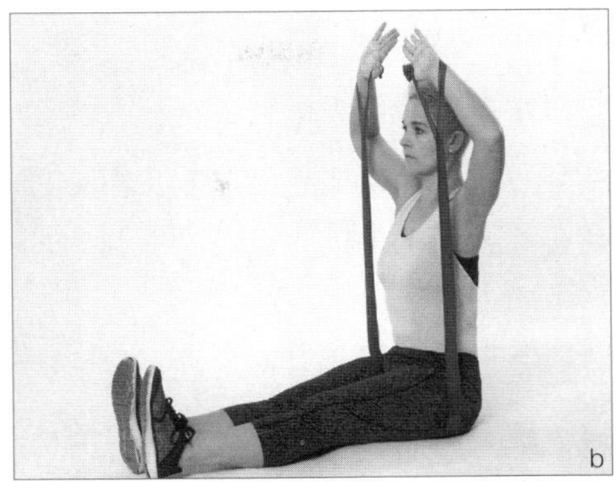

照片 8.8a 和 8.8b　墙面滑行

墙面滑行是地面滑行的进阶。一旦患者能够以伸直膝关节的仰卧姿势正确地执行练习，就改为靠墙姿势，上肢位置与仰卧时相同。膝关节保持弯曲。

按上一个练习的描述，执行动作时配合相同的吸气和呼气，此时系统承受的负荷增加了重力，使得练习的难度增大。一旦掌握了这个练习，就让患者在坐着的时候伸直双腿，这将对系统带来极大的挑战。

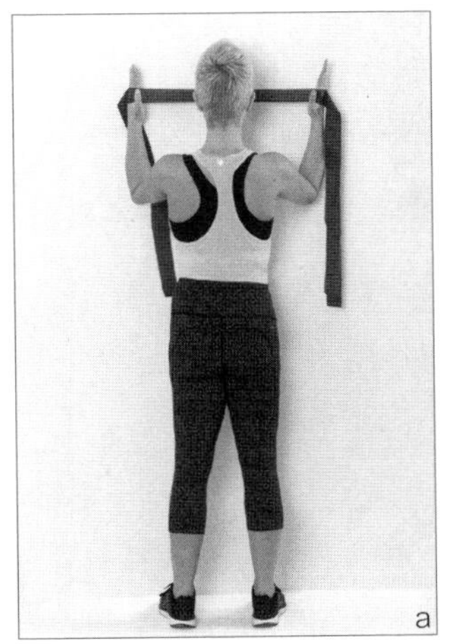
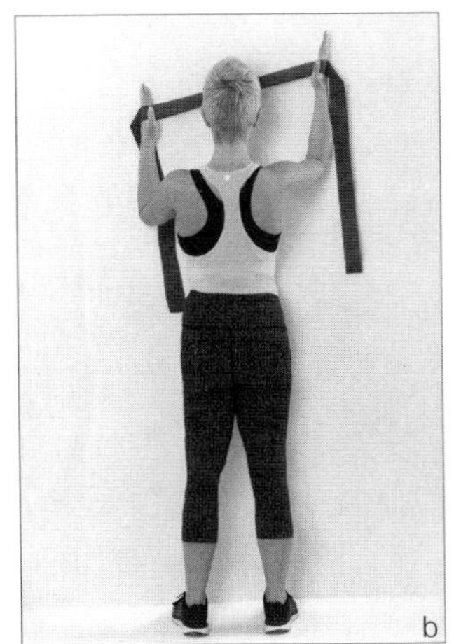
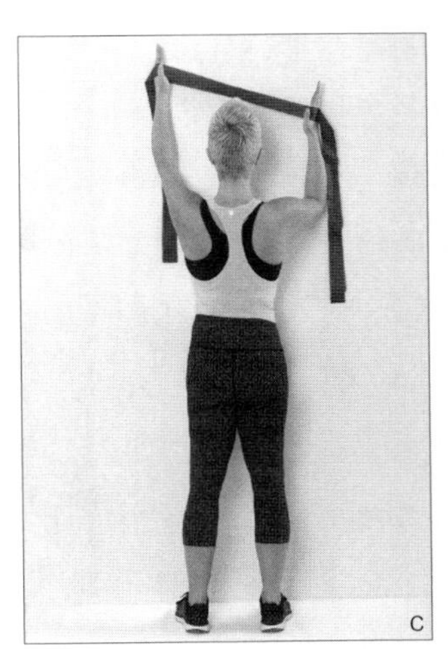

照片 8.9a ~ 8.9c　墙面爬行

在进行墙面爬行练习时，患者的手腕上缠绕一根弹力带，而不是用手抓住弹力带的两端。让患者将前臂的内侧放在墙上，双手与头部同高。

使用呼气储备量来辅助胸腰椎定位，患者的手臂沿墙面向上“走”，直到肘部达到眼睛的高度，然后再沿墙面向下“走”回来。可以重复这个练习，直到有疲劳感。

## 胸椎活动度

在当今的世界中，人们已经离不开计算机、智能手机和平板电脑，即使是经常运动的人也会花费大量时间在电子设备上。

因此，我们会出现头部前倾，圆肩，这会阻断我们与下肺叶的联系，强调胸式呼吸模式，只用到上胸部或颈部，降低使用整个肺部容量和肋骨完整活动度的能力。结果，肋骨受到束缚，不再执行完全吸气和呼气所需的移动。

关于胸廓出口见图 8.6。

肋骨通过肋椎关节和肋横关节与胸椎相连。每根肋骨与胸椎都有 2 个连接点，乘以 24（每侧 12 根肋骨），意味着肋骨与胸椎的连接点有48个。

如果肋骨无法顺利移动，胸椎也无法顺利移动，如果大部分连接点受损，胸椎的旋转能力可能会大幅下降，给肩关节复合体和腰椎带来额外的压力。

反过来也一样，活动度不足的胸椎会限制肋骨的活动度。一旦发生这种情况，身体就必须另找出路。我们总能找到办法去呼吸，因为这对我们维持生存至关重要。

在没有其他办法的情况下，身体会默认使用胸式呼吸模式，因为不能活动的结构将无法实现理想的膈式呼吸。

在胸式呼吸过程中，我们会看到肩关节和肩胛骨的上下移动。当身体试图增加呼吸频率以获取足够的氧气来维持正常的身体活动时，包括斜角肌和胸锁乳突肌在内的协同肌会过度激活。

当我们减小呼吸深度时，就必须增加呼吸频率来进行弥补，这会给肌肉骨骼系统带来更大的能量消耗。

斜角肌的这种过度紧张将第一根肋骨朝上拉向锁骨，并会使得臂丛神经所在的空间缩小。随着时间的推移，这些神经血管结构会受损，导致手部可能会出现麻木和刺痛感。

想想当你在计算机前待上一个小时。你站起来之后做的第一件事是什么？你可能会向后弯腰，将胸部向前推，深呼吸，然后伸展一下颈部。

当我们静止不动的时间过长时，关节滑液没有流动，无法满足润滑关节的需求，并且肌肉会因保持一个姿势而变得僵硬。

当这种情况保持足够长的时间或多次重复时，肌肉就会变得僵硬。

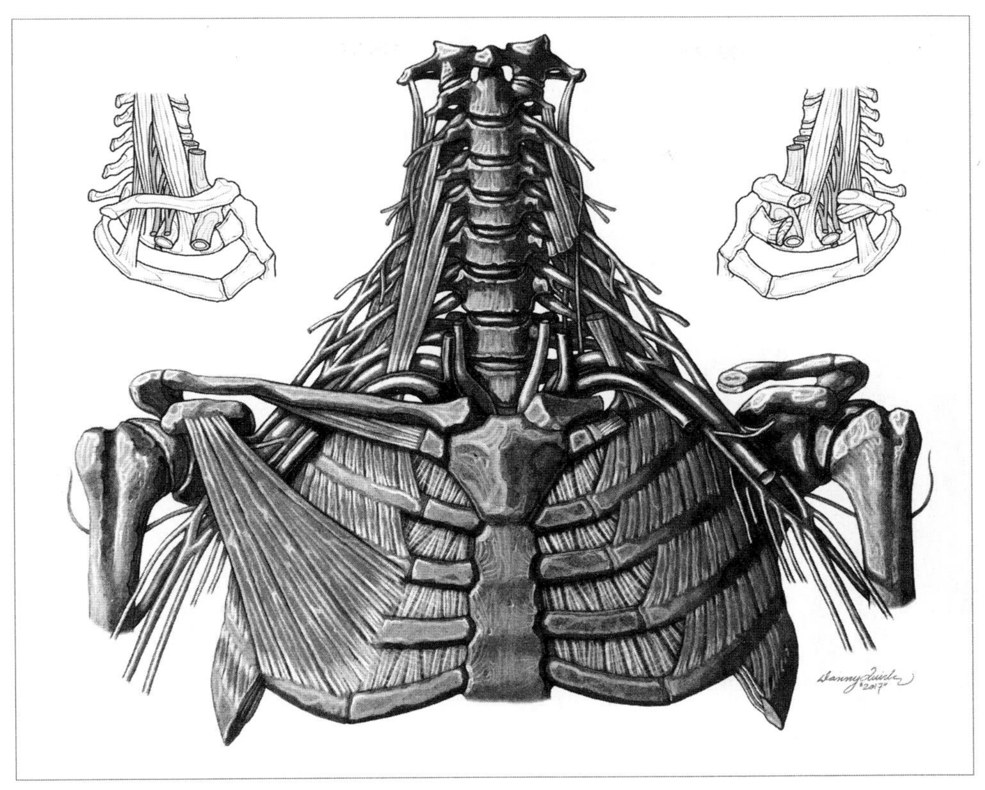

© 丹尼·夸克（Danny Quirk）

图 8.6 胸廓出口

术语“胸廓出口综合征”实际上用词不当[225]。胸廓出口是胸廓下孔，位于连接膈肌的肋骨底部。胸廓入口由第 1 肋骨、第 1 胸椎 T1 和胸骨柄的边界限定，也称为上胸廓。

临床上，由于胸廓出口的神经血管结构受到压迫而引起的疼痛被称为胸廓出口综合征（TOS）。

胸椎的活动度会发生变化，最终脊柱结构会发生变化，导致脊柱出现变形。

我们不能一辈子都盯着地板看，不是吗？身体是一个“代偿大师”，它会想办法让视线与地平线保持水平。我们的眼睛需要向前看，因此我们会伸展颈部，缩短枕下区域，并增加上斜方肌中的张力。

此外，椎旁肌过度活跃，在胸腰椎交界处变得过度紧张。椎旁肌经常被使用，变得肥大，结果就是椎旁肌看起来像“香肠”，如照片 8.10 所示。

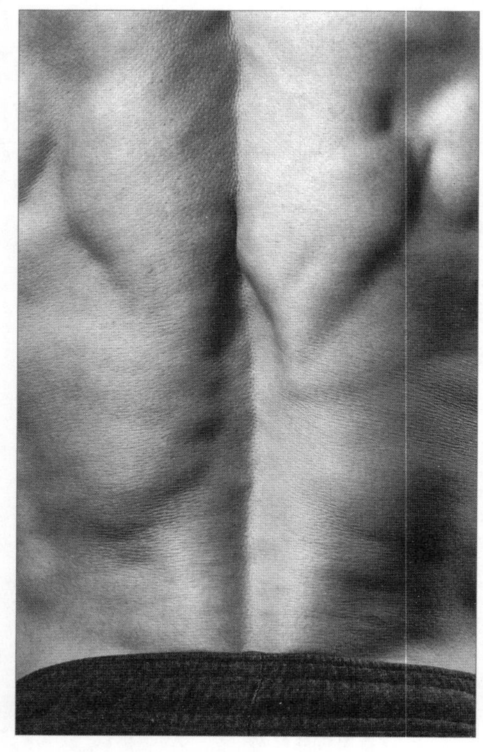

照片 8.10 椎旁肌张力亢进

比起精细的动作，身体通常更喜欢大动作。当身体不具备控制精细动作所需的精细运动技能时，往往以大动作代替。

在无法控制脊柱周围小肌群活动的情况下，较大的椎旁肌会产生较大的动作。

椎旁肌被过度使用会导致肥大，因此在运动员身上经常会看到大的香肠形椎旁肌。

这些肥大的椎旁肌表明脊柱的精细动作控制不佳。

## 腰椎的旋转

每节腰椎的旋转幅度大约为2度，其中第5腰椎（L5）和第1骶椎（S1）是例外，两者的旋转幅度能达到3至5度。假设组织功能正常，我们的腰椎可以达到10至12度的预期旋转幅度。

腰椎小面关节位于矢状面。这使其可以屈曲和伸展，但无法旋转或侧弯。简单地说，腰椎不是为旋转而生的。

请看看图 8.7 中的椎骨。

腰椎过度活动的原因之一是胸椎和髋关节灵活性不足。因为背部的这个区域不应该承受这样的旋转负荷，所以背痛、椎管狭窄、椎间盘突出和退行性疾病开始出现。

张力继续向下游延伸到臀肌和腘绳肌，并开始改变腰椎与骨盆的关系。这可能会损害腰部以下其他关节的功能，例如髋、膝和踝。

现在看看胸椎正常的骨骼动力学——胸椎的骨骼动作。根据小面关节的方向，该区域非常适合侧弯。

这并不是说胸椎不会发生矢状面或水平面的运动。这只是意味着根据小面关节解剖结构，这些不是主要动作。

从旋转的角度来看，每节胸椎大约可旋转 2 度。

由于有 12 块胸椎，因此我们在胸椎处可以旋转 24 度。

这是一个整体性假设，因为肋骨会影响胸椎的活动，使得计算结果有所不同。

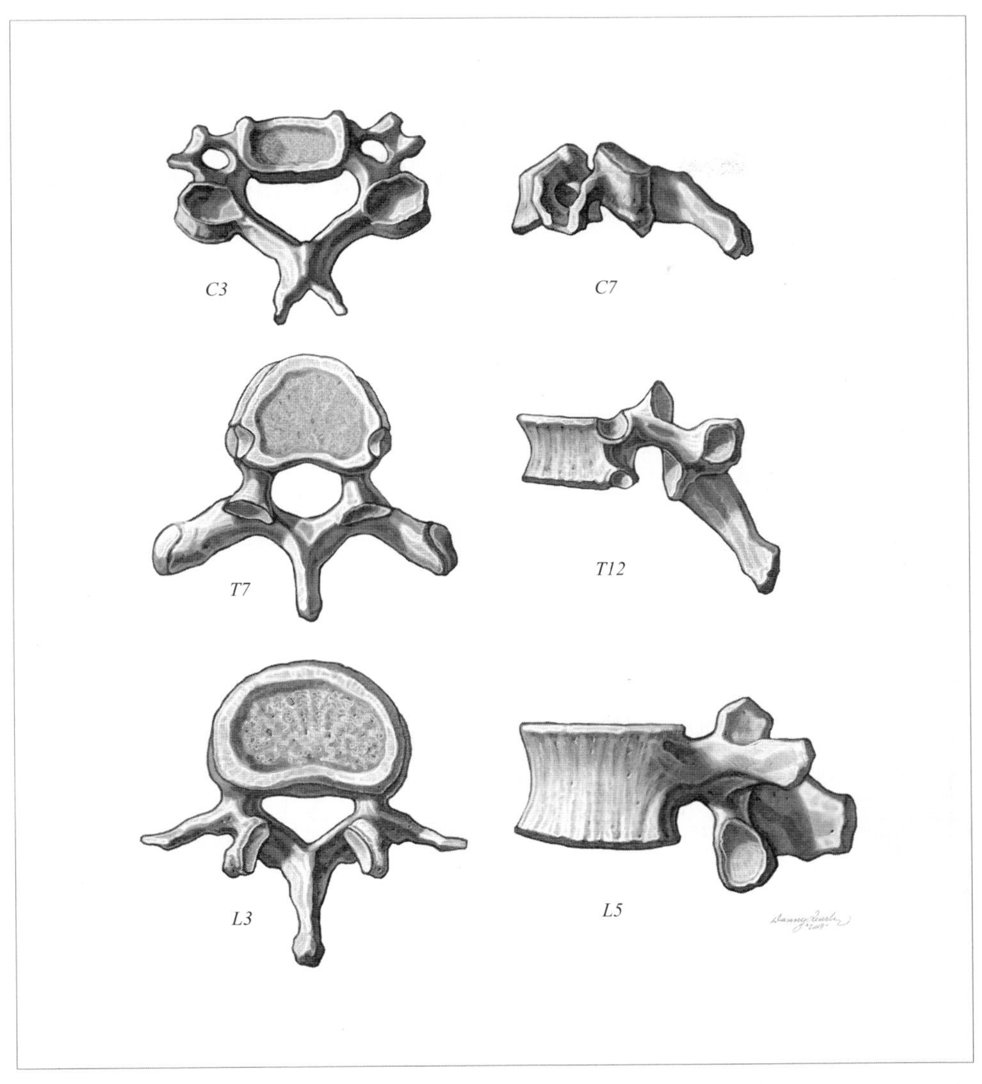


© 丹尼·夸克（Danny Quirk）

## 图 8.7 椎骨

最上面的是典型的下颈椎。注意保持小椎体和小面关节在水平面中。颈椎不是以负重为目的的，而是为了执行整体的旋转。

中间的胸椎，椎体会稍微变大，以支持更多的身体重量和上肢动作。小面关节开始向额状面移动，使胸椎非常适合侧弯。

再往下是腰椎，我们有一个大的椎体来支撑躯干的重量和腿部动作，以及小面关节移向矢状面。这种结构使得腰椎的功能为屈曲和伸展。

如果胸椎活动度下降，身体将被迫在其他部位（通常是腰椎或颈部的C5、C6交界处）加大运动幅度来弥补这一限制。

最后，颈椎的设计是一个完美的旋转结构。这些小面关节通常位于水平面中，而C1、C2的解剖结构就是为旋转而设计的。

腰椎在解剖学上是为矢状面运动而设计的，胸椎是为额状面运动而设计的，而颈椎是为水平面运动而设计的，我们有一个令人难以置信的精巧结构可以实现三维的全脊柱运动。

也就是说，如果各部分都正常工作，脊柱就可以良好地发挥其功能。当系统的一部分运行不正常时，另一部分就需要弥补不足……问题就来了。

## 脊柱与肩关节活动度

在评估和治疗头、颈、上肢时，我们必须考虑相关的关节骨运动学。

现在，请坐在椅子上执行以下动作来理解这些概念。首先，坐直，因为你坐下后可能有点屈曲。为了双侧肩关节实现充分、不受阻碍的屈曲，我们必须让胸椎伸展；所以，将你的右臂伸过头顶，注意所涉及的伸展和旋转。

为了实现完全的单侧肩关节屈曲，我们需要胸椎在伸展的同时进行同侧旋转。在右肩屈曲的情况下，我们需要胸椎伸展和胸椎向右旋转。为了获得单侧肩关节伸展和内旋，我们需要胸椎屈曲和向对侧旋转（即向左旋转），通过将右手伸到背后来感受这一点。

现在，在胸椎屈曲的姿势下做同样的动作。你没有办法完成同样的完整动作，是吗？你可能会感到肩关节被撞击，甚至疼痛。你的脊柱在这个位置很僵硬，不能很好地移动。

基本上，我们需要胸部有良好的活动度才可以支持肩部的活动度。

为了获得适当的关节活动度，相关的骨骼动力学就要发挥作用。若在治疗时，我们只关注与疼痛相关的那一个关节，我们就可能遗漏大部分需要处理的问题。

以功能性动作筛查（FMS）的肩关节活动度测试为例，你可以比较运动员每一侧向后伸展的情况。如果有人在这项测试中表现不佳，但躺下时可实现肩外旋90度，内旋45度，那么限制活动度的因素很可能不是盂肱关节。问题很可能来自胸椎。

如果继续采用针对盂肱关节的干预措施，运动员可能会有所好转，但可能无法100%康复。仅仅安排一组肩关节练习或牵引关节可能会暂时缓解症状，但对发现问题的根源或恢复全部灵活性几乎没有帮助。

事实上，持续针对盂肱关节的治疗可能会导致其过度活动，进一步加剧问题。

我最近改变了对胸椎灵活性的治疗方法。我之前用过花生形状的网球工具，并建议大家自行松动胸椎，同时在练习计划中设置很多胸椎泡沫轴练习。我现在仍然使用这些工具，但非常谨慎，而且不是对每个运动员都用。请继续阅读下去了解原因以及替代方案。

## 胸椎与自主神经系统

后纵隔这个空间中包含了一些有趣结构，特别是交感神经干。

关于纵隔见图 8.8。

在解剖学上，交感神经系统主导胸腰区，而副交感神经系统主导颅骶区。

如果一个人胸椎扁平或胸椎后凸幅度减小，其后纵隔空间缩小。那么，留给交感神经干和神经节的空间就不多了，它们很可能会不断受到刺激。

这使运动员处于“紧急情况”状态。这些人最不需要的就是再刺激交感神经系统。

对于这样的运动员，我们实际上需要恢复其胸椎曲度。我们可以通过呼气储备量来做到这一点，从肺部呼出尽可能多的气体，并专注于节段性脊柱屈曲。

如果需要提高这些运动员的胸椎活动度，我们应该将重点更多地放在旋转练习（例如下面的那些练习），而不是强迫他们进行更多的伸展，因为他们已经被困在伸展状态中。

对于胸椎过度后凸的运动员，我们也可以选择通过松动术增加其伸展度。这样做的问题是，如果一个人已经处于交感神经主导状态，我们通过徒手治疗或花生形工具来强行增加伸展度的做法可能会对交感神经系统产生不必要的刺激。

我并不是说我不再使用这些疗法，我只是更谨慎地使用这些疗法，并且经常通过呼吸或旋转练习来恢复运动员的胸椎和肋骨的灵活性，而不是让其再继续伸展，减少后纵隔的空间，并导致交感神经进入更兴奋的状态。

可提升胸椎灵活性的练习如下。

- 扭转祈祷式（照片 8.11）
- 上犬式（照片 8.12）
- 下犬式（照片 8.13）
- 坐姿屈曲吹气球
- 站姿前锯肌深蹲

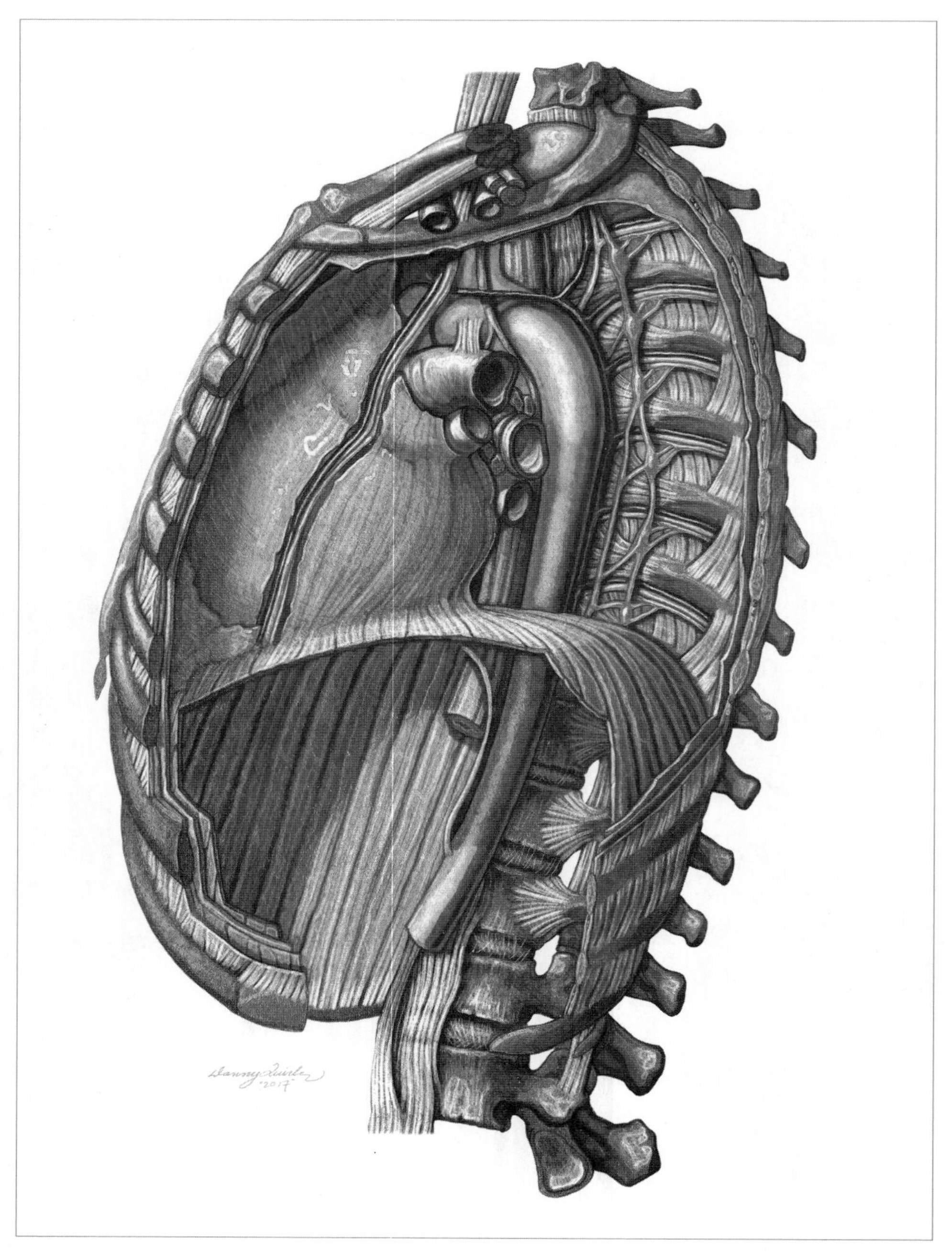




图 8.8 纵隔

纵隔是由底部的膈肌、前侧的心包、后方的 T5 ～ T12、外侧的胸膜，以及从胸骨角到 T4 的假想线形成的空间。

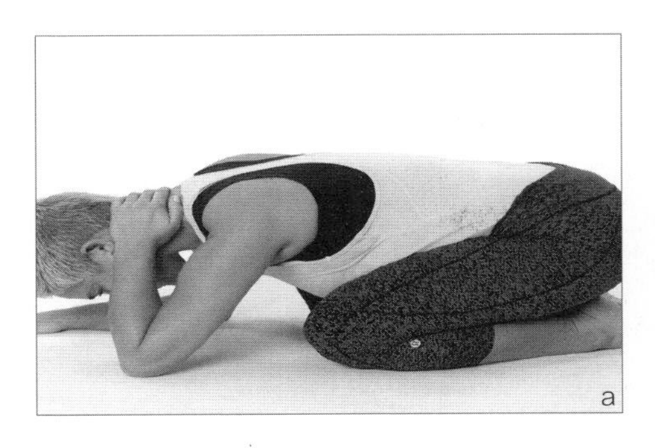


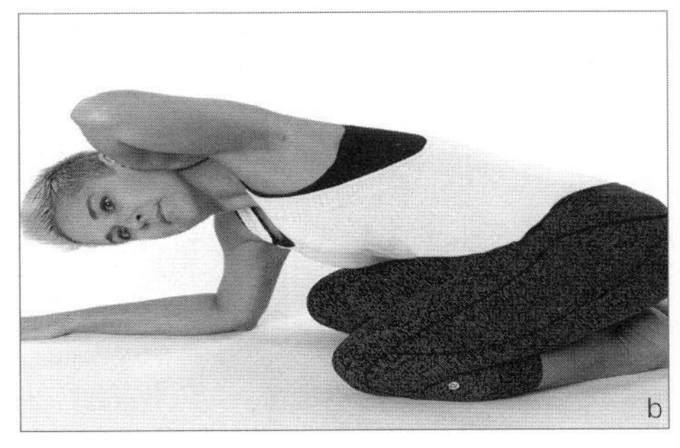


照片 8.11a 和 8.11b 扭转祈祷式

让运动员进入改版婴儿式姿势。膝关节屈曲、髋关节屈曲和腰椎屈曲均应达到最大限度；但是，可以根据需要使用辅助设备来实现这个极限姿势。

将一只手放在地面，放松两侧的肩关节。另一只手应放在颈部或头部后面。运动员的手肘转向天花板，视线随动作移动。

动作主要集中在胸椎，可以通过吸气或呼气来改善动作质量。然后回到起始姿势并根据需要向两侧重复旋转。

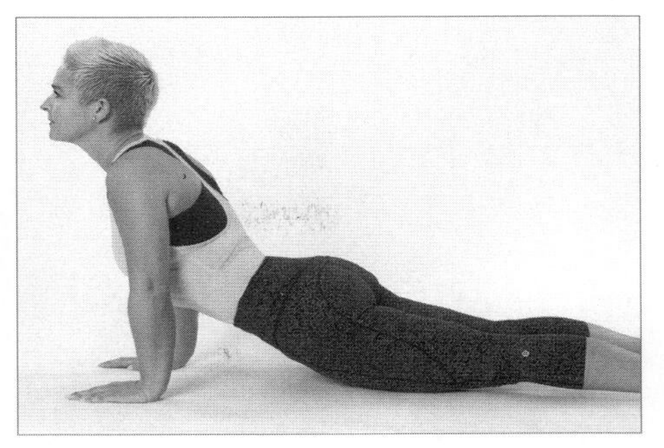

照片 8.12 上犬式

上犬式是一个经典的瑜伽姿势，通常与下犬式组合。以俯身平板支撑式（Chatturunga）作为起始姿势，这是一个身体放低的平板支撑姿势。让运动员用双手将胸部撑起，朝向前面的墙壁，眼睛看向前方。双手用力撑地，使肩胛带明显下沉。

运动员胸椎伸展，眼睛仰望天花板。运动时可以同时吸气，以优化动作质量。重心应该落在脚尖，大腿抬起离开地面。请注意，运动员的腰椎不要塌下，以免对腰椎造成过大压力，否则可能会导致下背部疼痛。

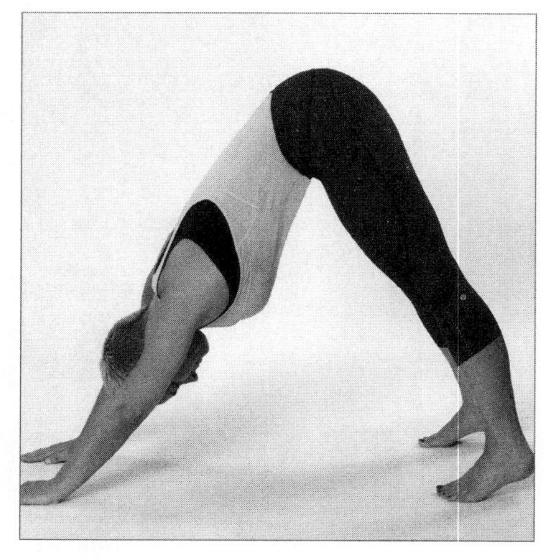

照片 8.13 下犬式

下犬式通常以上犬式为起始姿势，运动员通过双手推动，使髋关节朝天花板移动，并且身体出现三角形姿势，像山峰一样。胸部尽力压向双腿，使肩关节到达屈曲的极限位置，并且胸椎达到最大限度伸展。

整条后链的下半部都受到张力，运动员也会感觉到腘绳肌和小腿的拉伸。这个姿势也可以从双手支撑的高平板支撑姿势开始，运动员只需向后推进入所描述的姿势，然后向前移动即可恢复双手支撑的高平板支撑姿势。

最终，脊柱（特别是颈胸交界处和胸椎）和肩关节一起移动。如果脊柱不够稳定且活动度不足，上肢无法执行这些动作，那么肩关节就无法在日常生活的各种活动中表现出良好的灵活性。

## 通过髋关节发起动作

尽管深蹲已经被彻底地讨论、剖析过，但普通运动员仍然难以正确地执行深蹲。

我的第一次亚洲之行是在 2011 年。经过长途飞行并通过海关检查后，我做的第一件事是什么？去洗手间。

我走进女厕所，走到第一个厕格，打开门，看到地上有一个大坑。有意思。我去第二格，还是一个坑。第三格……一个坑。第四格，心爱的马桶。太好了！

排泄废物是人类的基本需求，与呼吸一样重要。那些亲眼看到过年迈的家人或生病的朋友失去这项基本功能的人一定清楚，人类的基本需求无法自理是多么痛苦。

接下来我们要很认真地谈论排便。我向你保证，这将是一个完整的故事，请继续阅读。

即使过程效率不高，身体通常也会弄清楚如何排便。试图站着排便会很困难。我们自然而然地进入深蹲模式来协助这个过程，创造腹内压力并协助消化道的蠕动，这使我们能够排出在消化过程中未被吸收的废物。

西方文化创造了一种装置来帮助这个过程：马桶。这种无处不在的装置相当于将地面升高，因此我们不必一直下蹲到地板，但这逐渐损害了我们下蹲的能力。

在凤凰城的一次瑜伽会议上，讲师说："我们是一个便秘的社群。"

这说得太对了。许多人出于多种原因难以排出废物，包括食用过多的加工食品，没有摄入足够的膳食纤维，以及没有找到适当的姿势来排出体内的废物。

继续讨论深蹲有助于排便的想法，蹲得更深应该能够促进排便过程[227]。如果改善排便，我们就可以摆脱更多的废物。如果我们摆脱更多的废物，我们就会减少腹胀、胀气和其他消化问题。

你有多少客户有乳糖不耐症、胃酸倒流症状或对麸质过敏体质？在韩国或中国，我们很难找到无麸质或无乳制品菜单是有原因的，其中一个原因就是深蹲的排便模式帮助了代谢的过程。当然，麸质和乳制品也不是他们饮食中的重要组成部分。

我们西方社会做了什么？我们创造了马桶，这样我们就不必蹲下来排出废物，然后意识到这可能不是最好的主意，所以让我们创造另一个工具来回到正确的蹲姿——马桶垫脚凳（Squatty Potty）！

这是一项了不起的发明，它将我们带回深蹲的本质，它能促进消化系统健康，我们需要依靠它解决无数内脏和肌肉骨骼问题。

髋关节灵活性对腰椎健康至关重要。如果我们没有适当的髋关节灵活性来执行排便等必要功能，我们将从其他地方获得灵活性，因为这种身体功能是我们必需的。作为代偿，我们只能将髋关节向外旋转，将腰椎弓起来。

我并不是说腰椎不应该屈曲——当然应该。基于腰椎小面关节的解剖结构，腰椎有精巧的设计，可执行屈曲和伸展。但是，脊柱必须屈曲是因为髋关节或胸椎缺乏足够的灵活性。

髋关节的精巧设计是为了执行旋转，髋关节是我们产生爆发力的起点，这将在从第177页开始的“基础进阶运动表现”一章中详细说明。

如果髋关节和胸椎旋转受限，这个动作就会由腰椎来执行，这是一种代偿机制，但效果通常不会很好，尤其是对L5和S1节段，最终导致腰椎区域过度活动，椎间盘和小面关节退化。

髋关节和胸椎的灵活性对腰椎的健康至关重要。

## 足踝功能

足踝功能是运动员需要解决的另一个问题。我们从弗拉基米尔·扬达（Vladimir Janda）的研究中得知，在枕下、骶髂关节和足部，本体感受器高度集中[229]。我们的双脚始终与地面接触，可以将地面的信息进行采集和积累，并传入神经系统中。

我们的输入系统（包含感觉信息）

可以直接影响我们的输出系统（即运动输出），这意味着感觉输入决定了运动输出。如果我们的感觉输入减少或不正确，我们的运动输出将出现错误或者效率低下。在从康复到恢复运动表现的过程中，我们必须关注运动员的足踝功能。

2011 年，赤脚训练激增，这在很大程度上归功于克里斯·麦克杜格尔（Chris McDougall）的优秀著作《天生就会跑》（*Born to Run*）。每个人都穿着 Vibram 五趾鞋或运动平底鞋，不仅穿着去训练，而且还去逛商场、上班，以及去通常会穿着传统鞋子的各种场合。

当我和 EXOS® 的同事一起深入研究时，我们在 1905 年的《美国骨科手术杂志》（*American Journal of Orthopedic Surgery*）上发现了一篇名为《赤足人群和穿鞋人群的足部比较研究结论》（*Conclusions Drawn From a Comparative Study of the Feet of Barefooted and Shoe-Wearing Peoples*）的文章，你都无法想象我们当时的喜悦[230]。

文章表明，穿极简鞋或赤脚行走在运动表现界并不是一个新概念。一百多年来，人们都知道穿鞋虽然有很多好处，但也有它的缺陷。文章中的图片比较了从未穿鞋的人与穿鞋的人的脚，两者显示出惊人的结构差异。

拇趾的长轴线应该平分脚跟。脚趾应该是脚最宽的部分。足弓不应该贴地（图 8.9）。

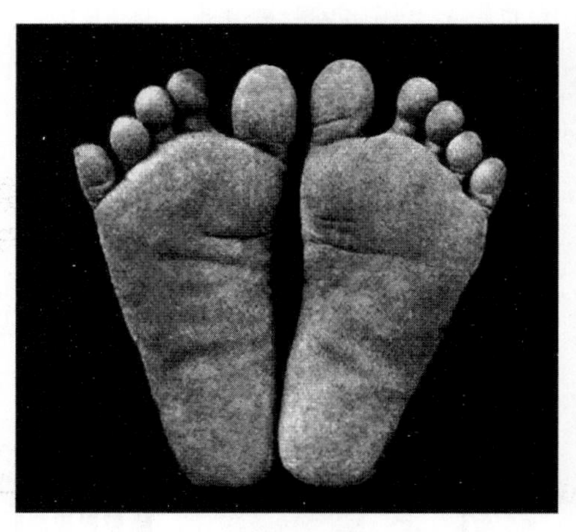

**图 8.9 “正常”足部的特征**

虽然鞋子是一个绝妙的发明，可以保护我们的脚免受生存环境影响，但它们也产生了不自然的压力，改变了足部的结构和功能。

请注意，从这张 1905 年的尼格利陀人（Negrito）成人图像中可以看出，脚最宽的部分应该在脚趾处，脚趾分开，足弓处的皮肤有褶皱，并且拇趾的外侧的长轴线平分脚跟。

在现代，我们的脚常常不是这个样子的，而是足弓扁平，拇趾朝向前方，其余 4 个脚趾不能外展的。

显然，我们开始穿鞋之后，我们的脚就不是这样了。

穿鞋也不全是坏处。鞋子保护我们的脚免受外部环境的影响。然而，我们的文化从赤脚变成了穿着鞋子，而且其中大多数鞋子的鞋跟都被垫高。随着鞋子的这种变化，我们的足部结构和功能发生了深刻的改变。

我们应该穿鞋头较宽的鞋，这样可以让脚趾自然张开，并且是没有抬高脚跟的平底鞋。如果运动员在训练时习惯了穿有较高鞋跟的鞋，你可以让其逐渐降低鞋跟高度甚至是穿平底鞋。

然而，这种适应需要时间，很少有人能回到从不穿鞋的状态。为了成功过渡到穿极简鞋或赤脚行走，我们首先需要让我们的脚、小腿、髋关节和下背部做好准备。

这就是足部护理计划发挥作用的地方。就像任何动作模式、姿势或外部器械一样，我们的鞋子本质上没有任何问题。类似于当我们无法摆脱一个动作模式，或不能很好地从一个动作模式过渡到另一个动作模式时，随着时间的推移，问题就可能会出现。

并不是说人们永远不应该穿鞋。但是，不能每天都穿着它们，而且在穿过它们之后，需要在第二天做一些足部护理。

我使用的策略之一是缩足运动。“缩足”的概念是由弗拉基米尔·扬达（Vladimir Janda）提出的，是你需要向运动员传授的重要理念。

缩足状态让我们可以激活足底内部的小肌群，使得其他的足部肌肉（例如趾长伸肌或趾长屈肌）无须承受压力和过劳。缩足让足底内部的小肌群能够支撑自然足弓，也可以改善平衡[231]。

恢复第一跖骨的正确位置也很重要。这对于穿着防滑钉鞋的运动员和把脚塞进尖头鞋的人来说尤其重要。

挤压脚趾会导致第一跖骨向内侧偏移，通常会产生拇囊炎。当我们患上拇囊炎时，我们不能正确地将力从脚跟转移到脚掌；足弓会塌陷，进一步加剧代偿。

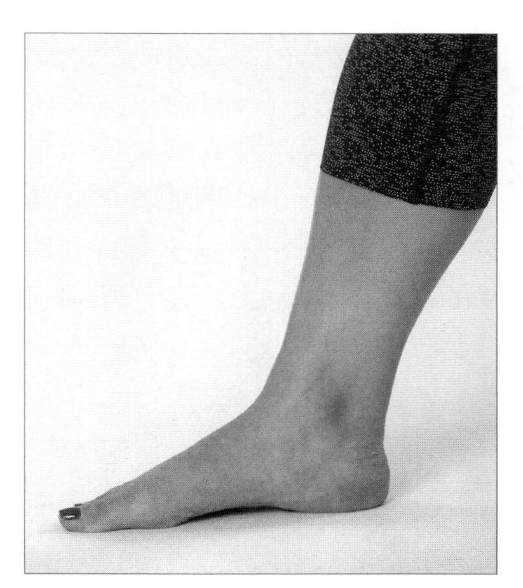

**照片 8.14 缩足练习之前**

注意足部扁平姿势和胫骨远端的内旋姿势。

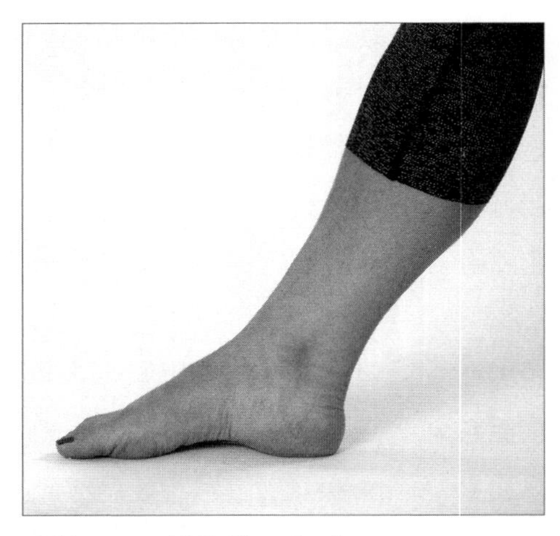

照片 8.15 缩足练习之后

要求运动员通过让脚跟向脚趾方向靠近来实现缩足。

这个动作将在足弓下方形成一个凹处，使足弓处的皮肤形成褶皱。胫骨远端向外旋转，这有时是运动员更容易观察到的。脚趾应保持放松，在缩足练习中应能够在不抓地的情况下移动。如果脚趾抓地，则是在使用趾长屈肌来维持足弓，而不是我们试图激活的短的足底内部小肌群。

重新调整第一跖骨和拇趾的位置对恢复足部的正常功能是非常必要的[233]。我发现使用 Yoga Toes®（照片 8.16）是一种好方法。

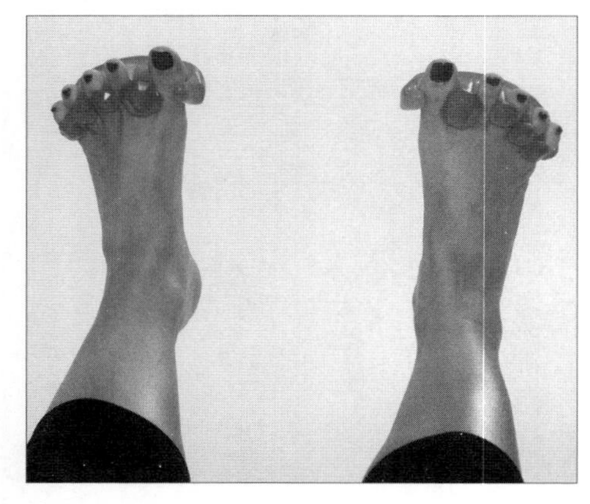

照片 8.16 Yoga Toes®

Yoga Toes® 或类似器材可以将脚趾拉伸成外展状态，能使拇趾回到中立位置。

可以每天坐在椅子上戴着脚趾分离器一段时间，从大约持续 5 分钟开始，慢慢延长到 30 分钟，这样可以拉伸通常整天被束缚在鞋子里的足部。

一旦脚趾恢复了灵活性，足底的小肌肉就有空间来完成自己的工作，从而激活这些肌肉重要的本体感受器，并增强其力量。

你不会在本书中找到很多具体的产品，然而，当我发现一款与众不同的工具时，我会介绍它。我几乎向所有患有足踝功能障碍的运动员推荐 Yoga Toes®，例如无法进行缩足练习或第一跖骨位置不佳的运动员。运动员每天佩戴它们长达 30 分钟，其足部慢慢开始发生变化。

在使用这些脚趾分离器后，我看到许多运动员控制足底内部小肌群的能力和足部疼痛的问题有了巨大的改善，这就是为什么我向运动员推荐这个工具。

一旦拇趾回到中立位置，我们的下一个目标就是改善第一跖趾关节伸展。为此，好的方法是使用原始姿势（archetypal postures），菲利普·比奇（Phillip Beach）在他的《肌肉和经络》（*Muscles and Meridians*）一书中对此进行了详细介绍[234]。

虽然当你第一次使用这些姿势时，会感觉它们不像是休息姿势，但每天练习几次，随着时间的推移，静态休息姿势会使你的足部灵活性、稳定性和整体功能产生巨大的变化。

## 临床锦囊

如果你激活了臀中肌，足底内部的小肌群会被激活并做出缩足的动作，或者做出一个由足底纵弓有力支撑的动作。臀中肌激活和足部功能有密切的关联。

我经常使用照片 8.17 中显示的跪坐姿势作为静态姿势练习。

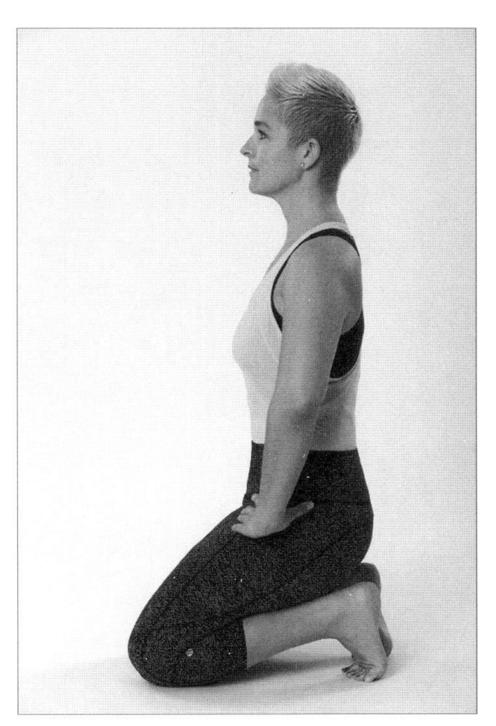

照片 8.17　跪坐姿势

跪坐姿势要求达到最大限度的脚趾伸展并充分拉伸足底筋膜，还需要完全的踝关节背屈、完全的膝关节屈曲和髋关节屈曲。达到这些极限活动度对人们来说通常是痛苦的，因为他们的这些关节已经无法达到完整活动度。

在该姿势中，运动员跪在地上，脚趾弯曲，使得第一跖趾关节背屈和踝关节背屈达到最大限度，并且完全屈膝和屈髋。

坐直，这需要腰椎稳定性和胸部活动度来保持躯干至少处于中立位置，以免向前跌倒。由于髋、膝、踝或足部的问题，许多运动员无法保持这个姿势。

随着时间的推移，我们的关节活动度下降。由于没有利用完整的关节活动度，关节的功能会出现问题，僵硬和关节退化开始出现。随之而来的是疼痛，通常会对关节活动度造成更大的限制。这是一个可怕的循环，只要我们不失去开始和保持菲利普 • 比奇（Phillip Beach）所描述的一些休息姿势的能力，那么陷入这个循环是可以避免的。

最后，按摩在足部护理中很重要。无论你是否相信反射疗法（即基于手足反射点概念的按摩），按摩和松动足底都有很多好处。

单纯从生物力学和筋膜方面的原因考虑，足底的组织需要具备弹性来维持正常的绞盘机制（Windlass mechanism）。

希克斯（Hicks）于 1954 年首次提出了足部绞盘机制的概念，它是正常足部功能的一个必要组成部分，用于支持整个足部进行适当的重量转移。保持组织的柔软性是该功能的重要组成部分[235]。

以下的练习和工具有助于消除足部软组织僵硬并激活足底内部的小肌群。

使用不能压扁的硬球会导致软组织瘀伤、疼痛和其他问题，因此请首先使用较软的可压扁的球提供所需刺激，比如吉尔・米勒（Jill Miller）的 Yoga Tune Up 理疗球。你可以帮助运动员以此为起点建立耐受度。

- 缩足，如照片 8.14 和 8.15 所示
- 脚趾展开（照片 8.18）
- 其他脚趾动作——第一跖趾关节伸展，第四脚趾屈曲；以及第一跖趾关节屈曲，第四脚趾伸展（无图示）
- 滚球（照片 8.19）
- 跪姿（照片 8.20）
- 牛仔跪姿（照片 8.21）

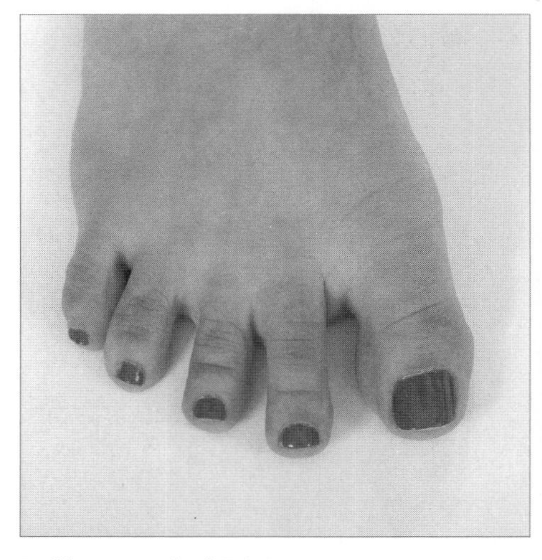

照片 8.18 脚趾展开

有能力外展脚趾是一项至关重要但经常失去的技能。通过外展脚趾，运动员可以激活足底内部较小的肌群，这些肌肉有助于支撑足弓，以便适当地吸收作用力和产生力量。

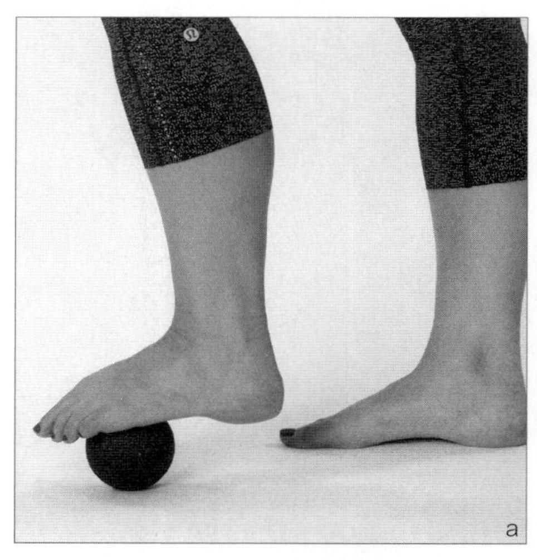

照片 8.19a 滚球

将用筋膜球滚压足底添加到足踝功能练习中可以获得多种好处。僵硬足部的活动度改善将有助于足部从包括步行在内的所有活动中吸收作用力。

刺激足底会刺激 L5 和 S1 神经，并可能有助于缓解下背部疼痛。

增加疼痛压力阈值也会减轻局部的足部疼痛。

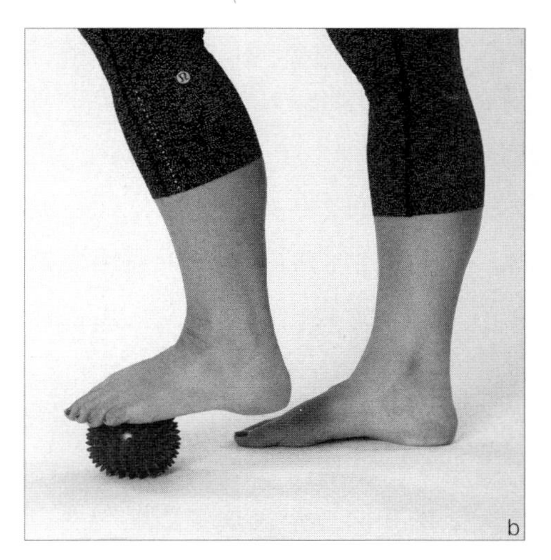


照片 8.19b 滚球，使用尖钉球

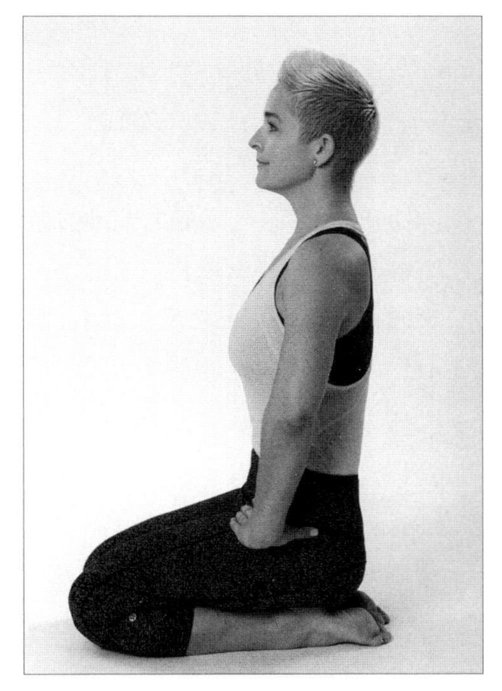

照片 8.20 跪姿

跪姿类似于跪坐姿势，两者区别在于脚趾的位置。在跪姿下，脚趾没有弯曲——人坐在脚上面，踝关节完全跖屈而不是背屈。

运动员可以通过在膝关节下方放置枕头来支撑这种姿势，以减轻膝关节极限屈曲引起的不适，然后逐渐进阶至完整姿势。

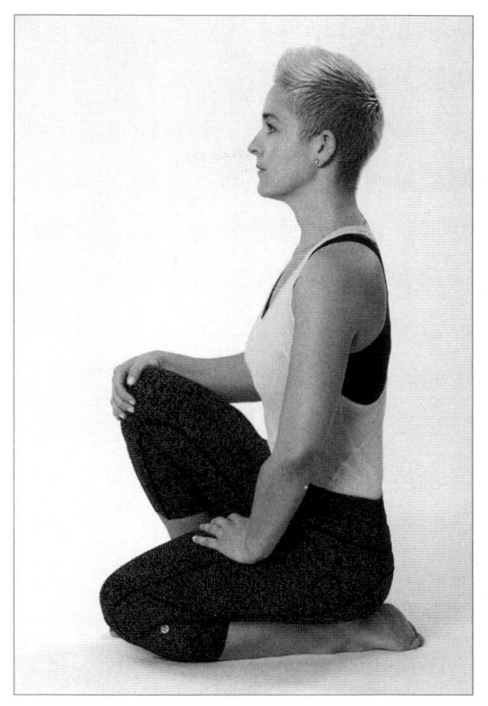

照片 8.21 牛仔跪姿

牛仔跪姿是一条腿采用跪姿，另一条腿完全屈曲。这种姿势应该是稳定和舒适的，过去人们一直使用这种姿势来完成在身体前方执行的工作。

## 教育

纳尔逊 • 曼德拉（Nelson Mandela）说：“教育是我们可以用来改变世界的最有力武器。”我非常认同这句话。

痛苦是可怕的。当人们感到疼痛并失去正常动作功能时，他们会感到恐惧——害怕自己永远无法摆脱疼痛，永远无法恢复完整的运动能力或摆脱当前状态。他们觉得大祸临头，想到了他们能想到的最坏情况。这反过来又增强了疼痛感知[236]。教育可以消除大部分恐惧，因为教育对未知事物给予解释。

在我们界定了一个问题之后，我们可以制定一个计划，这样运动员就可以朝着一个目标努力。在从康复到运动表现的旅程中，我们必须让运动员了解可能的诊断结果和我们为其创建的路线图。

一旦运动员理解了计划，他们就可以接受并成为计划的积极参与者。他们不仅可以控制过程，还可以控制可能的结果。

运动员讨论过去的手术时往往并不知道做了什么或手术可能对伤病有何影响。他们不确定哪些结构“被修复”，或者是什么帮助他们进一步恢复运动表现。

在我的工作实践中，我几乎每天都会拿出一本解剖教科书或一个应用程序来向运动员说明他们为什么会有那种感受。这消除了他们脑海中的疑问，并有助于使感受变得形象化。一旦他们能够将自己的感受与我所描述的内容联系起来，便会恍然大悟。我常常听到这样的话：“难怪会痛。我可能需要停止这样做。”

教育还让人们更清楚地了解自己可以做什么。当人们获得知识并能够积极参与训练时，离开诊所或健身房后，他们可以在当天剩余的 23 小时内努力解决自己的问题。

这让他们不再期待仅仅依赖专业人员去解决他们的问题，同时明白他们有能力治愈自己。这是我们可以送给受伤运动员的最佳礼物之一。

## 小结

无论我们处于康复和运动表现之间的什么位置，这些都是我对每个运动员的考虑因素。姿势、呼吸、胸椎、髋关节灵活性、足踝功能和教育等是我在临床和运动表现方面的实践基础。

帮助已经在忍受疼痛的运动员解决这些问题将显著影响其整体健康水平。预防这些领域的问题将帮助许多运动员免受很多痛苦。

在运动生涯的早期监测这些因素也可以防止身体随着年龄的增长和对变化的适应能力下降而出现问题。

当你不确定该怎么做时，回顾这些基本要素应该能帮助运动员顺利走上健康和系统平衡的道路。我们应该先解决好这些基础领域，再进入“架起桥梁”连续过程中基于运动表现的方面。

# 第 9 章 基础运动表现

我们需要对疼痛患者做的第一件事就是帮助他们摆脱疼痛。接下来，通过针对局部动作的练习，确保他们了解受伤的身体部位，并将其与身体其他系统连接起来。

在这个过程中，我们要确保正确的肌肉在适当的时间被激活——这是神经运动控制。我们要考虑神经系统及其处理感觉信息的方式——这是躯体感觉控制。而且，我们会考虑所有可能在这个过程中发挥作用的身体、心理和社会方面的因素——这是生物心理社会因素。

我们知道身体会在疼痛的情况下改变其动作的输出。因此，当某人处于疼痛状态时，几乎不可能训练运动技能或力量。但是，一旦我们控制了疼痛，就必须对受伤部位进行局部力量训练。

请参阅第 4 章的第 58 页，弗洛伦丝·肯德尔（Florence Kendall）对局部肌肉功能和力量测试的概述。局部肌肉组织的基本力量是任何类型的基础运动表现或全身力量的基础。一个人如果在身体局部出现力量不足，其整体力量也会不足。

一旦我们重新建立了局部动作的力量，就应该将注意力转向重建基本运动表现能力。正如壶铃训练先驱帕维尔·察苏林（Pavel Tsatsouline）所建议的，我们需要首先以力量为目标。

当患者具备足够的力量执行某个运动项目所需的活动时，我们就可以将通用运动能力（如加速和减速）以及运动专项技能添加到训练计划中。

本章将重点放在整体的力量和爆发力上，还将讨论如何应用周期化的概念来制定和实施结构化的、以目标为导向的恢复时间表。

关于运动员受伤后重返赛场的不同阶段见图 9.1。

## 认识超量恢复原则

在谈到运动表现或日常活动（例如搬家时打包）时，每块肌肉都必须具备相应的基本能力来执行我们要求它完成的任务。

我们需要募集的肌肉是否有能力充分发力来抵抗重力和阻力？

在标准的徒手肌力测试期间，每

块肌肉能否都达到5分（满分）的基本力量执行测试[237]？如果不能，我们需要做一些基本的力量训练。如果不具备基本的力量，我们就无法进行速度或爆发力训练。

如果运动员还没有准备好进行阻力训练，那么就很难增强力量——或者就伤后康复而言，很难重建力量。

在“架起桥梁”过程中，要注意受伤的身体部位可能还没有准备好进行阻力训练，但通常还有其他部位能够接受力量训练。训练计划应侧重于最大限度地维持或增强未受伤部位的力量，同时保护受伤组织。因此“架起桥梁”模型不是一个连续体，而更像是在运动员重返赛场之前要完成的目标清单。

要实现力量增长，我们需要理解和运用超量恢复(图9.2)的基本概念。超量恢复是一个过程，首先需要引入训练负荷，然后观察身体对这种负荷的反应和恢复情况。超量恢复的核心意义在于适应渐进式训练负荷。

在训练过程中施加压力后，运动

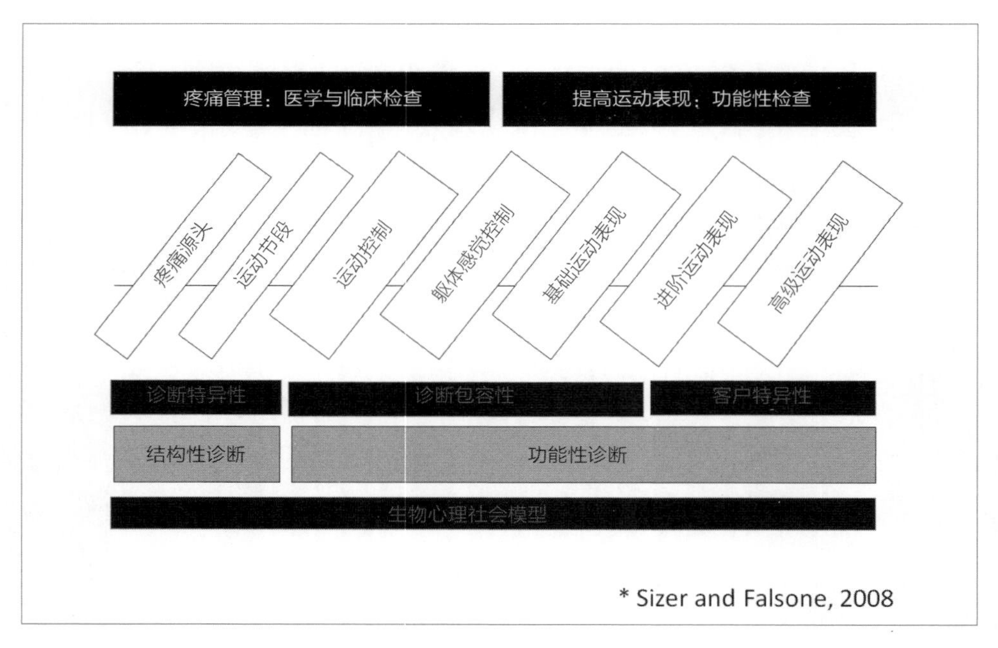


图9.1 “幻灯片”

此图展示了本书的概念结构。它说明了运动员受伤后重返赛场的不同阶段。

这不是一个真正的连续过程——运动员不必经过一个阶段才可以进入下一个阶段，几个阶段可以而且应该同时发展。但是，运动员必须解决所有这些问题，才可以制订全面的重返赛场计划。

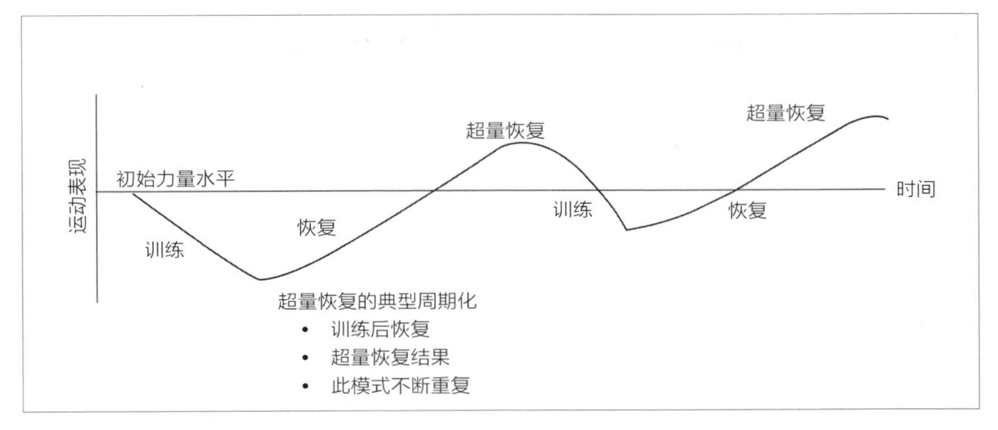


图 9.2 超量恢复

每个运动员在训练模型中都会追求超量恢复。训练中需要对系统施加压力才能看到变化。然而，如果不给身体时间去休息、恢复和适应施加的刺激，就不能持续给系统施加压力。

这种对压力的积极适应被称为“超量恢复”，可以通过详细、周全的运动表现训练计划来实现。

表现会立即出现生理性下降。

随后是恢复期。

然后，身体会适应并在后续的训练或比赛中以更高的效率和更大的爆发力输出执行动作。这是由于身体管理压力的能力有所提高，以及在接受先前的刺激后，身体在恢复时发生了生理变化。

如果选择合适时机，就可以在此前建立的基础上继续进行训练，这时我们可以对运动员施加更强的训练压力，使其身体的组织变得更大或更强壮。如果过早引入下一个刺激，身体无法恢复，运动员可能会过度训练（实际上这是恢复不足的表现），导致负面的生理效果。

## 优先考虑有计划的恢复

有计划的恢复是需要与运动员讨论的一个重要概念，在伤病恢复时更是如此。运动员在心理上始终是倾向于“练得更多”。

当运动员受伤并不得不在替补席上看着队友训练和比赛时，他们会觉得自己落后了。当他们在追赶进度时，在训练中甚至比没有受伤时练得更多，这在他们看来是非常正常的。

为康复中的运动员规划主动恢复日或休息日对心理健康至关重要。为运动员提供一周的计划大纲，这样做可以使其对可控因素有所了解，并在一周的康复过程中有一定的自主权。

当受伤的运动员由于无法正常进

行训练和比赛，而面临在时间管理上的难题时，要让他们对自己的康复计划有所了解，这对于正处在从康复转换到运动表现阶段的运动员来说是非常有必要的。

康复中的运动员通常只想完成更多的训练。然而，每次训练后需要有充足的恢复，不遵循这个生理原则将无法产生积极的效果。如导致不必要的疲劳，并因过多和过早地让愈合组织承受负荷而增加再次受伤的风险。

安排休息日或主动恢复日将有助于推进运动员的身体康复过程。如果身体在继续修复损伤的同时还要适应新的训练负荷，就非常有必要安排这个恢复过程。

这就会应用到力量与体能专家认证（CSCS）等包含力量训练的认证课程中的基本概念。我们需要了解相关基础知识，以应用在生理上合理的方法来帮助运动员取得成效并重返赛场。

以下几个要点属于总体概念，丹・约翰（Dan John）、迈克尔・博伊尔（Michael Boyle）、帕维尔・察苏林（Pavel Tsatsouline）和马克・费斯特根（Mark Verstegen）等体能训练专家可以提供关于力量和体能训练主题的更多细节。

## 肌纤维基础知识

### Ⅰ型

身体有不同类型的肌纤维，它们各自对不同的运动刺激做出反应。第一种是Ⅰ型慢肌纤维，其可产生低爆发力输出，但具有高抗疲劳性。运动员可以通过低强度的有氧运动（通常是大训练量的）、较低负荷的阻力训练，以及步行去买咖啡、徒步旅行或骑自行车上班等日常活动来募集和刺激它们。

与其他类型的纤维相比，Ⅰ型慢肌纤维较细，其生长潜力不如Ⅱ型快肌纤维，并且其运动神经元较小。然而，它们具有很高的线粒体密度和丰富的毛细血管，因为它们需要大量持续的血流。

与Ⅱ型快肌纤维相比，Ⅰ型慢肌纤维的磷酸元供应量和糖原含量也较低，但由于它们的目标是完成持续更长时间的运动，因此会储存更多的甘油三酯。

### Ⅱ-A型

接下来介绍用于持续爆发力活动的Ⅱ-A型快肌纤维。它们的抗疲劳能力不如Ⅰ型慢肌纤维，但由于具有适度的糖原储存，它们比Ⅱ-B型疲劳得更慢。

与Ⅰ型慢肌纤维一样，Ⅱ-A 型快肌纤维的肌红蛋白含量较高，有许多毛细血管和线粒体。Ⅱ-A 型快肌纤维的收缩速度快，具有肌球蛋白的 ATP 酶活性，使其最适合同时使用无氧和有氧糖酵解能量系统并需要反复爆发性快速活动的运动项目，例如橄榄球、篮球和足球。与Ⅱ-B 型快肌纤维一样，Ⅱ-A 型快肌纤维比Ⅰ型慢肌纤维具有更大的生长潜力[238]。

### Ⅱ-B 型

Ⅱ-B 型快肌纤维，用于产生高水平的力量、爆发力和速度，但耐力较低。这类肌纤维被募集来进行持续时间很短的高强度爆发力活动，例如最大或接近最大重量的举重和短距离冲刺。

它们不使用氧气作为燃料，与其他肌肉类型相比，其毛细血管和线粒体密度较低，肌红蛋白含量也较低。由于需要进行快速收缩和高爆发力输出，Ⅱ-B 型快肌纤维会迅速耗尽其大量糖原储存。

## 肌纤维和“架起桥梁”

Ⅱ-A 型快肌纤维能够发展出与Ⅰ型慢肌纤维相似的特征，或者更倾向于Ⅱ-B 型快肌纤维的特征，这取决于训练的具体安排[239]。伤后康复中的爆发力型运动员在这方面可能受到不利影响。在康复过程中，动作通常缓慢且受到限制，这种刺激使得Ⅱ-A 型快肌纤维在外观和行为上都更像Ⅰ型慢肌纤维。

这使得发挥爆发力作用的肌纤维减少。这种生理适应使得运动员产生爆发力和快速动作的能力自然下降。

因此，Power Plate® 等全身振动机在康复过程中非常有用。站在振动台上的时候，身体不能选择性地募集肌纤维——所有的肌纤维都会受到刺激。

当在 Power Plate® 上进行缓慢、受控的自重活动时，运动员可以同时刺激Ⅱ-A 型和Ⅱ-B 型快肌纤维，在生理层面上提高产生爆发力的能力[240,241]。

## 肌肉承受张力的时间连续体

### 肌肉增长与应用功能性肌肉增长

康复专家有时也无法理解负荷和肌肉承受张力的时间这两个基本概念[242]。

大多数康复临床医生喜欢在训练计划中安排 3 组，每组 10 次重复。他们习惯于这种方式，既可以控制节奏，又可以观察和指导动作。与运动员一起工作时，这是一个常用的训练安排。

这类训练通常每组持续 20 到 40 秒，并且对刺激的反应足以使肌肉获得功能性增长。

运动员增加了一点肌肉，但可能并不完全是恢复到受伤前状态所需要的肌肉。这是应用功能性增长（Applied Functional Hypertrophy），在肌肉承受张力的时间连续体中，这通常是大多数康复专家熟悉的东西。

然而，即使严格地坚持 3 组，每组 10 次重复，或任何其他预先设定的组数和重复次数组合，对于运动员重返赛场所需的力量而言仅仅是最低层次的要求。

一定数量的组数或重复次数可用于推进特定的运动表现目标，如爆发力或肌肉耐力，但这种方法只是阻力训练连续过程中的一步。

例如，在“3 组，每组 10 次重复”训练课中，每组通常持续 20 到 40 秒。这使得肌肉承受张力的时间刚好足以增强肌肉力量和促进肌肉增长，但效果并不明显。

为了帮助运动员恢复受伤前的能力，甚至达到更高的水平，我们需要超越自己习惯安排的某些组数和重复次数范围。我们需要考虑肌肉承受张力的时间[243]。

考虑一下：作为一名临床医生，你是否曾经帮助过前交叉韧带（ACL）损伤的运动员进行康复治疗并获得了非常好的效果？力量增强，动作测试良好，移植物愈合良好，运动员的韧带压力测试结果也很稳定。

然而，在康复结束时，这个人的一条腿虽然强壮，但与另一条腿相比，却显得有些肌肉萎缩。当运动员没有在肌肉增长阶段花费足够的时间时，就会发生这种情况，肌肉增长阶段的目标仅仅是帮助人们从与受伤相关的缺乏活动引起的肌肉萎缩中恢复过来[244]。

为了刺激肌肉增长，肌肉承受张力的时间必须相当长。肌肉增生通常由每组 9 到 15 次重复的训练来刺激，每组持续 40 到 70 秒。肌肉承受张力的时间达到这个长度就会促使肌纤维的实际大小增加，我们称之为肌原纤维增生。

### 相对爆发力

运动员希望在运动项目中提高运动表现，但并非力量越大越好。即使是美国职业橄榄球大联盟（NFL）锋线球员也需要在深蹲架上练习到一定的负荷后才会出现收益递减，具体是多重的负荷呢？400 磅（1 磅约为 0.45

千克，余同），或 500 磅？

这些运动员通常需要的是更大的爆发力，而不是更大的力量，更具体地说，是根据运动项目需求充分使用爆发力的能力。

力量是爆发力的变量之一——这并不是说力量不重要，但它不是万能的，尤其是在比赛时。最重要的是，运动员需要在非常短的时间内将力量表现出来，这也可以理解为爆发力的应用。力量和发力的时间缺一不可。

运动员通常以 1 到 10 次重复为一组进行爆发力训练，具体次数因练习动作而不同。当运动员试图提高爆发力输出时，无论要重复多少次，都需要每一次动作都用最快速度完成。

我们不应该考虑每组重复 6 次的训练，而是做 6 组，每组重复 1 次。通过强调这一点，运动员对训练会产生非常不同的心态，并且通常结果会是运动表现的提高。

以爆发力为中心的活动通常每组持续不到 10 秒。然而，传统的重复次数少、重量大的训练（例如硬拉、深蹲和奥林匹克举重）并不是我们所采用的与爆发力相关的唯一训练类型。

爆发力和速度耐力也很重要。通常在与其他练习一起按顺序进行的爆发力动作训练中，运动员执行的重复次数会比在专门的爆发力训练课中的次数更多，此时，耐力需求就出现了。这种训练与力量举相比较，负荷更小，但强度更高，训练量更大，这有助于提高运动员在更长时间内保持中高水平的爆发力输出的能力。

速度耐力则是与此类似的另一种情况，要求运动员进行几个末端释放式动作，进行组间安排时间较短的积极休息。

爆发力和速度耐力在橄榄球等团队运动项目中非常重要，这些运动需要反复穿插执行短时的高强度运动与低强度运动。这些技能要求也出现在自行车、极限长跑和游泳等多个学科中。

有关此主题的更多信息，请参阅布赖恩 • 麦肯齐（Brian Mackenzie）的著作《爆发力、速度、耐力》（*Power,Speed, Endurance*）。

#### 相对力量

除了将爆发力和速度耐力的概念纳入训练理念之外，考虑相对力量也很重要。当运动员在受伤后准备恢复运动时，你应该注意他们的力量与体重的比率，受伤停赛通常会对该比率造成负面影响。

当运动员进行有身体接触的运动

时尤其如此，因为他们需要施加力量和爆发力，并且在运动中与其他运动员有身体对抗。

每组相对力量训练为 1 到 5 次重复，持续时间少于 20 秒。

复习一下本部分中的训练术语。

- **肌肉增生**

  9 到 15 次重复

  每组 40 至 70 秒
- **应用功能性肌肉增生**

  6 到 8 次重复

  每组 20 至 40 秒
- **相对爆发力**

  1 到 10 次或更多次重复，具体取决于运动项目特征

  爆发力耐力——爆发力输出能力随时间的变化
- **相对力量**

  1 到 5 次重复

  每组少于 20 秒

专业人士若遵循这些阻力训练指南，就可以在与进入恢复运动阶段的运动员合作时根据需要调整训练计划，以补充在康复和运动表现之间缺失的环节。

特别是，这些指南可以有效帮助康复专家改变训练刺激，帮助运动员准备好回到力量房进行训练。

然后，力量和体能训练专家就可以安全地应用这些原则。

我在“架起桥梁”理念中看到的最大问题之一是，有些康复专家由于对这些概念的误解，害怕让运动员以不同的负荷和速度移动。结果，运动员去力量房训练时尚未为这些动作做好准备，并且因尝试太快移动太大的重量而受伤。

当康复专家了解肌肉承受张力的时间等概念时，沟通就会得到改善，并且可以向体能教练说明在训练过程中的具体时间点有哪些做法是安全的或不安全的。

这就有可能使运动员最终获得更好的训练效果。

**临床锦囊**

肌肉增生

- 9 到 15 次重复
- 每组 40 至 70 秒

应用功能性肌肉增生

- 6 到 8 次重复
- 每组 20 至 40 秒

相对爆发力

- 1 到 10 次或更多次重复，具体取决于运动项目特征
- 爆发力耐力——爆发力输出能力随时间的变化

相对力量

- 1 到 5 次重复
- 每组少于 20 秒

## 练习的器材和应用

在进行阻力训练活动时，我们可以选择多种器械。

哑铃、悬吊训练器（TRX® Suspension Trainer）、壶铃或药球都只是我们用来展现训练理念的工具而已。训练器材并不代表训练理念，只是一种工具。

相比基于训练器的举重，使用自由重量可以扩大运动范围，并且对身体内部稳定性的要求更高。在不同的姿势中，自由重量训练还会要求运动员有更好的本体感觉、位置感觉和平衡。

自由重量的概念有时在使用上存在一定的局限性，自由重量可以包括哑铃、杠铃、壶铃和任何其他不能像训练器那样将运动员固定到特定位置的工具。

训练器限制了关节活动度，并且提供了外部稳定性，因此消除了内部稳定性要求。这种额外的外部稳定性可能让人能够移动更重的负荷。

有人会说这很好，因为诸如腿举器械之类的设备为身体提供了更大的刺激来推动更大的重量，从而刺激相对力量的增长。

然而，也有人认为，如果没有内在稳定性，这样的力量不仅在运动场上无法运用，甚至还会带来危险。

尽管如此，当运动员在手术或受伤后无法使用肢体时，训练器就可以在“架起桥梁”的过程中派上用场。有了训练器，运动员或许可以安全地进行力量训练，而不必担心在尝试控制自由重量时受伤。

练习工具的选择权应该留给专业人士，由他们来决定何时以及如何在从康复到运动表现的连续过程中应用这些工具，就像在考虑普拉提或瑜伽等其他方法时一样。

## 练习选择的术语

近年来，力量和体能训练模式已经从训练肌肉和身体部位转向训练动作。单独的肌肉训练总是会有其发挥作用的时候，特别是在伤后康复过程的早期，当然也适用于术后的运动员。

在急性损伤或手术后，身体需要与受影响部位“重新连接”。我们需要通过偏向于某个部位的孤立练习来形成神经肌肉连接。

然而，随着运动员的康复进展到接近重返赛场的水平，涉及多个肌群共同参与的协调性动作训练会更有价值[245]。

在EXOS®将这一连续过程付诸实践时，我们创建了一个方便力量和体能训练与其他专业人士使用的沟通系统。这是我们为促进这一进程所做的最重要的事情之一。

针对想重返赛场的运动员，当时EXOS®的体能教练（目前是Munster Sports Performance的合伙人）肯·克罗纳（Ken Croner）和作为物理治疗师的我经常会反复讨论训练方案。

肯（Ken）：“他可以做这个练习吗？”

我：“不行。”

肯（Ken）：“这个练习呢？”

我：“可以。”

肯（Ken）：“这个呢？”

我：“不行。”

这种对话会一直持续到我们讨论完训练计划中的每个项目，确定运动员可以做什么练习。然后，肯（Ken）会写一个新的训练方案，我们再重新进行讨论，这个过程又会重演。

EXOS®的所有教练和物理治疗师都知道这是一个低效的过程。我们需要开发一种通用语言，可以对所有练习进行分类，以便医疗康复从业者和体能教练进行更有效的沟通。

大约在2007年，我们开发了以下术语，在此之前它们可能已经被使用过，也可能没有被使用过。当时，它们对我来说是新的，我们围绕这些术语进行了足够的讨论，这些术语在当时很可能不是主流术语。

无论如何，这些术语对我们的系统来说都是新的，并且被证明对运动员从急性损伤后阶段过渡到再训练，并一直到重返赛场的过程都非常有益。

我们应用的类别如下。

上肢的推与拉

- 水平或垂直
- 旋转
- 单侧、交替或双侧

下肢的推与拉

- 单腿或双腿
- 髋关节主导或膝关节主导

旋转

- 推进与稳定

**临床锦囊**

动作类型

上肢的推与拉

- 水平或垂直
- 旋转
- 单侧、交替或双侧

下肢的推与拉

- 单腿或双腿
- 髋关节主导或膝关节主导

旋转

- 推进与稳定

## 使用上肢类别

你是将负荷推离自己还是拉向自己？你这样做的时候是使负荷与地面平行还是垂直于身体（它是垂直的还是水平的）？你执行该动作时是用一只手臂做，两只手臂同时做，还是左右手臂交替做呢?

该描述几乎涵盖了所有上肢动作，同时我们认识到动作中也存在旋转成分。引体向上是一种垂直拉的动作，负荷平行于身体；肩推举是一种垂直推的动作，负荷与身体平行；俯卧撑是负荷垂直于身体的推的动作；等等。

使用这种简单的语言，物理治疗师可以对体能教练说："有肩关节撞击问题的运动员可以进行所有上身水平拉和外旋练习。"

这意味着运动员可以在这个运动平面上执行教练设计的任何划船练习变式，无须教练解释有关运动员的肩关节状态的大量专业术语，也无须体能教练解释在力量房中所有可能的练习。

教练可以根据执行练习的运动员来选择训练计划所需要的工具。在有效提高运动员力量和爆发力的同时，我们都很安心地知道我们负责的运动员正在安全地进行训练，其受伤部位没有受到刺激。

当我们推进康复连续过程，并且运动员越来越接近可以获得医生许可参加比赛的健康水平时，我们会加入垂直拉，然后是水平推和内旋等动作。

运动员的最后一步训练通常是过顶推。事实上，根据运动员的训练或日历年龄、伤病史、身体限制和当前的比赛状态，这类训练也有可能永远不会被列入训练计划。

由于使用了明确定义的术语，体能教练和医务人员都知道当时什么样的上肢训练是合适的。

## 使用下肢类别

下肢的推拉可能会让人有些困惑，因为有些人对其有不同的定义。在Athletes' Performance工作的时候，我们相对于重心来评估推或拉。你是把重量推离自己的重心，还是把重量拉向自己的重心？

根据这个定义，属于推的练习是深蹲或其任何变式，例如腿举。属于拉的练习将是硬拉类的练习。

下一个问题：你执行动作时是双腿在地上还是单腿？这个动作是膝关节主导（比如深蹲或腘绳肌弯举）还是髋关节主导（比如罗马尼亚硬拉）？

如果运动员患有膝关节前侧疼痛，我们可能会使用以髋关节主导的下肢活动。我们可能会从髋关节拉的动作开始，然后再进阶到推的练习。

当损伤的急性期过后，我们可能会让运动员用双腿做所有练习，最终会进阶到单腿变式。或者，我们也可能只让运动员用未受伤的一侧做单腿变式。

有了这个系统，力量和体能教练可以对每个运动员的训练都发出简单的指令，而不必先与医务人员商量每一个变式，后者可能无法随时了解所有可用的训练方式。

## 推进与稳定旋转活动

核心的稳定活动包括那些需要运动员对抗旋转力并保持稳定的活动。

与之相反的是推进类练习，需要运动员通过髋关节移动和旋转，将动力链概念运用到活动中。从康复的角度来看，运动员通常从稳定活动（照片9.1）开始，然后进阶到推进类练习（照片9.2，照片9.3）。

例如，格雷·库克（Gray Cook）的下劈与上拉练习。

下劈和上拉练习是一种稳定性训练动作，因为运动员试图对抗旋转力来稳定躯干。

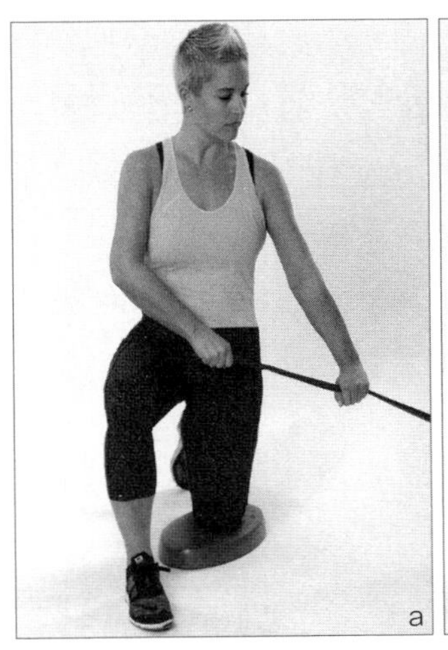


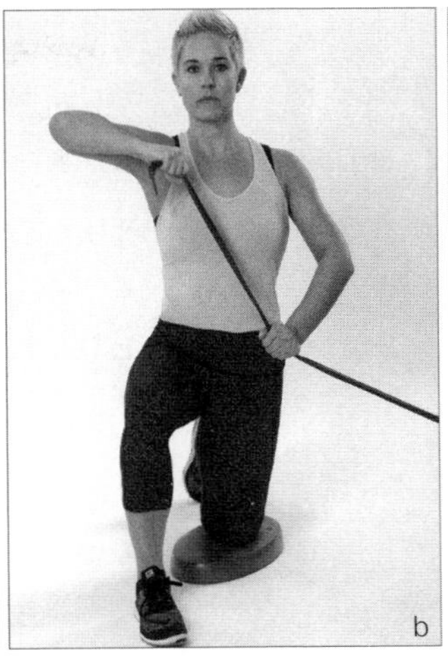


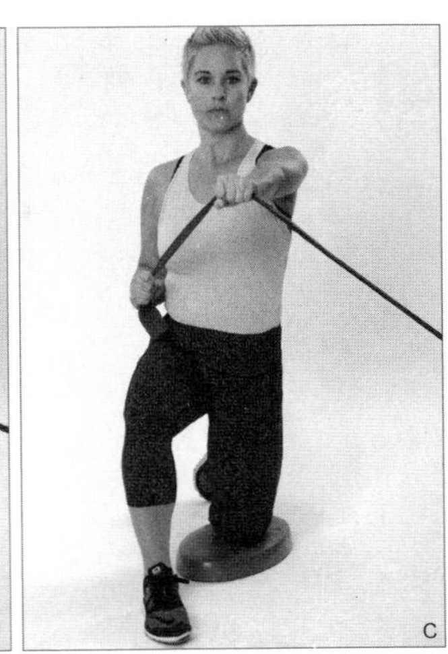


照片 9.1a ~ 9.1c 稳定上拉

在这个练习中，运动员可以采用多种下肢姿势，例如高跪姿、半跪姿或分腿站姿，通过改变支撑面大小来挑战平衡能力。

在上肢部分，先用外侧臂做单臂直立划船动作，再用内侧臂做推的动作。躯干不允许旋转，因为身体正试图抵抗旋转力而保持稳定。

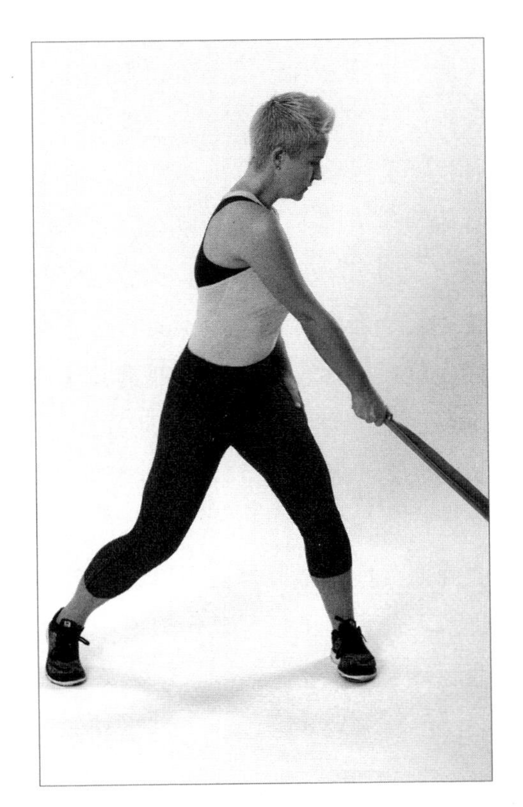

照片 9.2 旋转划船，起始姿势

在这个练习中，动作的目标是整体旋转。虽然腰椎仍然要求保持稳定，但肩关节、胸椎、髋关节和下肢的旋转是允许的。

该运动员正在尝试从这个侧身的基础姿势开始进行旋转运动。

下臂练习有助于运动员对抗赛场上可能造成伤害的作用力，而上拉练习则可以帮助运动员产生运动所需要的旋转爆发力。

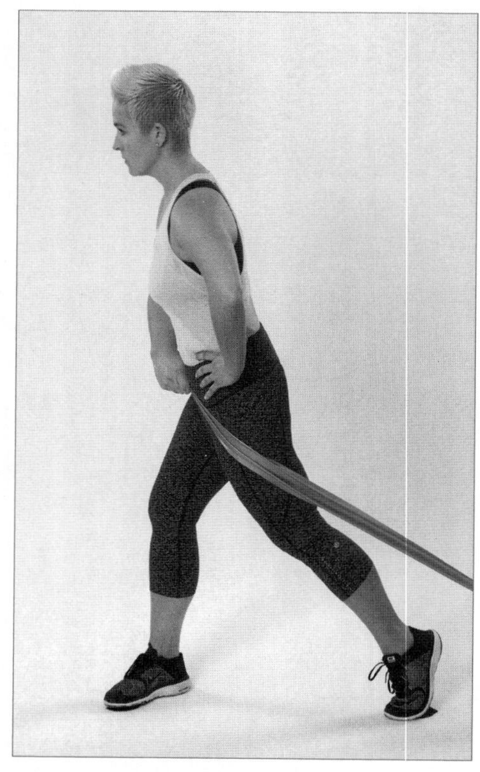

照片 9.3 旋转划船，结束姿势

该练习的结束姿势可以采用多种上肢姿势，例如，图中所示的单臂拉到对侧髋部，或者双手从低位开始并以过顶推的动作结束。后腿在练习中进行外旋和伸展，而前腿在练习中则进行内旋。

稳定上拉是一种稳定性练习——运动员移动上肢，同时防止躯干旋转。

旋转划船是一种推进类型的练习。运动员必须在腰椎处于中立位并稳定的情况下，做出上肢、胸椎和髋关节的综合旋转动作。

抵抗旋转力量的稳定能力以及主动产生旋转力量的能力都是运动员重返赛场前必须掌握的关键动作。

## 其他训练变量

可调整的训练变量有许多，但我们将重点关注与运动员表现和健康有关的变量。

训练年限不同于日历年龄。35 岁而从未受过训练的人是新手受训者。22 岁的Ⅰ级（Division Ⅰ）大学运动员很可能是一名中级甚至是经验丰富的受训者。从计划设计的角度来看，在确定其他训练计划变量（例如频率、密度、训练量和强度）时，需要考虑训练年限[246]。

新手运动员通常需要发展所有的身体素质。他们通常可以适应大多数刺激并通过重复来学习。虽然他们的整体训练能力很弱，但不要将这一点视为负面因素，因为他们通常会比训练有素的运动员进步得更快。

想想你停止训练的那段时间。当你重回正轨时，你可能会因为简单的锻炼而筋疲力尽。体能下降的特点在于不需要太多的锻炼就可以有很好的锻炼效果。

当训练不足时，人们几乎会对任何刺激都做出反应。

中等水平运动员就好比是在为比赛打造赛车。对于这些运动员，你需要应用更高级的周期化概念，以确保其对刺激做出反应。你可能还需要使用不同的刺激来培养运动员特定的素质，例如经常改变计划，这样运动员的身体就不会因刺激保持不变而进入平台期。

高水平运动员就好比是在对赛车进行微调。这些运动员需要非常精细的训练计划设计，刺激可能会经常变化，因为他们会很快适应新的训练变量。

训练量是完成的训练或做功的总量，例如时间或距离。这可以是连续的 5 000 米跑步，也可以是将 1 500 米跑步分成多个 150 米跑步，每个 150 米之间安排积极的休息。

训练强度表明训练的努力程度，通常以已知最大值的百分比来衡量。例如，挺举训练可能被认为是运动员最大强度能力的 95%。

训练频率指进行训练的频繁程度。

训练密度通常表明在特定时期内完成了多少练习，例如：尽可能完成更多次数或组数。

新手运动员每周可能只训练 2 到 3 次，使用较低的负荷来学习动作技术，并且可能需要 1 个小时才能完成训练。

中等水平运动员每周可以进行 4 到 5 次相同的锻炼，以更高的负荷和不同的速度进行。他们可能只需要 45 分钟就可以完成这种强度较高的锻炼。

在第二个级别中，训练频率、强度和密度都增加了，但单次训练的总训练量可能相同。如果在这个阶段中添加更多练习，那么训练量也增加了。

训练量、强度、密度和频率为我们提供了简单的方法，可以根据每个运动员的个人需求和能力以及最终重返赛场的需求来设计和调整训练计划。

## 周期化

用最简单的术语来说，周期化训练是在一段特定时间内通过调整训练负荷和压力，以产生预期结果的训练。年度计划中包含了不同的周期。大周期是将一年划分成几个阶段，包括若干个中周期。

每个中周期是为了实现特定的目标，由多个小周期组成，每个小周期通常持续 5 到 14 天。小周期则由若干个训练日组成。

在传统环境中，物理治疗师与受

伤运动员一起工作的时间通常没有那么长，无法在整个大周期中全程进行跟踪观察。然而，康复过程本身可能被认为是一个中周期。

临床医生必须了解这些力量和体能训练概念，才能够与其他运动医学专业人士良好合作。这将帮助整个工作团队制定可行的计划，帮助运动员尽快重返比赛，但不会增加再次受伤的风险。

### 康复周期化

周期化原则的运用不必局限于运动员训练规划。周期化也可以应用于康复的各个阶段，帮助我们架起康复与运动表现之间的桥梁。我们可以将康复视为一个中周期，目标是完成康复。小周期是其过程中较小的活动时间段。

例如，如果运动员是术后患者，第一个小周期目标可能是恢复完整的关节活动度。第二个小周期可能侧重于平衡和本体感觉。第三个小周期可以集中在神经肌肉控制上。

这并不意味着每个小周期只能关注一种体能要素的发展。有很多方法可以实现康复计划的周期化，例如下面介绍的几个概念。

### 线性训练周期

在这个模型中，我们使用周期性排序依次训练患者的各个体能要素。我们可以首先训练患者的关节活动度，然后是平衡和本体感觉，接下来是神经运动控制和肌肉力量。

尽管根据患者的需要，每次康复都可能有不同的线性进展，但大多数临床医生都认为恢复必要的关节活动度是首要任务。

### 同步训练周期

在同步训练期间，我们在一个中周期内处理几个相互“竞争”的身体素质。从生理的角度来看，力量和耐力可能被视为相互“竞争”，并且可能被安排在同步训练计划中。

大量的耐力训练对力量增长有负面影响，而长时间、低功率的耐力训练对力量训练的影响很小。如果你正在与马拉松运动员一起工作，那么引入力量训练对耐力素质的影响应该很小。

然而，在训练橄榄球运动员或不经常进行有氧运动的人时，进行长时间、低负荷的活动会对力量和爆发力的增长产生负面影响。

理解这个观点很重要：力量和爆发力训练对耐力运动员有很大的帮助，而耐力训练会对那些更需要爆发力的运动员产生负面影响。

在未经训练的人中，干扰效应很小。然而，在中高水平训练的运动员中，同步训练对发力速度和爆发力的影响比绝对力量更明显。

## 共轭训练周期

在共轭训练计划中，我们在一个中周期训练几种互补的素质。其可能包括力量和爆发力、本体感觉和神经运动控制。

从康复的角度来看，我们当然可以努力让正确的肌肉在正确的时间激活，同时又努力改善特定关节的平衡和本体感觉。当训练其中一种能力时并不会干扰另一种能力的发展。

## 集中训练周期

集中训练需要在短期内施加较大的训练压力以快速提高某种单一体能要素。在运动员可以开始进行力量训练时，我们经常使用这种方法。

例如，如果运动员受伤的关节变得僵硬，临床医生可能会担心，如果不及时处理，恢复其活动度可能会变得更加困难，甚至不可能恢复。

临床医生可能会决定需要 1 到 2 周的时间来尽一切努力恢复关节的主动或被动活动度。在运动员能够恢复关节的自然活动度之前，其他关于力量或平衡的训练都可能被暂时搁置。

我们也可以使用板块的概念，这是指为集中训练周期设计的连续训练板块。

当运动员接近重返赛场时，我们可能需要减量计划。减量是指在比赛前快速减少训练量或降低强度，以促进身体的超量恢复机制。

对于“架起康复与运动表现之间的桥梁”过程，可能没有减量阶段，或者可能安排专门设计的减量。由于运动员通常进展缓慢并进入恢复比赛阶段，我们可能只使用一天的短暂休息时间，而不是在重返赛场之前的真正减量。

最后，我们有赛前阶段，它发生在此连续过程的最终阶段，就在运动员重返赛场之前。

例如，如果一名棒球运动员在大联盟连续进行了几天的比赛，第二天还要飞到另一个地方参加隔天的比赛，那么减量可能就只发生在运动员休赛当天那个晚上。

在与球队经理讨论这个问题时，你们可能会决定该运动员最好只参加几局比赛，而不是整场比赛。

这种减少训练量以及增加强度的做法可能足以作为运动员在恢复全面比赛之前的减量训练。

关于减量，你需要与力量和体能训练专家一起进行计划。每种情况都需要由参与此连续过程的每个人一起评估。通过这种方式，你可以制订适当的重返赛场的计划，让运动员为复出做好准备并保障其长期健康。

## 小结

力量是爆发力的基础。最终，运动员需要具备以不同的负荷和速度移动的能力才能重返赛场。在“架起康复与运动表现之间的桥梁”时，让运动员做好重返赛场的准备是至关重要的。对于不习惯在其康复计划中应用这些概念的医疗康复专业人员来说，体能教练可能是重要的资源。

如果你了解力量训练原则并知道如何安全地将其应用于你的康复计划，这将使运动员在准备重返赛场时获益良多。

# 第 10 章 基础进阶运动表现

现在是时候让运动员向赛前准备迈进了。我们已经确定并治疗了疼痛源头，恢复了影响运动节段的关节活动度和基本力量，重新训练了神经运动系统，解决了躯体感觉控制问题，并以全身性的力量和爆发力发展为重点进行训练。

下一个阶段是帮助运动员重建因外伤或手术及慢性疾病而受损的运动能力。

为了提高运动员的基础进阶运动表现，我们需要借助力量和体能训练模型。如 EXOS®、迈克尔·博伊尔（Michael Boyle）的功能性体能教练认证（Certification of Functional Strength Coach，CFSC）、美国运动医学会（American College of Sports Medicine，ACSM）标准模型、力量与体能专家认证（CSCS）模型或任何其他领先学派，具体选择哪个模型由你自己决定。

使用壶铃训练、奥林匹克举重或任何其他训练来发展爆发力都有助于运动员重返赛场，但你需要考虑运动员的整体健康状况、训练年龄、可用器械等。使用哪种工具并不重要，只要达到效果即可。

在“架起桥梁”模型的倒数第二个阶段，我们专注于运动员在受伤后通常会减弱的基础动作和运动能力。

在运动员完成了基础进阶练习并且没有表现出不良影响之后，我们就可以进入最后阶段，即第 11 章中讨论的高级运动表现。此时，在运动员获得医生许可恢复正常练习之前，我们的重点是提高运动员的运动专项技能。

## 运动方向和运动平面

动作可以根据行进方向进行分解和分类。高水平的动作包括直线、横向、旋转、向上或向下的移动。

这些类别还可以进一步拆分，帮助受伤后开始尝试以各种速度移动的人练习各种模式。

在为动作增加速度或爆发力之前，运动员必须具备基本的力量才能接受这种训练。基础运动表现阶段为力量打好基础，我们也从这里开始引入以不同负荷和速度移动的概念，这样运动员就可以在基础运动动作中应用这些概念。

为了“架起康复与运动表现之间的桥梁”，我们需要对以下每种动作模式有具体而全面的理解，从而能够进行动作分解教学，最后构建成完整动作。

## 直线动作

直线动作可以定义为相对于自己在矢状面上的运动。这可以是向前或向后的移动，移动距离可以是 10 码（1 码约为 0.9144 米，余同）以下的短距离或较长的距离。这种动作可以分为 4 个不同的小类：

- 加速
- 绝对速度
- 减速
- 后退

## 加速

在 100 米短跑的起步加速阶段，运动员会身体向前倾斜，优秀的短跑运动员在蹬出起跑器并加速时，其身体与地面的夹角接近 45 度。腿部的所有爆发力都在向下和向后推，以类似活塞的动作将身体向前推进，而不是向前倒下。

要做出这种全速冲刺的动作，对于一个健康的运动员来说已经很难，对于那些伤后恢复中的运动员来说就更难了。

我的职业生涯早期是在 Athletes’ Performance 度过的，当时我开始学习、理解和剖析这些动作模式，我们在跑道上训练几位运动员，其中一位是冰球运动员。

尽管他是在冰上执行其运动技能，但他仍然可以从冰场外的力量和体能训练中受益。当天他的训练内容包括跑步。观察他做的一些练习，可以看出在不失去身体控制的情况下运用力量和爆发力来加速是多么困难。

教练让运动员以俯卧姿势开始练习。该冰球运动员需要在听教练的命令时尽可能快地站起来，开始冲刺 10 到 20 码。

运动员俯卧，双手与肩齐平，等待教练的提示。当教练大喊“开始！”时，他用尽全力冲出了大约 4 步，然后毫无仪态地摔趴在赛道上。

他是一个积极进取的运动员，没有什么能阻止他正确地训练，即使是在跑道上摔倒时的尴尬或擦伤也不能阻止他。

回到起点再来一遍，同样的事情发生了：他在 4 步之内就摔趴下了。第 3 次尝试也是相同的结果。

直到第 4 次尝试，这位冰球运动

员才终于意识到他不是在冰上。他不能使用在冰上的下肢用力方式（在身后约 45 度处伸髋）来产生速度。取而代之的是，他必须直接向下和向后蹬，以向前推进。

根据牛顿第三定律，每一个作用力都有一个相等大小的反作用力。你不能在向地面施加一个不恰当的作用力之后期望地面回报一个同等大小且有意义的作用力。

加速是关于角度和力的应用。当你与运动员一起工作时，你需要了解这种力的应用，并安排旨在帮助运动员有效施加作用力的活动。

### 加速的组成部分

虽然加速涉及很多生物力学的细节，但它主要由 4 个方面组成：

- 身体姿势—身体前倾
- 腿部动作
- 手臂动作
- 踝关节背屈

### 身体姿势—身体前倾

当我们向地面施加作用力时，身体前倾正是推动我们前进的原因。如冰球运动员示例中所述，每个作用力都有相同大小的反作用力。

如果你直立向地面施加作用力，你将向上跳跃。相反，如果你在身体前倾的状态中直接向后方施加一个力，你就会向前推进。

然而，身体的前倾仅限于重心和关节对位不会损害平衡的程度。如果你向前倾斜的角度太大，只要你的腿向一侧蹬出，你就会摔倒。

身体前倾的确切意思就是身体整体向前倾。它并不意味着在腿部保持直立姿势而腰部向前弯曲。照片 10.1 显示了身体的整体前倾。

### 腿部动作

在身体整体前倾姿势中，腿部动作必须像活塞一样，才可以有效地加速。想象一下汽车中的活塞，它上下推动。我们的双腿就需要这样蹬地才能让自己前进。

腿部动作的另一个关键组成部分是髋关节分离（hip separation）。想想打篮球。如果你在小腿高度轻轻地拍球，不会产生太大的反作用力。然而，如果你把篮球举过头顶，然后把它砸到地上，你会得到一个相等大小的反作用力，球被高高地弹向空中。

同样的原则也适用于髋关节分离。如果你几乎没有将腿抬离地面，那么你给予地面的作用力不会太大，来自地面的反作用力为你提供的能量也很少。

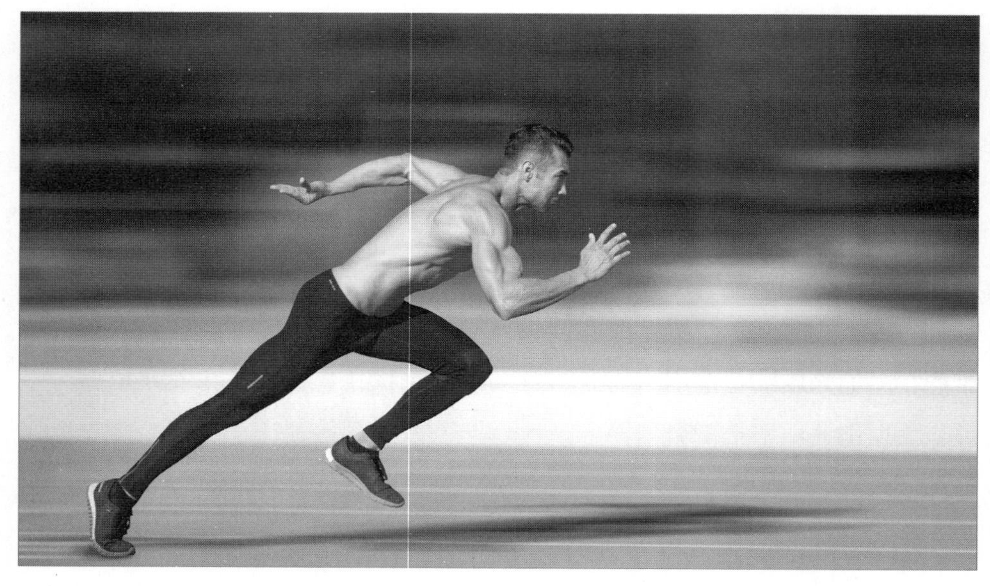

照片 10.1 加速

看着这张照片时，你可以很容易地从这位运动员的姿势中看到所有加速元素。

他身体前倾，这意味着他的髋关节没有屈曲，而是整个身体完全向目标倾斜。他的腿像活塞一样向下和向后推动，将他向前推进。

他的肘部弯曲，肩部向后推并创造前进的动力；前脚踝处于背屈状态，准备好被压向地面产生向前运动。

这是在一个瞬间捕捉到的真实而完美的加速示例。

但是，如果将腿抬高到90度，然后用腿蹬地，你的努力将获得更大的回报。这就像一个短跑运动员在赛道上飞奔，试图让身体在每一步中施加尽可能多的爆发力。

然而，就像身体前倾一样，腿部应该从多高开始向下蹬，这是有限度的。如果你把腿抬得太高以至于损害了下背部的姿势，就会降低躯干的稳定性，这是你的支撑基础。当你开始从姿势上进行代偿以获得并非真实的稳定性时，这将影响平衡以及能量传递。因此，合理与不合理的髋关节分离角度仅有细微的差异。

这也是确保运动员获得最佳髋关节灵活性的关键因素。运动员髋关节前部过紧时会限制伸展，而髋关节后部过紧时会限制屈曲，在这两种情况下都将无法产生最大的加速力。

## 手臂动作

手臂动作是充分发挥加速潜力的第三个关键。由于我们不会孤立地执行任何动作技能，因此手臂动作将在很大程度上决定腿部动作。假设我们的髋关节和腿部具有必要的活动度和运动控制能力，有力的手臂动作将带动腿部效仿而为之。

让我们测试一下：坐在地上，双腿伸直向前，将肘关节弯曲至 90 度。现在，尽可能用力和快速地前后摆臂。应该发生的是，当你双臂的动作使身体动起来时，你的臀部会从地面弹起。

但是，如果你没有保持肘部角度，手将会拍击地面并且不会产生任何作用力。如果你慢慢地移动手臂，你的臀部就不会弹起来。如果右臂非常用力摆动，而左臂保持静止，你可能会开始转身。

在我们指导运动员跑步中的腿部动作时，手臂动作非常重要。在冰球运动员的例子中，教练告诉他要想着自己的手臂，并尽可能用力向后摆臂。正是这个简单的提示帮助他解决了腿部动作，并避免了再次摔倒。

### 踝关节背屈

加速的最后一个关键是踝关节背屈，其中有几点是我们需要考虑的。当踝关节背屈时，它处于关节锁定的姿势，这意味着关节的骨头良好地叠合。当踝关节跖屈时，距骨会向前移动，踝关节的稳定性只能依赖韧带、关节囊和关节的皮肤。

相反，为了在踝关节背屈时保持稳定性，我们依靠距骨在踝穴中的骨骼配合——踝穴是胫骨和腓骨在前踝处形成的拱形结构。

尝试从稳定的支撑面产生爆发力要好得多——爆发力需要一个支撑面才可以产生作用力。在生物力学方面，由关节稳定性来提供这一基础。

正如从第 53 页开始的“运动节段”一章中介绍的那样，关节共轴性不仅对高质量的爆发力传输至关重要，而且对防止结构损坏也非常重要。

其次，当踝关节背屈时，它会使踝跖屈肌的收缩组织处于拉伸状态。这使我们的组织几乎像弹簧一样。

如果踝关节跖屈并且我们用前脚掌着地，我们必须通过让脚跟降低到地面来吸收作用力。然后我们必须重新产生这个作用力来推动我们前进。

如果踝关节背屈并且足弓没有受到影响，我们只需弹起前足，使腿部恢复屈曲姿势，开始下一个双腿交替的动作周期。

### 扶墙练习

从康复和基础进阶的角度来看，我们在 Athletes’ Performance 中使用的扶墙练习非常有用。使用墙壁来教授身体前倾角度、髋关节分离、腿部动作和踝关节背屈，为分解加速动作模式提供了重要的经验。

这里有一些例子（照片 10.2 ~ 照片 10.4）。

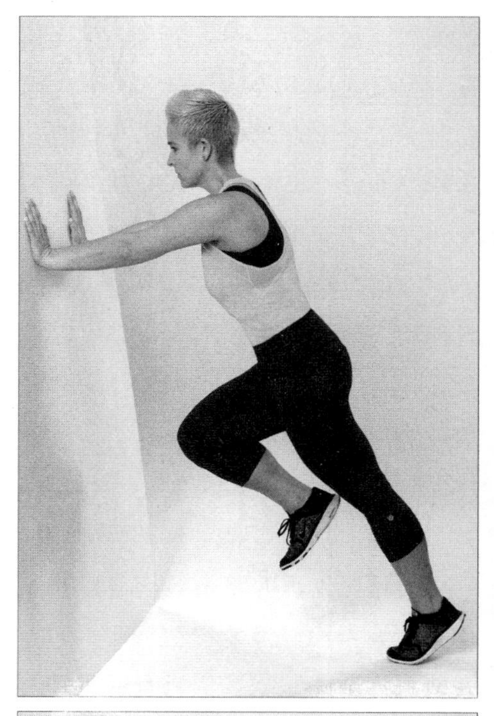

**照片 10.2 扶墙保持（右图）**

在特定的时间段内，运动员将执行除手臂动作以外的所有加速动作。对于康复专业人士来说，这是平板支撑的进阶——它基本上是加速姿势的平板支撑。

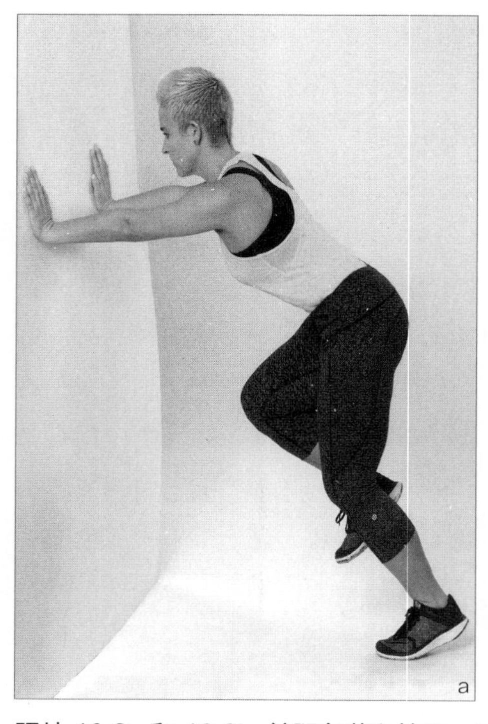

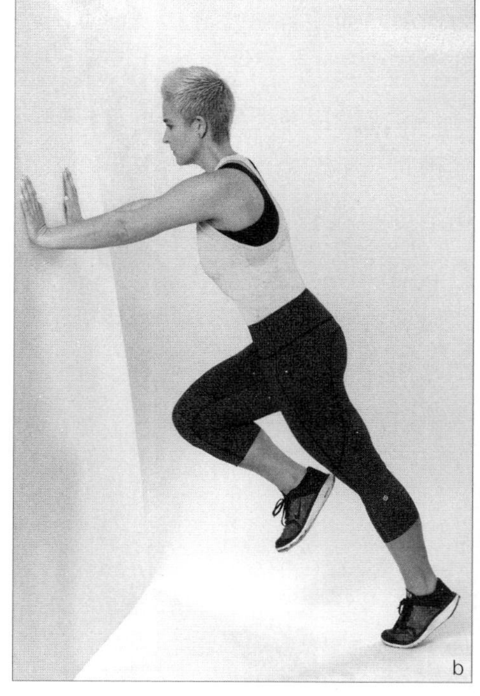

**照片 10.3a 和 10.3b 单腿负荷和抬腿，开始和结束姿势**

这是以加速姿势执行的单腿深蹲变式。重点应该是向着墙的爆发力动作。

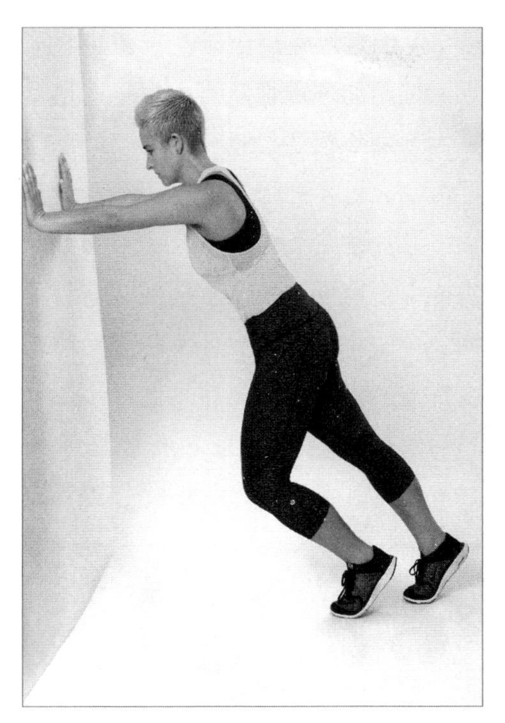

**照片 10.4　上下**

运动员将脚放下至图示的位置，然后将其弹回照片 10.3a 所示的开始姿势。

人们在该练习中所犯的最大错误之一是太不重视向下运动而太强调抬腿部分。在这个练习中教练指示运动员用脚蹬地，让它像篮球一样弹回原来的位置。

单次换腿（无图示）：在该练习中，运动员从与照片 10.2 相同的姿势开始。一条腿蹬地，同时另一条腿抬到屈曲姿势。

在这个进阶练习中，运动员第一次双脚同时离开地面。运动员从扶墙保持姿势开始，一条腿向下蹬伸，想着它会使另一条腿抬到相同的姿势。

三次换腿（无图示）：这与单次换腿的练习相同，只是需要换腿 3 次。运动员在该练习中犯的最大错误是第二步较短——没有执行完整的髋关节分离。

计时换腿（无图示）：使用这个换腿练习时规定执行的时间，而不是重复次数，如 5 秒、10 秒或更长时间。

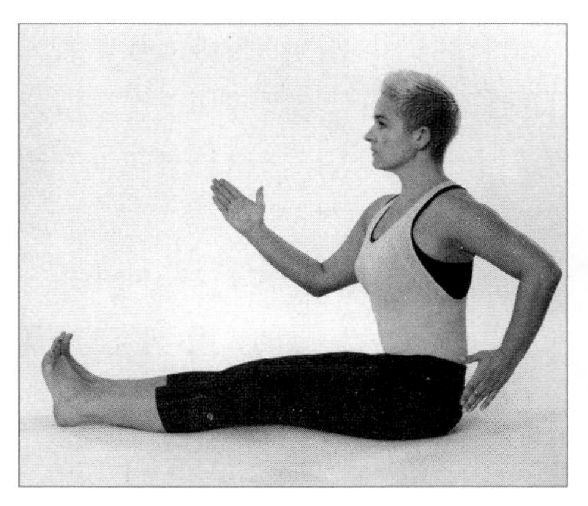

**照片 10.5　手臂动作**

当运动员坐在地上时，双腿伸直，肘关节弯曲 90 度。肘部用力地快速向后摆臂一段时间，使运动员从地面“弹起”。

在大多数强调动作的陆上运动项目中，加速是运动员的一项基础运动动作。照片 10.5 是手臂的动作加速练习示例。

了解加速的组成元素，以及如何分解加速动作来逐一指导这些元素，并最终将它们整合为完整的动作，这对于康复和运动表现领域的专业人士来说都是必要的。

## 绝对速度

绝对速度通常发生在运动员奔跑距离超过 10 到 15 码的情况。在一项运动中，并非所有运动员都需要绝对速度。

在我与准备参加美国国家橄榄球大联盟选秀营（NFL Combine）的运动员一起工作期间，我讨厌我们向进攻线锋介绍绝对速度的那一周，因为他们中的许多人已经很长时间没有跑超过 10 码的距离了。

然而，这项技能对于他们进行 40 码冲刺是必要的，作为选秀营（Combine）的测试标准的 40 码冲刺受到了高度重视。尽管他们有适当地进行肌肉组织准备和技能训练，但有人会不可避免地拉伤腘绳肌，这仅仅是因为软组织还没有为绝对速度练习做好准备。

作为对比，想象一下你第一次尝试倒立的情景。除非你有体操背景，否则可能不会那么顺利。无论核心和上肢多么强壮，大多数人第一次做倒立时，都无法将腿抬高到身体上方。如果真的把腿抬起来，他们通常会将腿翻过躯干，导致身体倒向侧面或向后翻倒。

发展绝对速度也是同样道理。如果肌肉组织不习惯从直立姿势产生爆发力，那么需要经过一些时间的练习才可以充分发挥个人的运动潜力。

绝对速度与其他加速练习的许多组成部分有同样的要求，但又略有不同。第一个区别是身体姿势。绝对速度练习要求身体直立。

马拉松运动员直立姿势见照片 10.6。短跑运动员姿势见照片 10.7。

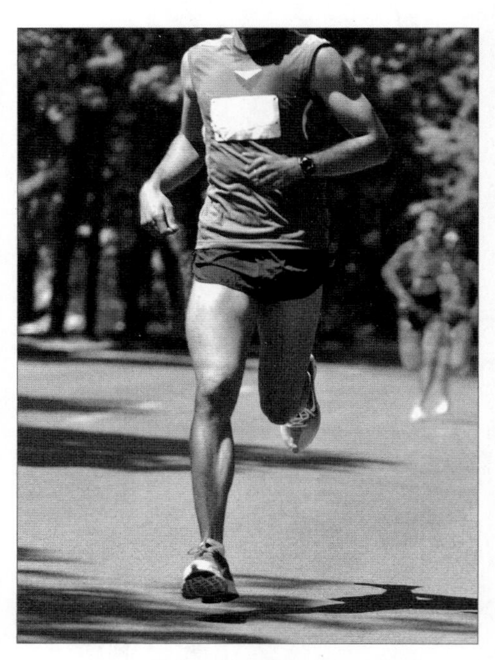

**照片 10.6 直立姿势的马拉松运动员**

比较马拉松运动员和照片 10.7 中短跑运动员的身体姿势。请注意马拉松运动员的身体姿势更偏向直立，并且腿部进行车轮式的交替运动。手臂动作和踝关节背屈的要求保持不变。

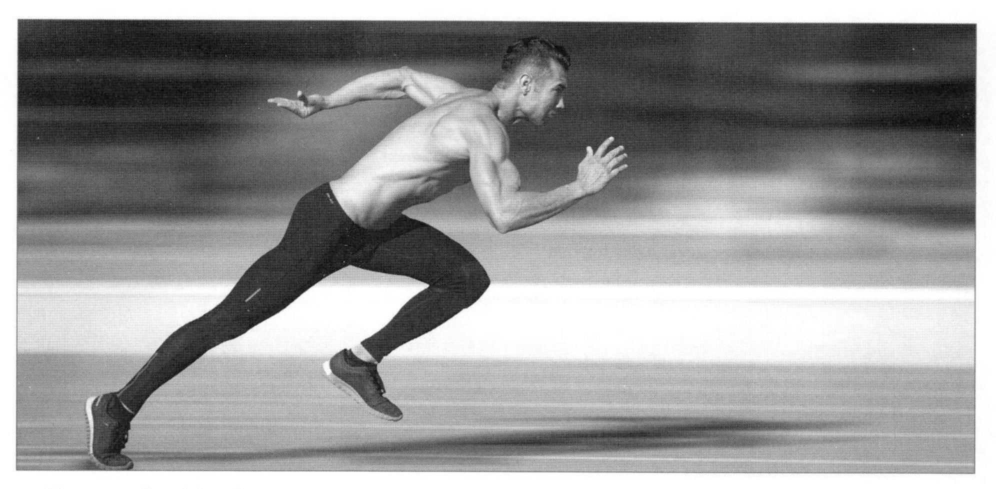

照片 10.7 短跑运动员

本图中的运动员处于加速姿势，照片 10.6 中的运动员处于绝对速度姿势，请注意两者的姿势差异。这两种姿势的腿部动作很不一样，而脚部动作和手臂动作相似。

“让运动员重新开始跑步”这个目标并不足够。作为帮助运动员完成从康复到恢复表现这个过程的专业人士，我们必须了解他们在其运动项目中所需要的跑步类型，并相应地选择练习。

想想马拉松运动员，想想其直立姿势。他们的腰部没有太向前倾斜，也没有像短跑运动员那样身体前倾。他们采用直立的姿势或非常接近直立。

你会在腿部动作中看到另一个不同之处。尽管髋关节分离对于产生绝对速度仍然是一个重要概念，但腿部动作是车轮式，而不是活塞式的，腿的运动方式更像是骑自行车。在这个车轮式运动中，脚跟保持靠近大腿，以便快速还原腿部姿势。

为了更好地理解这一点，请站起来，把你身体的重量放在一条腿上。现在抬起没有负重的腿，尽可能快地前后来回摆动。

接下来，屈膝，直到脚跟接触臀部，并尽可能快地做同样的摆动动作。当脚跟接触臀部时，你移动的杠杆更短。

更短的杠杆意味着更快的运动，因此产生更快的速度。这表明在教授绝对速度时，脚跟复位对腿部动作的重要性。

就像加速一样，我们可以利用墙壁进行练习，并向运动员指导绝对速度的组成部分。在“架起康复与运动表现之间的桥梁”的工作中，扶墙练习是在将动作模式引入运动员的训练方案时的一个重要组成部分。

下面举几个例子（照片 10.8 ~ 照片 10.10）。

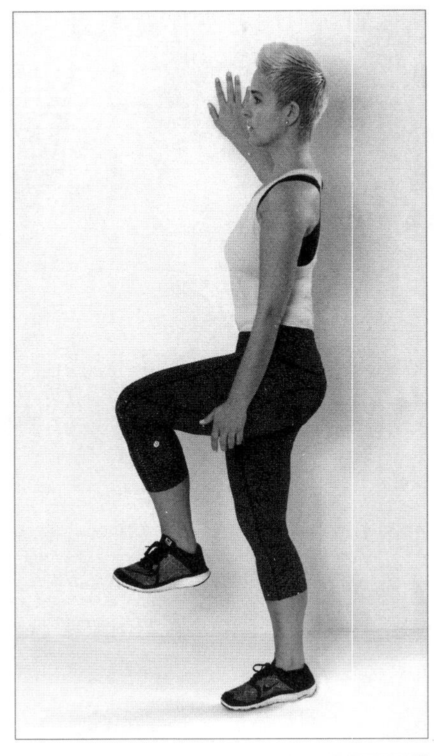

照片 10.8 扶墙保持变式（左图）

运动员保持图中所示的姿势一段时间。教练提示其将重心保持在站立腿上，并集中在脚的前部。

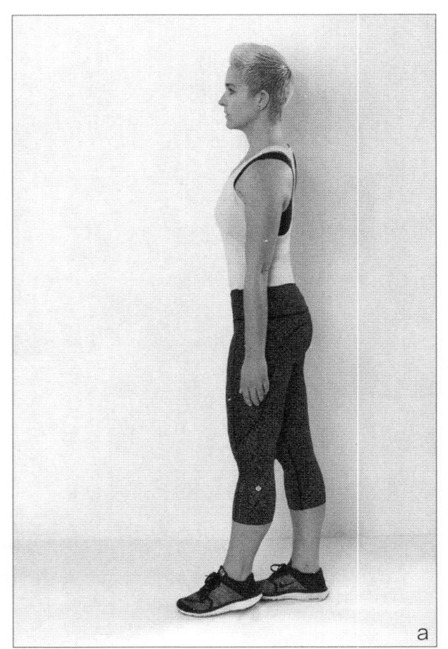


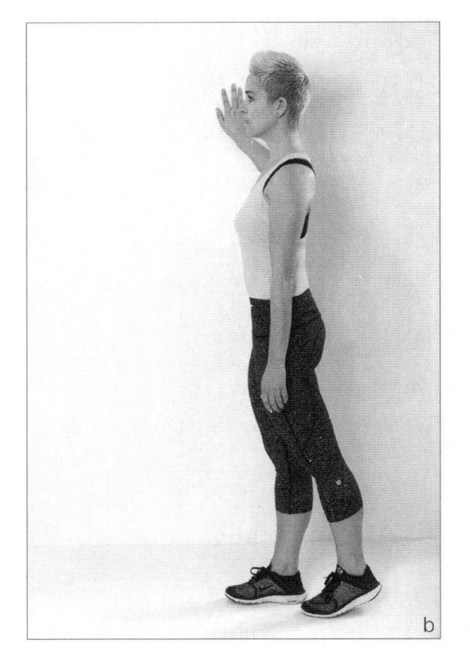


照片 10.9a 和 10.9b 一圈，中点

运动员用脚抓地，并记住脚跟要快速复位，将跖骨头滑过地面，直到实现一定程度的髋关节伸展，而不会出现腰椎晃动的姿势。

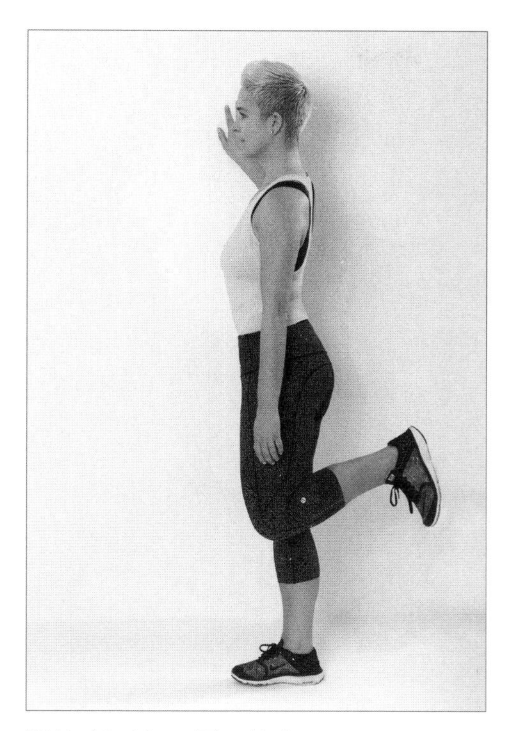

照片 10.10 一圈，结束

运动员将脚跟靠向臀部，并在膝关节最大限度屈曲时保持腿部收紧。然后运动员将膝关节向前带，髋关节回到照片 10.8 所示的起始姿势。

两圈（无图示）：一旦运动员能够以一定速度完成一圈，就要求快速完成两圈或更多圈的练习。注意不要出现腰椎代偿的姿势，这是一种常见的代偿模式。

## 减速

毫无疑问，作为爆发力和速度的表现，加速会在软组织、结缔组织和关节上施加巨大的作用力，从而带来一些受伤风险。然而，有争议的是，在随后的减速过程中会造成更多的损伤。

想想篮球或排球运动。我们看到的很多受伤情况并不是因为球员跳起来扣篮或扣球造成的，而是由于落地姿势不佳而受到偏离正确力线的冲击力造成的。

在英式橄榄球、足球或美式橄榄球比赛中的冲刺也是如此。当然，当运动员加快速度时，可能会出现肌肉拉伤；但是，导致更多运动员受伤的通常似乎是放慢速度或是动作转换，例如改变方向或从冲刺变为跳跃。

减速的挑战包括快速移动身体时所需要的动态稳定性，以及吸收加速所产生的作用力。

或者，在转换动作的情况下，即产生作用力，吸收力，然后再次产生力。这可能涉及在多个平面和方向上产生和管理作用力，这通常会给运动员带来受伤的麻烦。

体能训练教练习惯侧重于提高速度、力量等方面以增加身体“引擎”的功率，但也有必要花时间加强“刹车系统”以减慢这些“赛车”的速度。

人们在伤后恢复过程中，动态稳定的能力会受到影响。当我们将速度、力量、爆发力和快速变向等因素加入动作中时，将会有很明显的改善。

我们在康复连续过程中的工作是

帮助运动员提高稳定、吸收作用力和管理快速转换需求的能力，帮助运动员能够以比赛速度产生力量。

与本章中的其他练习一样，减速练习应该循序渐进，逐渐进阶，这样减速能力就会越来越强。保持低训练量和充足的休息，以确保肌肉和筋膜在下一次刺激之前有足够的时间恢复。

随着运动员的能力顺利提升，可以增加一点训练量，并通过减少积极的休息时间来增加训练密度。加速和减速非常耗费体力，每周最多训练3次。

### 减速练习

能力不断提升的运动员必须在重新学习加速的同时学习如何减速。随着运动员逐渐提高其神经运动控制、力量和爆发力水平，我们应该同时引入减速进阶练习。

运动员在完成一次重复后自然会放慢动作，这通常是无意识的。

然而，当运动员在“架起桥梁”连续过程中取得进步时，对减速进行更系统地介绍、讨论和进阶将使他们受益。

我们可能会争辩，应该在发展最大爆发力或加速之前提高减速能力。我们如何帮助运动员进步的临床方案仍有待商榷。这些阶段可能需要数周才能完成。

就像训练计划中所有其他动作进阶练习一样，逐渐增加减速的强度是必要的。

第1阶段：让运动员跑40码，并在他们跑完后根据其需要安排足够的时间来放慢速度。

第2阶段：重复40码跑，但这一次告诉他们在到达60码线时必须减速。

第3阶段：让他们第3次跑40码，并将减速期缩短到10码。休息2分钟。

第4阶段：对于第4次练习，要求他们在完成40码冲刺后的5码内停下来。

第5阶段：在40码冲刺之后，让运动员立即停下，没有减速期。

第6阶段：在40码冲刺后，让运动员立即停下来，然后尽快向左或向右跑10码。

如果工作环境中没有类似美式橄榄球场这样画好标志线的运动环境，可以使用锥筒来标记距离或使用比赛的自然标记物，例如棒球场地中的垒，或足球场地中的中线和18码禁区。

### 减速跳跃练习

运动员应该先学习如何落地，然

后再学习如何跳起来。然而，重力增加了这项练习的难度。为了分解这个过程，请尝试以下进阶。

第 1 阶段：让运动员站在一个 12 英寸（1 英寸 =2.54 厘米，余同）高的箱子上，双脚分开与肩同宽，然后跳下并双脚落地。

确保重心不在脚跟，而更多地放在脚的前部，靠近跖骨头处。落地动作应该是轻柔的，能缓冲对足、踝、膝和髋的作用力。

第 2 阶段：使用 16 英寸高的箱子重复该练习。

第 3 阶段：根据运动员的运动项目需求增加箱子高度。

第 4 阶段：在运动员落地的瞬间提示立即向上发力做纵跳，落地时应符合前 3 个阶段中展示的生物力学。

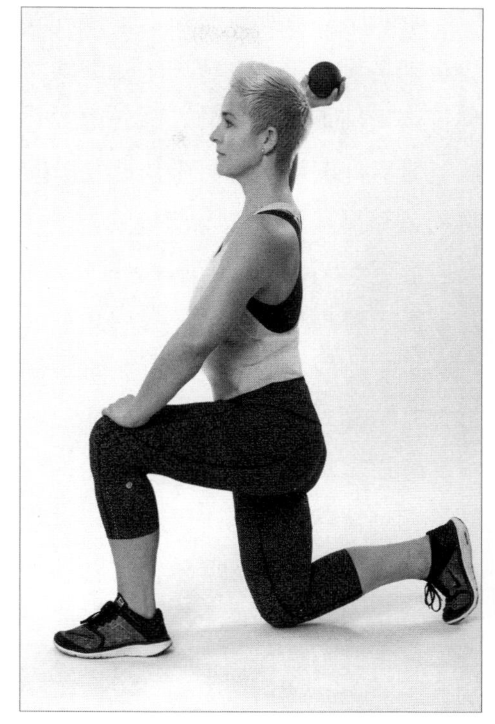

照片 10.11 半跪姿投掷减速

采用半跪姿，运动员看向前方，教练在其身后扔球。当球越过肩膀时，运动员试图在半空中接住球，并在随挥动作中放慢速度。

作为一个进阶练习，运动员可以将球从肩部上方扔回给教练，实施上肢的增强式训练。

### 上肢减速练习

涉及投掷、接球，以及挥动球棒或球拍等工具的运动项目要求运动员在动作结束时使上肢减速（照片 10.11）。否则，投手会飞出土墩，网球运动员会团团转，四分卫的脸最终会埋在泥土里。

如果你具备所需的知识，你可以为运动员设计运动专项训练。否则，你可以采用下面介绍的这个通用的方法，它对许多运动项目中伤愈复出的运动员都很有效。

第 1 步：让运动员进入半跪姿势。

第 2 步：站在运动员身后几英尺（1 英尺约为 0.3 米，余同）处，将药球从运动员的头部上方扔出去。

第 3 步：运动员要观察球的飞行轨迹，接住球，然后手臂减速，以防止身体向前倒下。

第 4 步：重复这个练习，但这一次，让运动员把球扔回。这可以引入拉伸 – 缩短周期增强式训练的概念，第 209 页将介绍这个概念。

动态稳定的很大一部分是控制肌肉离心收缩的能力。为此，我们会结合罗马尼亚硬拉和引体向上等强调这种收缩的练习。

## 后退

后退是一种不属于通常类别的动作类型。即使后退显然是一个直线动作，但它通常不会包含在直线动作练习中。尽管它包含了加速和减速的元素，但它也不会被归入这两种类型。

在考虑向心或离心收缩练习时，也不会想到后退，尽管它也需要这两个方面的能力。作为临床医生和运动表现教练，我们中的许多人都专注于让运动员重新开始跑步，以此作为准备就绪的衡量标准，而不会再考虑后退。

尽管很难对它进行归类，但在大多数运动项目中都有需要后退的时间。比如，四分卫退入口袋区域，篮球运动员重新组织防守阵型，或者网球运动员从球网后退到底线。

后退通常也是过渡性的，例如橄榄球运动员向后跑几码来接住球，然后带球朝另一个方向跑，目标是触地得分。足球守门员也会用到后退，比如退到球门线上挡出远射，然后跃起将球推过横梁。

这些例子说明了为什么在康复和运动表现之间的这个阶段中，后退是计划设计的重要组成部分。

从生物力学的角度来看，后退需要膝关节屈伸和髋关节屈曲来让双腿交替，还需要肩关节屈伸来摆动手臂。

也许很多运动员缺少的最重要的身体素质是踝关节背屈，这是从运动姿势开始的快速后退步法所需的能力。

如果运动员缺乏这种关节活动度，他们会使比目鱼肌和腓肠肌超负荷，有时会用身体前倾作为代偿。因此，很重要的是，后退练习需要结合一些活动度练习，目标是改善踝关节背屈，减少小腿以及身体后侧链上部的腘绳肌和臀大肌的过度僵硬，同时有助于控制后退的离心部分。

### 后退练习

向后慢跑（照片 10.12）和后退（照片 10.13）为一个后退练习。

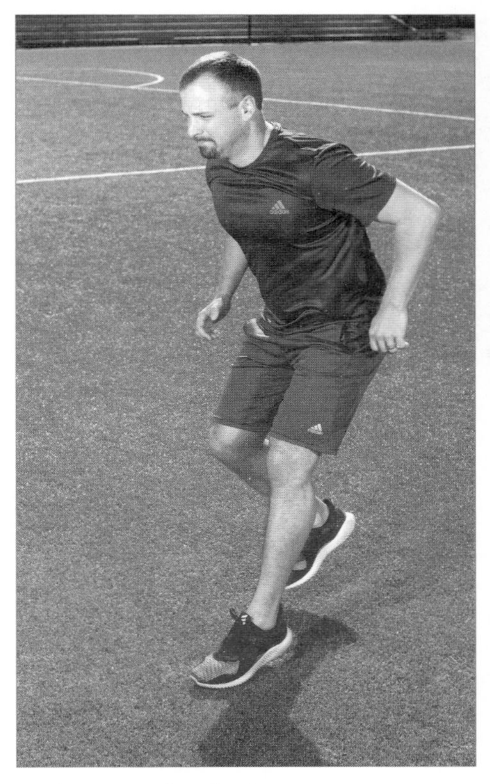

照片 10.12 向后慢跑

第 1 阶段：在后退中，一开始慢慢走，就像让运动员重新开始跑步一样。首先让运动员在速度非常慢的跑步机上或在球场上向后走，然后进阶到向后慢跑。

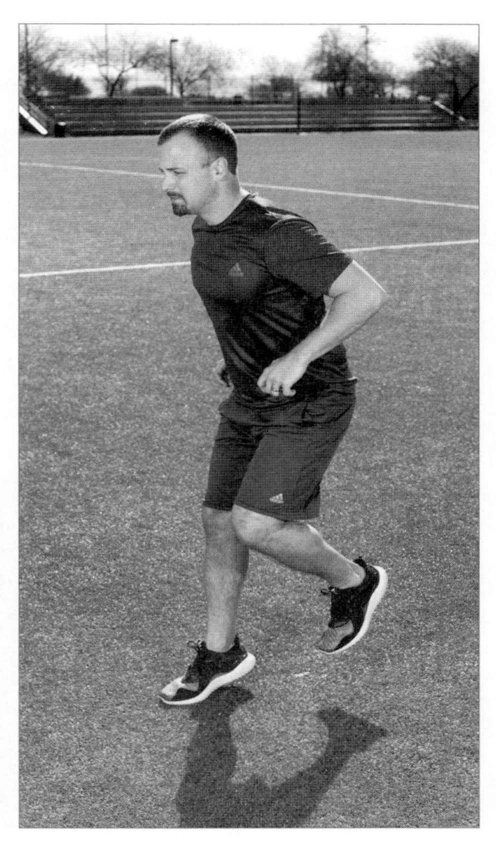

照片 10.13 后退

第 2 阶段：只要在第 1 阶段没有出现明显的问题，就可以继续提高后退的速度。

同时，让运动员逐渐降低重心，直到从运动项目中使用的相同运动姿势开始。

第 3 阶段：开始增加减速元素，就像在减速跑步练习中一样。

照片 10.14 所示为另一个后退练习。

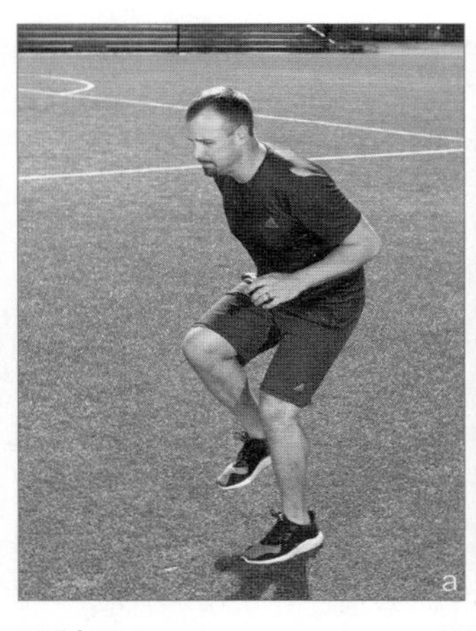
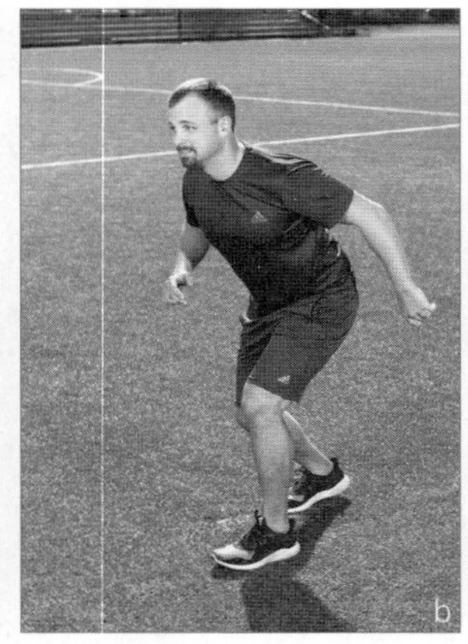
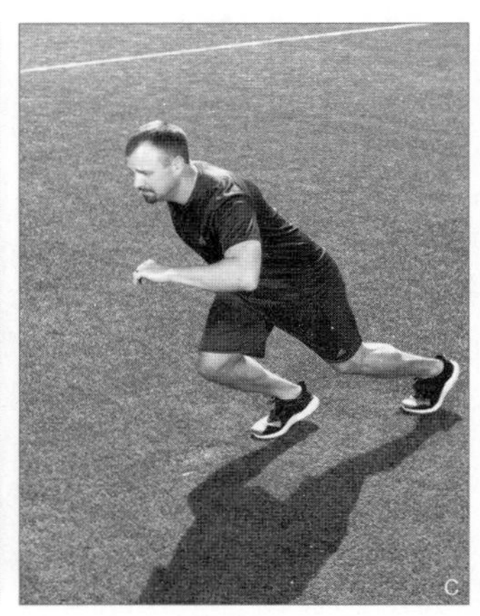

照片 10.14a ~ 10.14c 后退转向前

第 4 阶段：一旦运动员能够以全速或接近全速完成后退，就快速减速，添加一个急停，然后向前冲刺几码。

第 5 阶段：此步骤与第 4 阶段相同，但将动作转换改为让运动员在后退之后向左或向右跑。

第 6 阶段：在动作转换中用纵跳代替变向。

## 多方向动作

运动基础能力的形成是所有多方向动作的基础。

所有侧向动作和旋转动作都必须从有效率、稳定的运动姿势发起，从而有力且可持续。我们正是从这样的姿势向运动员教授在受控情况下执行多方向动作的基本概念的。

以下动作进阶练习是康复的基础进阶运动表现阶段的重要组成部分。

运动基础

滑步

变向

交叉步

后撤步

开放式步法

### 运动基础

简单来说，建立运动基础就是为运动和日常生活中的多方向动作建立一个基础。如果运动员缺乏进入或保持稳固基础姿势的能力，就无法进行多方向动作训练。因此，在准备进行敏捷性训练之前，这是我们教运动员的第一件事。

照片 10.15 是良好运动基础姿势的示例。

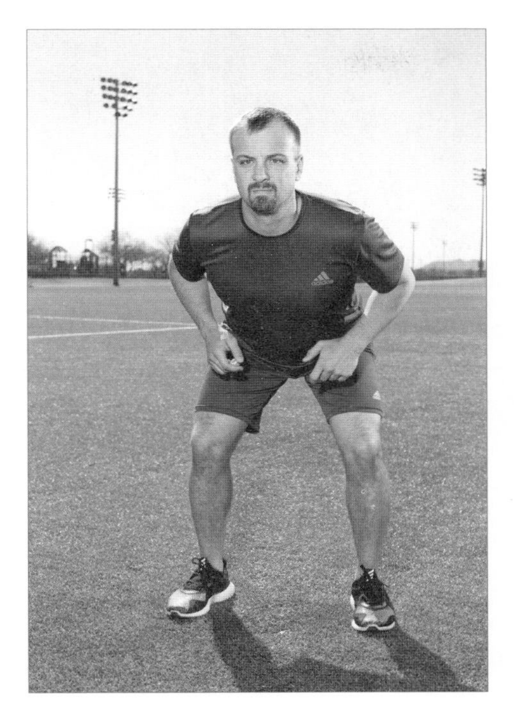

照片 10.15 基础，良好姿势

在运动基础姿势中，髋关节在双膝内侧，膝关节在双脚内侧。

膝关节没有内旋，而是由活跃的髋外展肌和外旋肌支撑。

双脚提供较宽的支撑基础，重心低，可以向任何方向移动。

进入稳定的基础姿势要求运动员站直，双脚分开比肩宽。双膝在双脚内侧，骨盆在双膝内侧，与下肢基本形成 A 形姿势。

接下来，保持双脚的姿势，通过下蹲来降低重心。脚像螺丝钉一样拧入地面（左脚逆时针拧，右脚顺时针拧），确保髋关节周围肌肉处于激活状态，以保持股骨处于外旋位置。

如果髋关节周围肌肉组织（特别是后侧的臀中肌）没有被激活，就会发生股骨内旋和膝关节外翻，即一侧或两侧的膝关节会向内侧塌陷，使膝关节处于高风险姿势。

上肢姿势也必须考虑，挺胸，头部保持中立，腹部收紧。重心在双腿平均分布。

照片 10.16 是不良运动基础姿势的示例。

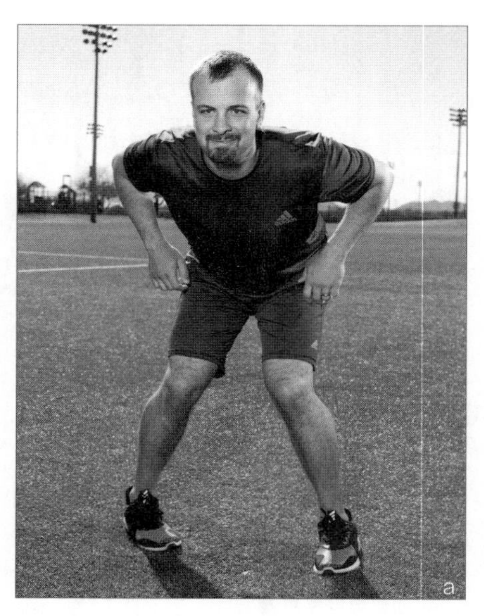
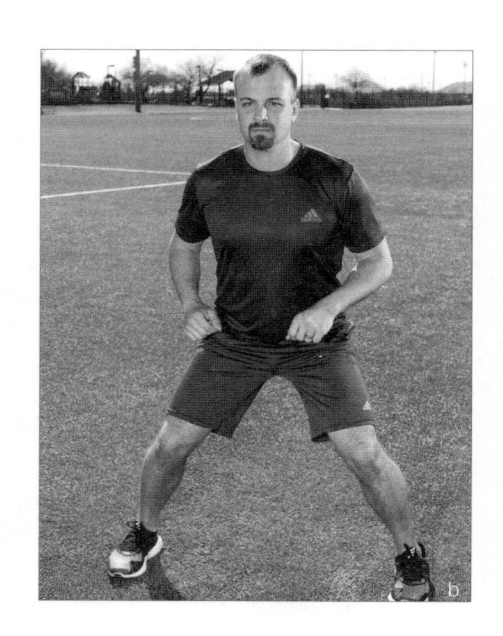

照片 10.16a 和 10.16b 基础，不良姿势

在该姿势中，运动员的支撑基础不太好。膝关节处于无支撑膝外翻姿势，重心过高，朝任何方向移动都会比较困难。

### 滑步

一旦运动员证明他们可以形成并维持稳定的运动基础，你就可以开始让他们开始移动。滑步是第一个要教的从基础姿势发起的动作，因为它在运动中非常重要。

滑步要求运动员在左右移动时保持基础姿势。双脚需要保持在开始时的宽站姿，尽可能保持中立。髋关节周围肌肉需要保持激活状态，以保持股骨中立和良好的膝关节姿势。

照片 10.17 是滑步，滑动效果不佳，脚外旋的示例。照片 10.18 是滑步的示例。

滑步的重点是运动员用左腿蹬地向右侧移动，反之亦然。这与用右腿拉动自己向右移动相反。

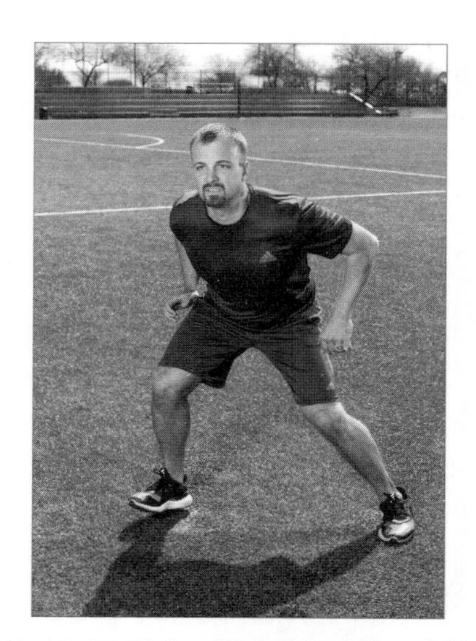

照片 10.17 滑步，滑动效果不佳，脚外旋

在这个姿势中，运动员用前脚向前拉动身体。注意外旋的脚趾、膝和髋。

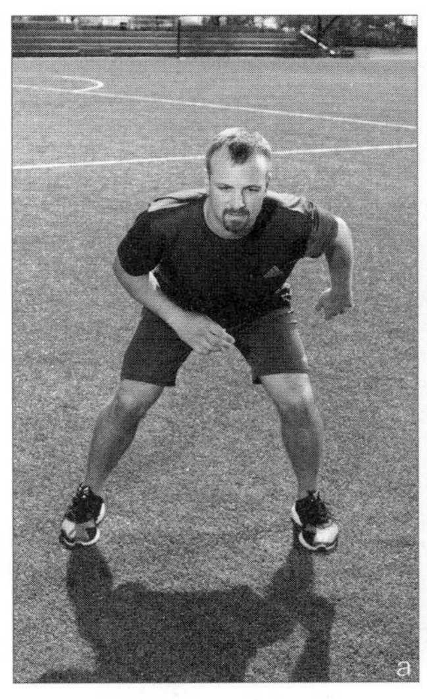

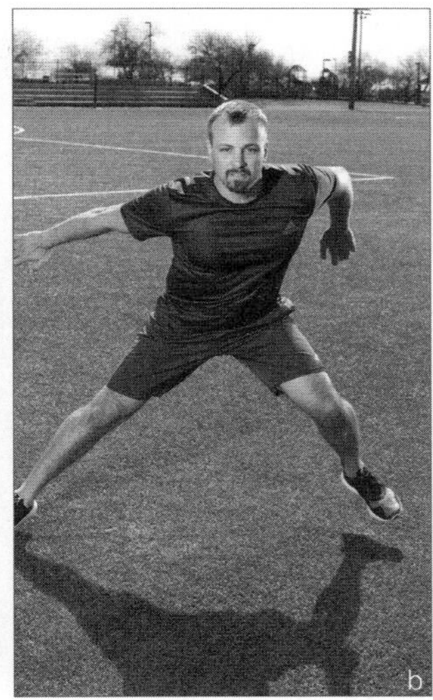

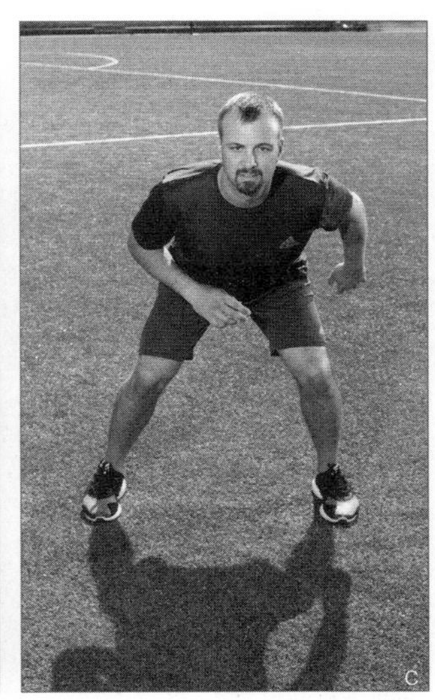


照片 10.18a ~ 10.18c 滑步

从良好的运动基础开始，运动员朝一个方向推——动作由后腿驱动。

例如，如果运动员要向左移动，则由右腿驱动将身体向左推。其过程是用脚蹬地，导致后腿伸展，将人推向所需的移动方向。

前腿保持在中立位置，脚趾指向前方。前腿不外旋，外旋会导致运动员朝所需的移动方向拉。

该动作是由后腿的推和伸展来驱动的，而不是由前腿的拉和屈曲来驱动的。

想想如果你的车坏了，你需要把它送到拐角加油站，你会怎么做。

你会把它推过去，还是把它拉去？你会推。

以同样的方式，教你的运动员将自己推向他们想去的方向，而不是拉过去。

一旦建立了这种基础的运动模式，你就可以开始改变速度和负荷，根据试图促进的生理需求增加助力或阻力。

### 变向

一旦运动员可以独立完成两个方向的滑步，就开始练习变向，即左右滑步的组合。

首先，让他们向右侧移动，然后切换方向并向左侧移动，不要停止或暂停。改变方向时，站姿、髋部和胸部位置都应保持不变，注意侧向躯干移动将改变为从右向左移动，或反之。同样，在运动模式固定下来之后，你可以增加速度、助力或阻力。

照片 10.19 是变向练习的示例。照片 10.20 是变向，使用弹力带的示例。

### 交叉步

交叉步是一种过渡动作，让运动员可以从面向前方的姿势完成一个完

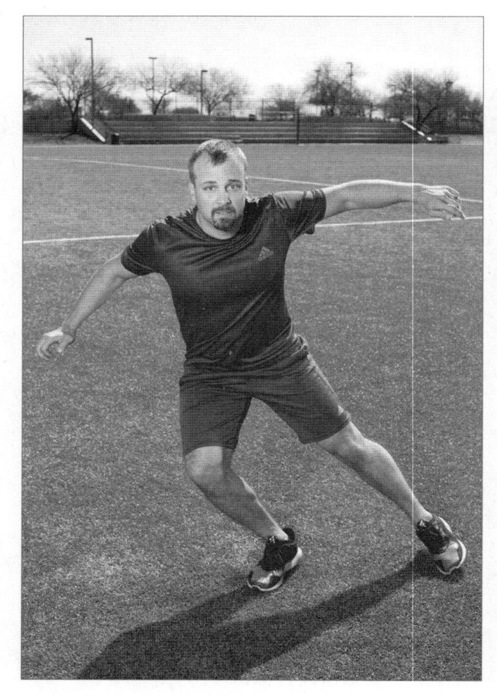

照片 10.19 变向练习

该动作是滑步的一个进阶，要求运动员在移动中切换方向。这需要后腿快速转换为前腿，或反之。快速变向要求运动员在瞬间改变双腿各自的工作重点。

运动员的重心不应发生变化；这只是移动方向的改变，在此转换过程中应保持滑步的所有要素。

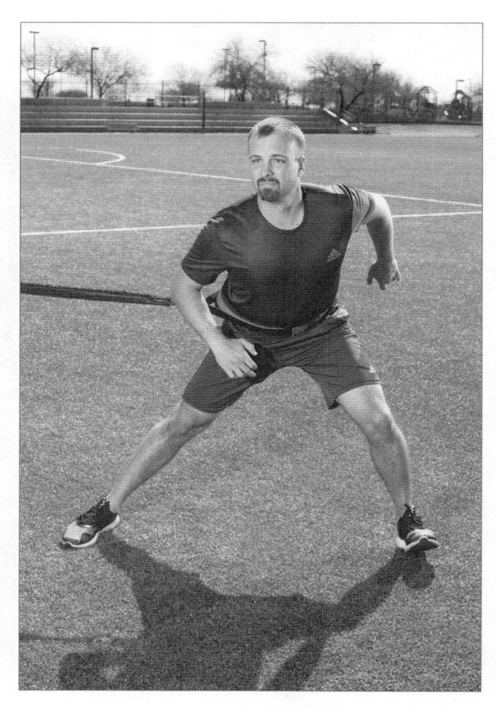

照片 10.20 变向，使用弹力带

在变向移动的一侧添加弹力带会导致对一个方向的移动提供助力，而对另一个方向的移动提供阻力。

以这种方式对运动动作增加助力和阻力可以模拟运动员回到赛场后可能遇到的作用力。

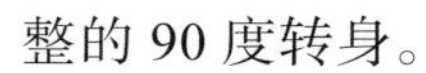

整的 90 度转身。

这是一种过渡运动，使运动员能够结合多方向和直线运动。

假设一名橄榄球运动员面向前方，观察对手在做什么，然后立即决定向左走几步。为了快速做到这一点，运动员将右腿跨到左腿前方，然后右腿向下和向后蹬，以起动加速。运动员还需要能够反转这一动作顺序以向右移动。

从“架起桥梁”的角度来看，运动员必须能够获得稳定的运动基础，有足够的躯干稳定性来保持这个基础，并且有足够的髋关节灵活性来完成交叉步。我们通常利用墙壁将这种模式分解为进阶练习。

照片 10.21 是交叉步的示例。照片 10.22 是扶墙交叉步的示例。照片

10.23 是交叉步练习，抬膝触手的示例。

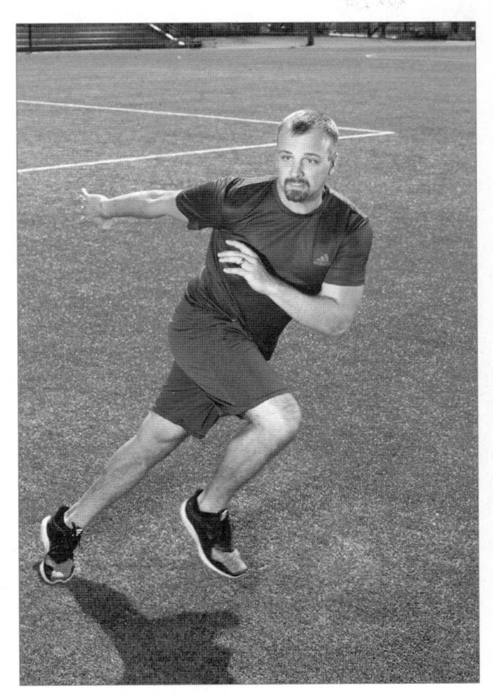

照片 10.21 交叉步

交叉步动作要求运动员以 90 度的踝关节姿势改变方向，这意味着运动员将从运动基础姿势转换为加速动作，将后腿抬起并跨过前腿。

例如，如果运动员在运动基础姿势需要向左加速，则右腿必须快速有效地跨到左腿前方，右腿的髌骨指向所需的移动方向。然后右腿需要能够在加速动作中向下和向后蹬，从横向姿势转换到直线动作。

一旦运动员理解了一般性运动模式，就可以开始进行进阶练习。我们可以增加速度、阻力或助力，并最终将交叉步与其他动作相结合，以增加训练的复杂性。

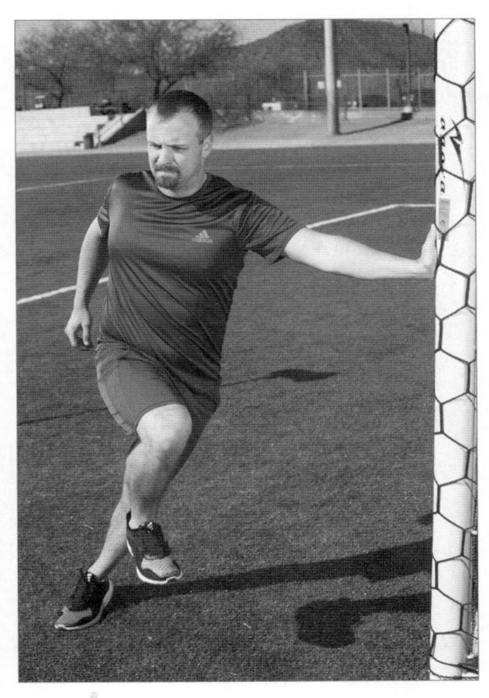

照片 10.22 扶墙交叉步

这个练习使我们能够通过用墙壁为运动员提供支撑来分解复杂的交叉步。运动员的任务是将外侧腿朝向墙壁移动。在变换腿部姿势，将重心从一条腿转移到另一条腿这个复杂的过程中，运动员外侧腿的髌骨需要指向墙壁。

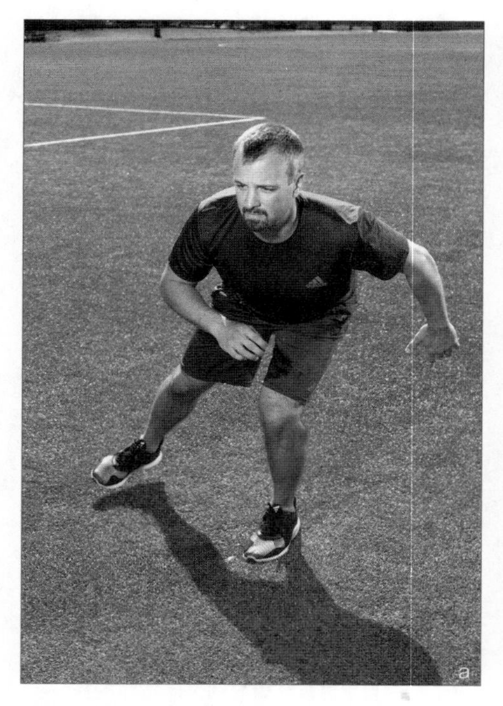

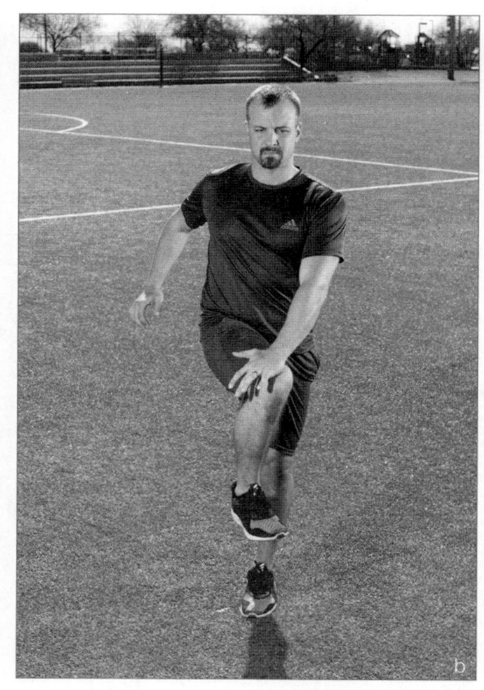

照片 10.23a 和 10.23b 交叉步练习，抬膝触手

在没有墙壁的情况下，运动员的手可以作为膝关节要触碰的目标。

### 后撤步

后撤步使运动员可以从面向前方转身面向相反方向，从起始姿势旋转 180 度。

为此，他们必须能够将髋关节与骨盆分开——后撤腿上的股骨在髋臼中的动作和站立腿上的股骨在髋臼中的动作是不同的。运动员必须具有良好的髋关节灵活性、骨盆活动度和躯干稳定性才能很好地完成后撤步。

以站立姿势开始该练习，专注于髋关节和骨盆的分离，如果有需要，可使用墙壁来支撑姿势。

一旦建立了无痛的动作模式，就让运动员离开墙壁，在两个方向上独立执行后撤步。

当运动员表现出已具备这种能力时，开始引入其他变量，使练习更具挑战性。

你还可以添加其他动作，以增加移动的复杂性。

以下是一些后撤步练习（照片 10.24 ~照片 10.30）。

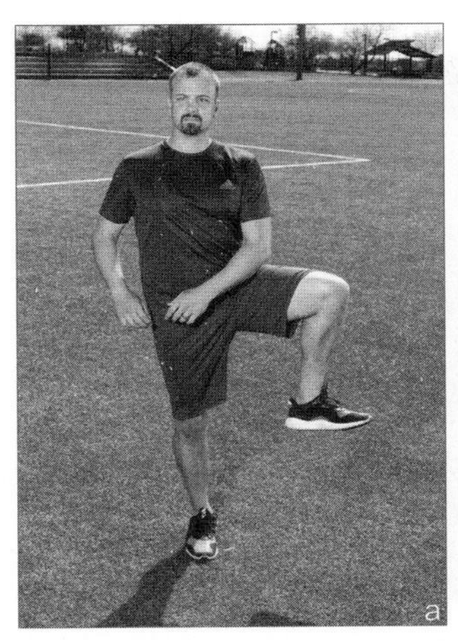
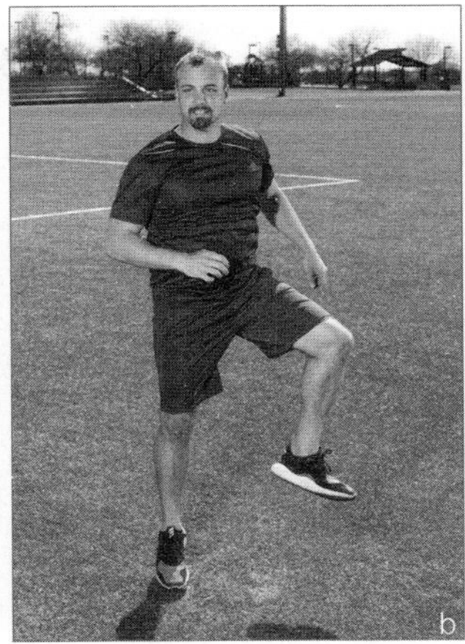
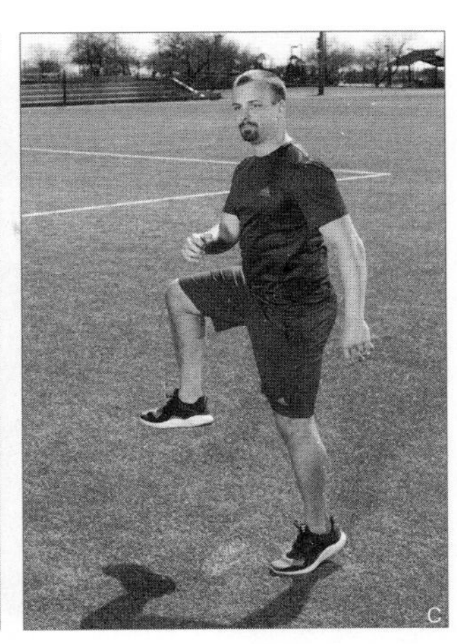

照片 10.24a ~ 10.24c 后撤步动作

完整的后撤步动作要求躯干朝前，一条腿抬起成屈曲和外旋姿势。最终，骨盆和躯干跟随旋转，抬起的腿再次蹬地，以进入加速动作。当运动员需要转身 180 度时需使用此动作。

髋关节与骨盆的分离可以以扶墙的方式练习，使用手作为支撑，如照片 10.25 所示。这种进阶练习允许运动员以缓慢、有控制的方式在没有墙壁提供稳定性的情况下执行后撤步动作。最终，运动员可以用速度更快的跳步来执行后撤步。

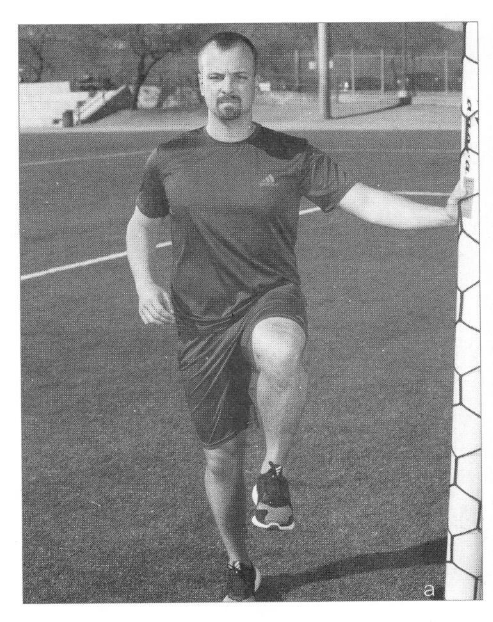
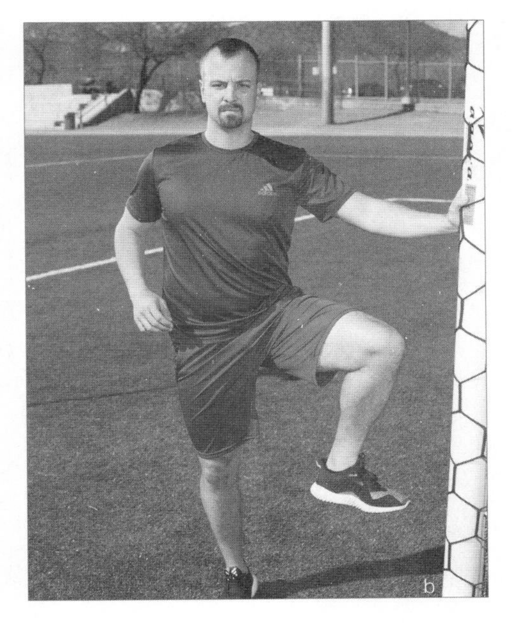

照片 10.25a 和 10.25b 扶墙分离

运动员可以利用墙壁来稳定躯干和上肢，同时以缓慢和有控制的方式练习髋关节和骨盆分离。

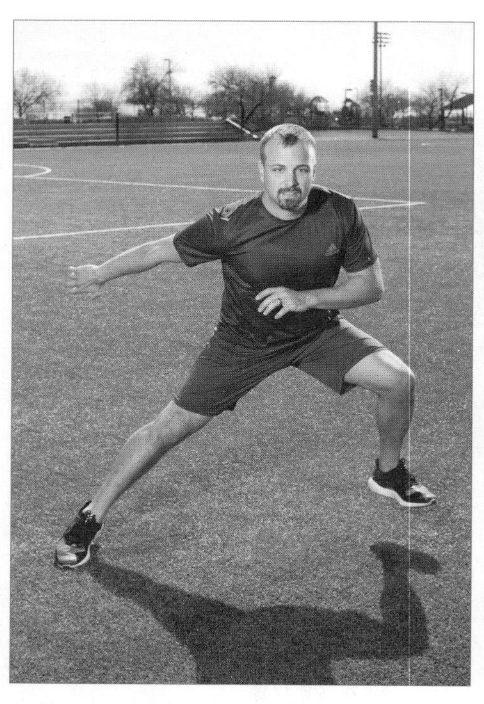

照片 10.26 移动后撤步

该练习让运动员在没有墙壁提供稳定性的情况下以缓慢、有控制的方式执行后撤步动作。

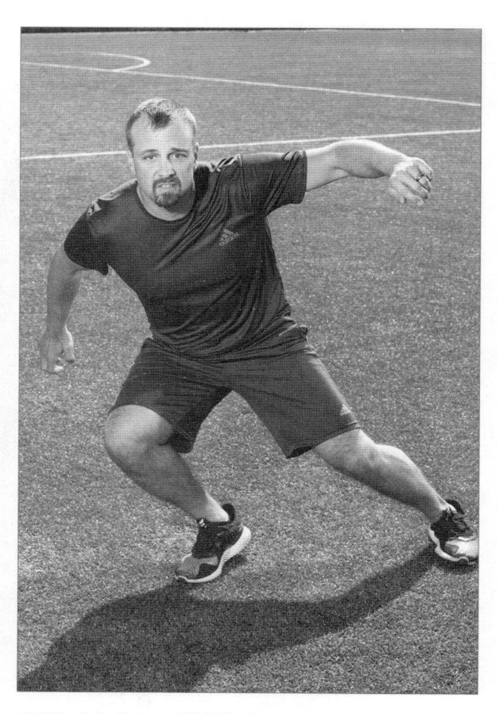

照片 10.27 后撤跳步

后撤跳步为后撤步添加了速度元素。

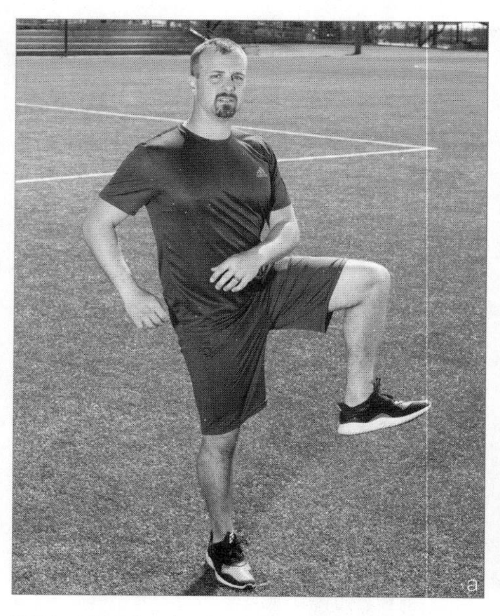

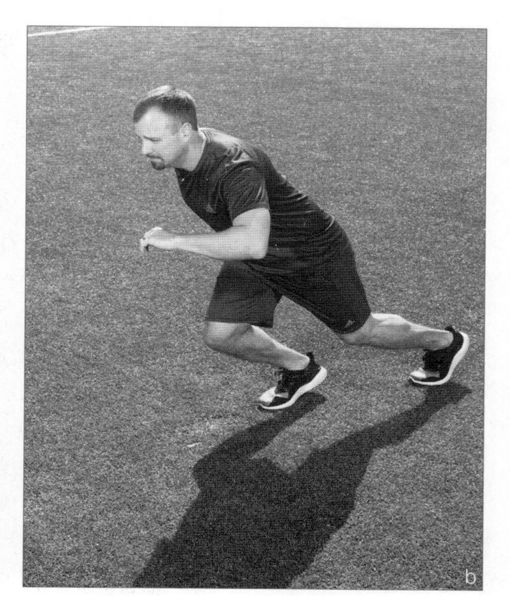

照片 10.28a 和 10.28b 后撤步转加速

这个练习给动作带来了复杂性，结合了两种基础动作技能。

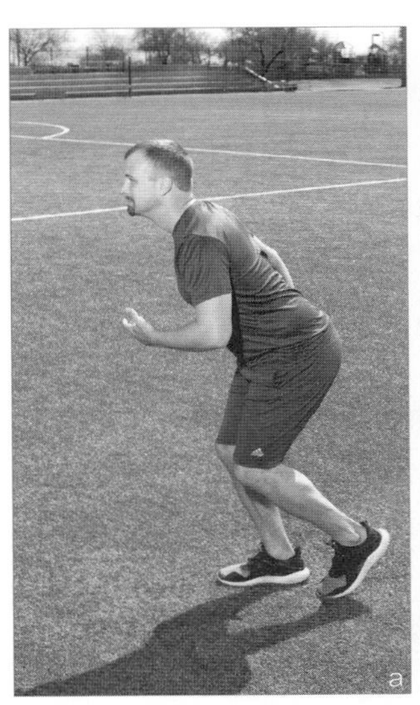


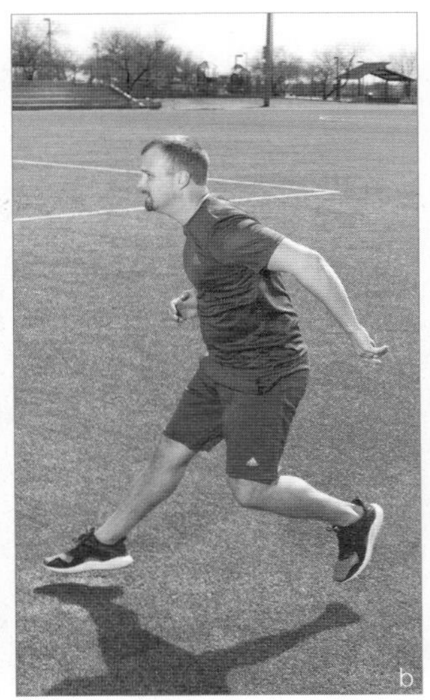


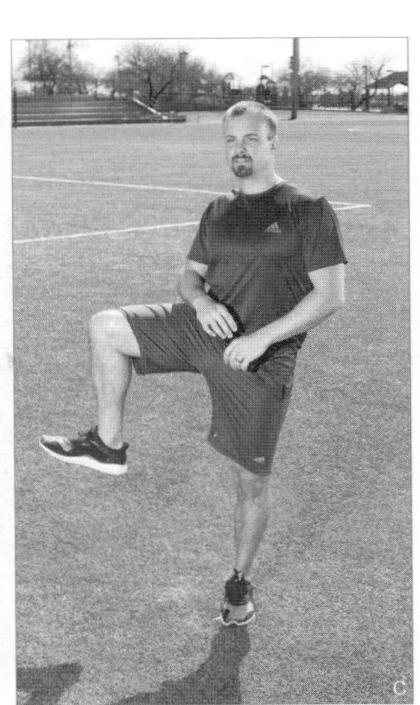


照片 10.29a ~ 10.29c 后退转后撤步

后退为动作带来了额外的复杂性，结合了两种不同的基础运动技能。

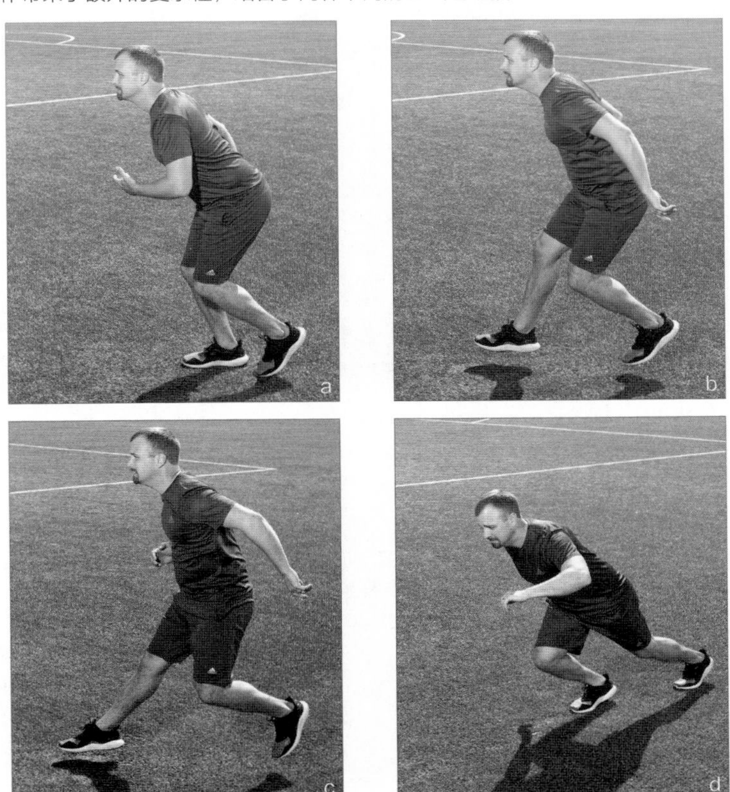


照片 10.30a ~ 10.30d 后退转后撤步转加速

为了增加动作的复杂性，我们将 3 种基础动作技能结合在一起。

### 开放式步法

运动中经常使用的步法技术并不是只有交叉步和后撤步。

李・塔夫脱（Lee Taft）在2017年的“更好的运动表现－功能性训练峰会（Perform Better Functional Training Summit）”上发表了关于速度力学的演讲，他提出交叉步的使用可能比我们想象的要少。他认为更简单的开放式步法会使用得更频繁，可以让运动员在转换动作时处于更好的姿势，以在加速中产生爆发力。

在垒球中，如果击球手在一垒准备冒险进入二垒，则有两种选择。首先是稍微滑步，然后在冲刺前执行交叉步。

然而，我们并不总是看到这种做法。有些运动员会做出第二种选择，这对协调性要求不高，但可以更快地起动。运动员不需要双脚交叉，只需要简单地转动前脚，朝二垒方向打开骨盆，然后抬起后腿成髋屈曲姿势，从这个姿势开始加速。

我们称之为开放式步法（照片10.31）。

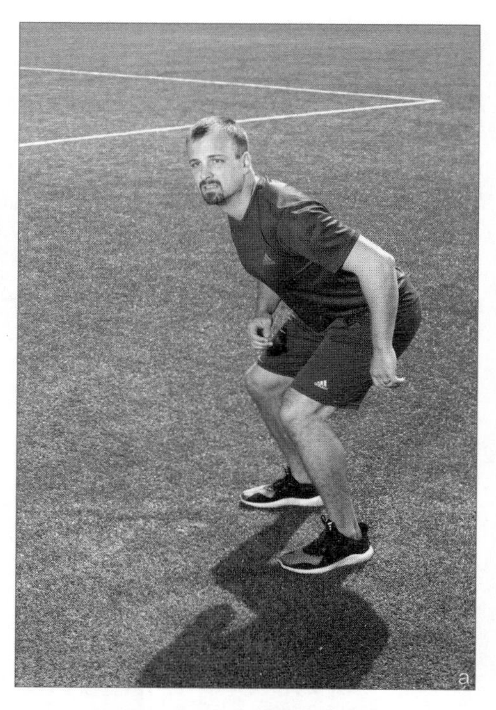


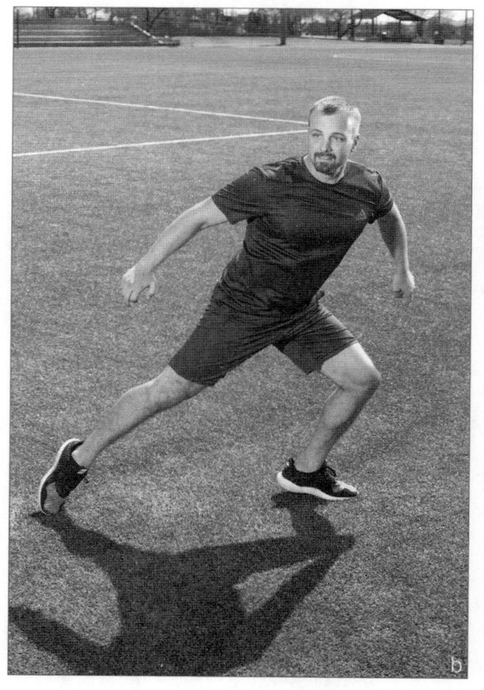


**照片10.31a和10.31b 开放式步法(右图)**

移动骨盆，使方向改变。运动员只需将骨盆朝所需移动方向打开，然后开始加速，就可以从运动基础姿势进入加速姿势。

可以让运动员尝试进行模拟第二种选择的练习，如果你发现在其运动项目中，开放式步法比交叉步更受欢迎时，就更加值得一试了。在治疗从髋部盂唇撕裂或腰椎骨盆区域夹挤症恢复的运动员时，这也是一个很好的策略。

## 跳跃与落地

跳跃的落地部分与跑步的后退部分一样，通常都会被忽视。这又回到了加速与减速的关系。我们花了很多时间帮助运动员跳得尽可能高、尽可能远、尽可能快，但很少致力于帮助他们以可控的方式减速，使他们能够吸收起跳过程中产生的作用力。我们需要帮助他们安全落地。

科里•托特（Cory Toth）对多个运动项目进行的一项研究发现，60%的跳跃相关损伤是由落地不当造成的。有些研究表明，向前跳跃后的落地比跳深练习（drop jump）的上下运动具有更高的风险，原因可能在于前者是多个方向的爆发性动作。

如果你把一个苹果抛向空中，它不会在向上的过程中爆开，而会在下落并撞到地板时碎裂。身体的软组织也是如此。跳起时可能会受伤，但是当脚落到地面时受伤的情况要普遍得多。

关节对位不良是落地相关损伤的主要诱发因素之一。

如果髋、膝和踝关节都居中且关节对位良好，则它们可以非常安全地传递和吸收巨大的作用力。但是，当关节对位不良时，就会发生偏离轴线的剪切力，这可能会在单次动作中造成急性损伤，也有可能经过长时间累积造成慢性损伤。

关于跳跃的研究表明，前交叉韧带（ACL）撕裂的年轻女性的共同点之一是膝外翻，即一侧或两侧膝关节向内塌陷。这会给前交叉韧带施加异常高的负荷，并对髋关节造成损伤。

这个问题可能不是从膝关节开始的，而是从足部和踝关节开始的。如果脚掌在着地时踝关节向内塌陷，踝关节向中线转动，膝关节就会跟随转动。

双脚呈外八字或内八字姿势的人很容易出现膝关节问题。如果我们要帮助运动员更好地控制落地时的减速，我们首先需要教授更好的姿势和关节对位的动作模式——这需要从地面开始。

### 落地练习

当我们帮助运动员进行伤后恢复时，跳跃和落地可能是最危险的活动，因为这些动作会产生巨大的爆发力。因此，我们需要努力让下肢关节对位并确保运动员具有稳固的腰椎和骨盆关系。

以下是针对这个方面进行的练习。你可以先使用镜子提供视觉提示，然后拿开镜子，帮助运动员依靠本体感觉完成练习。

确保膝关节对准第二脚趾，并且足部保持中立。让运动员通过挤压臀肌并将脚像螺丝钉一样“拧”入地面来激发臀中肌。这会让套在股骨远端的弹力带产生一点张力。这是为了锻炼起跳和落地的良好姿势（照片10.32）。

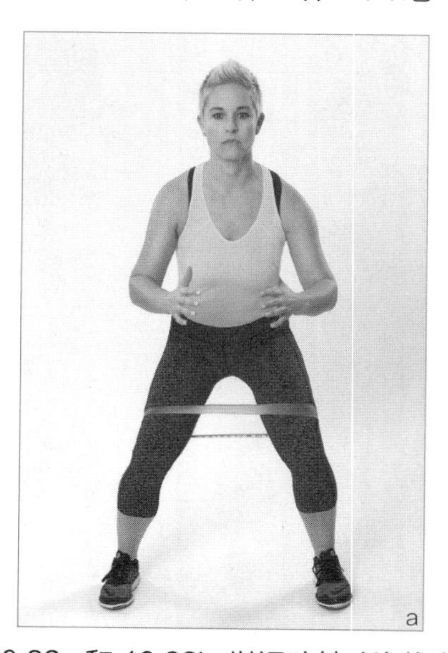
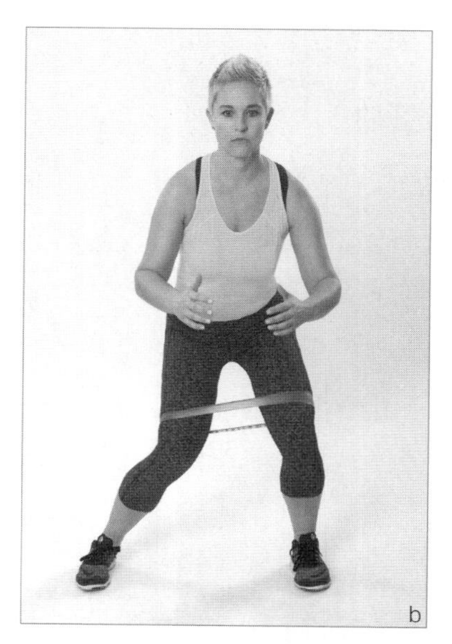

照片 10.32a 和 10.32b 以运动基础姿势完成外旋，使用迷你弹力带

将迷你弹力带套在股骨远端。在运动基础姿势中保持弹力带的张力。让一侧髋关节内旋，然后抵抗阻力外旋。两侧腿交替进行。运动员应该感觉到这个练习对髋部后侧肌肉组织（臀部）有明显的锻炼。

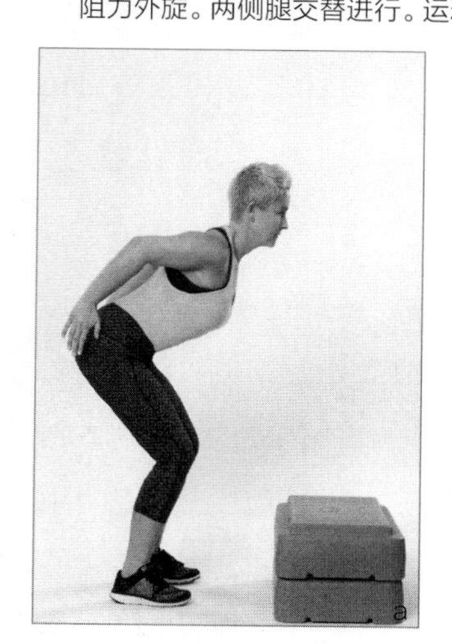
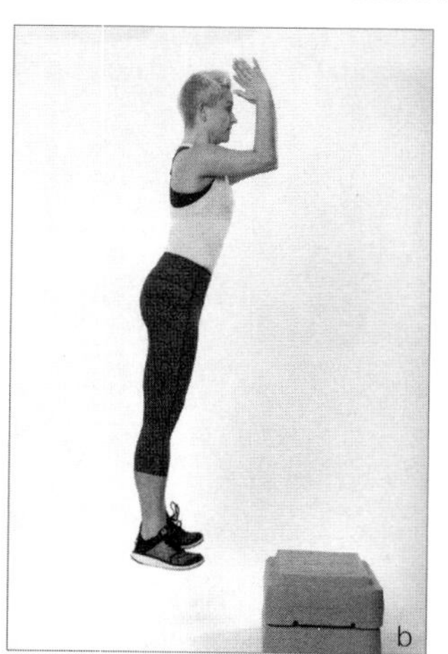
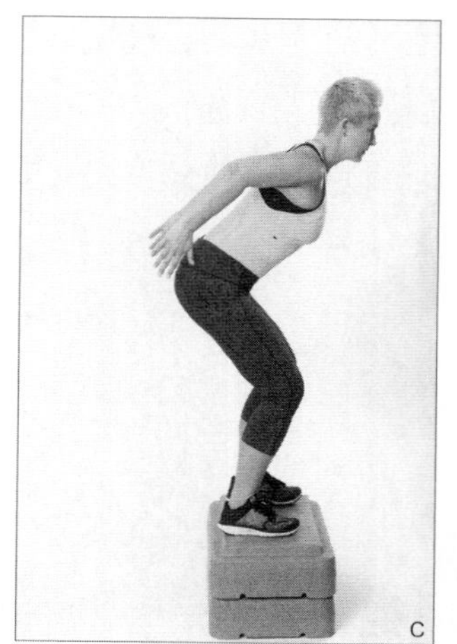

照片 10.33a ~ 10.33c 跳上箱子

让运动员跳上一个 12 英寸高的箱子，然后走下来。

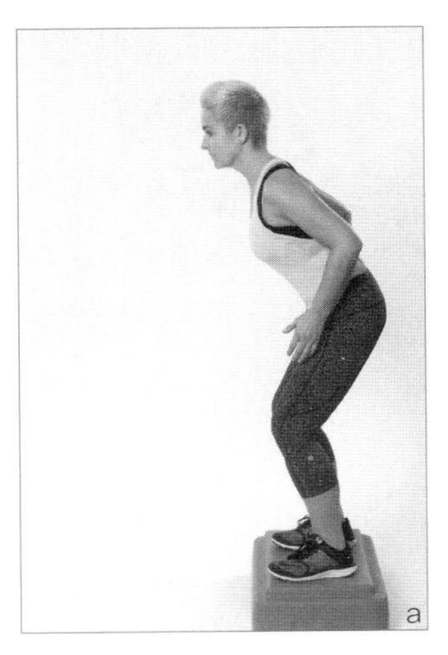
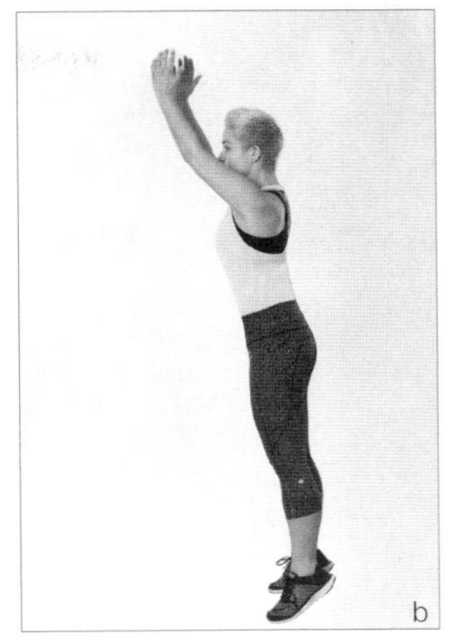
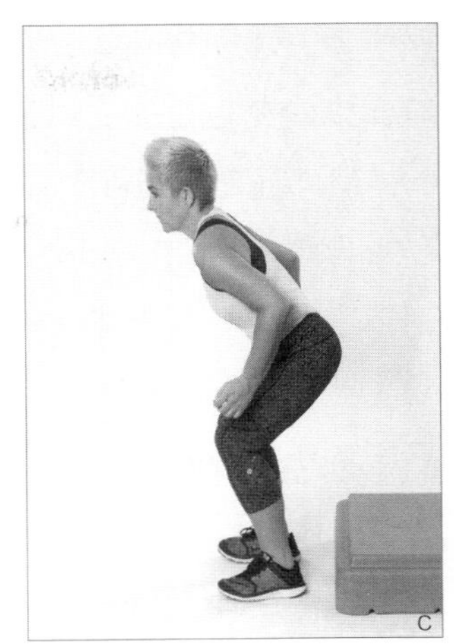

照片 10.34a ~ 10.34c 向下跳到地面

如果运动员仍然需要练习正确的下肢力学和关节对位方式，下一步是从 12 英寸高的箱子跳下并双脚落地。

照片 10.33 是跳上箱子的示例。走下箱子是照片 10.33a ~ 10.33c 所示练习的关键。在这个练习中，我们只是让运动员跳上箱子。我们将单独执行落地练习。

如果运动员成功跳上 12 英寸高的箱子，将箱子的高度增加到 18 英寸。

在这项练习中，运动员从箱子顶部开始动作。让运动员只是踏上箱子，而不是跳上箱子，练习只关注动作的落地部分。

照片 10.34 是从箱子跳到地面的示例。当你看到运动员可以合理地、稳定地落地时，可以用一个更高的箱子让运动员重复练习。

接下来，让运动员跳上箱子，停顿一下，如果有需要则调整姿势，然后再跳下来。这使运动员可以产生作用力，让作用力消散，然后再次产生

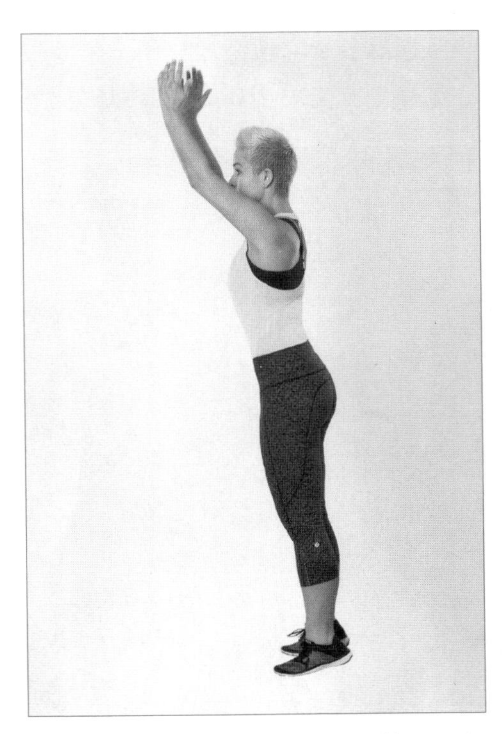

照片 10.35 腾空跳跃，不使用箱子

现在，拿走箱子，运动员腾空跳跃并落地。

作用力，类似于在运动场上的动作，但在中间稍做停顿，以便在执行活动的落地部分之前进行所需的任何调整。

照片 10.35 中显示的练习取消了箱子，运动员需要在空中进行调整。

照片 10.36 ~ 照片 10.39 是一些平地跳跃动作的示例。

现在尝试改变方向，让运动员执行向前跳。你可以安排其从双脚起跳和双脚落地开始，然后改为右腿起跳，左腿落地，最后颠倒这个顺序。

有一些运动员可以顺利执行上下移动，但难以左右移动，尤其是那些因踝关节受伤而无法保证落地稳定性的运动员。确保他们注意用全脚掌轻轻落地。每次起跳和落地时双脚都要保持中立，并且踝、膝、髋关节都应关节对位。

从这里开始，运动员就有很多练习选择了，例如在跳跃中结合空中 90 度转身、180 度转身、向 45 度前侧角移动或侧跳。选择数之不尽，具体取决于运动员的运动项目、场上位置和在重返赛场期间可能面对的动作。

最终，运动员需要在特定时间在上述任意两个动作之间进行转换。我们需要通过加速进阶、绝对速度进阶、减速训练、多方向运动练习、跳跃练习以及落地指导和活动来帮助运动员逐步提高其运动能力。

一旦运动员完成了每一个单独的动作，就可以将它们组合起来。例如，

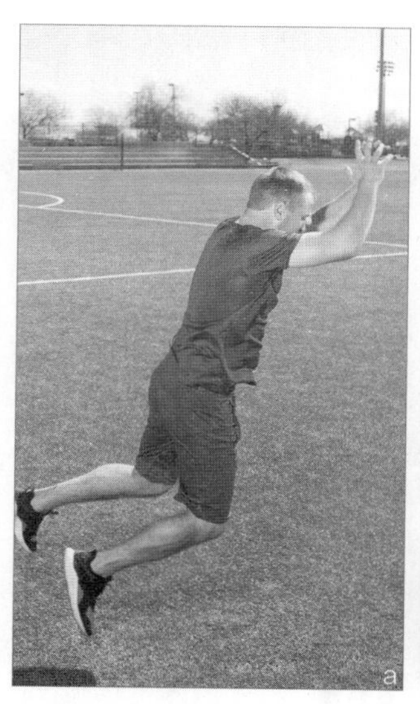
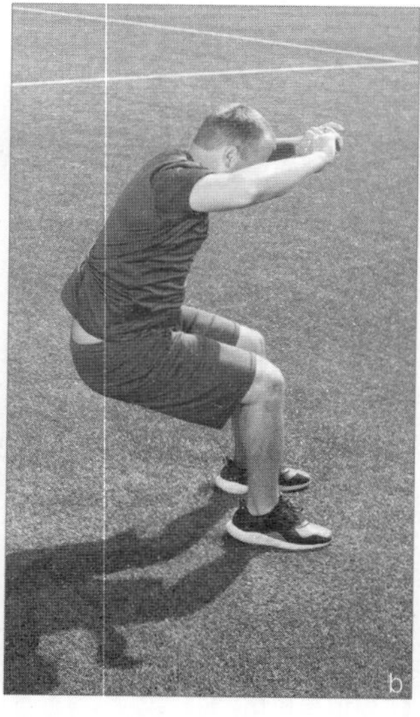
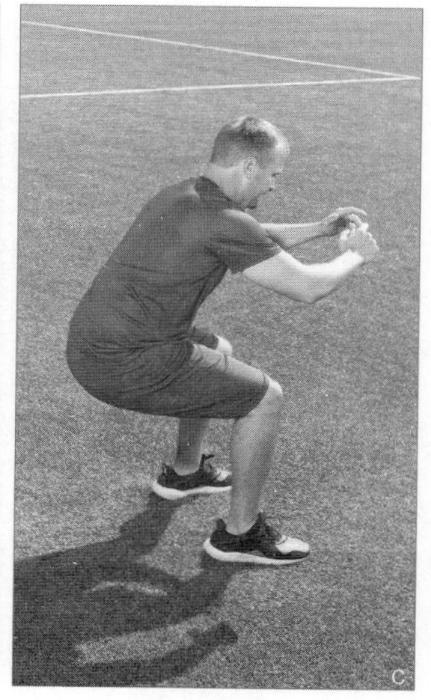

照片 10.36a ~ 10.36c 水平跳跃，双脚起跳，双脚落地

运动员从双脚站在地上开始，然后跳远（不是跳高），双脚落地。

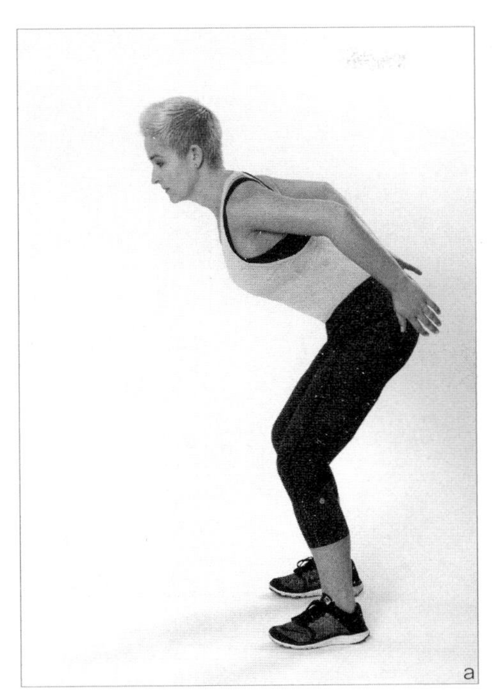
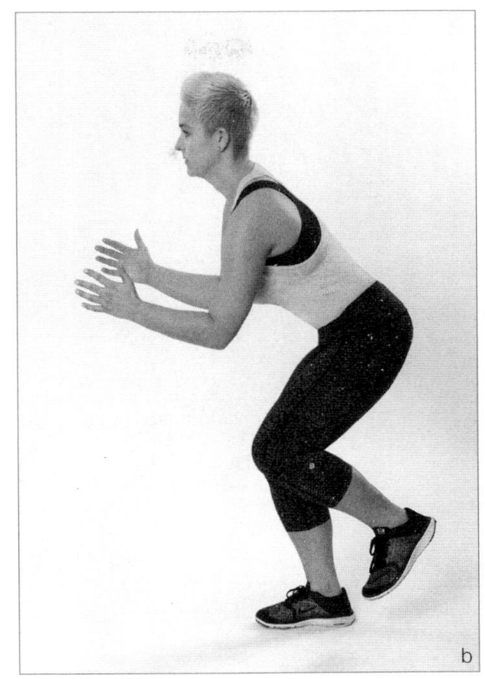

照片 10.37a 和 10.37b　水平跳跃，双脚起跳，单脚落地

运动员从双脚站姿开始，然后跳远，单脚落地。

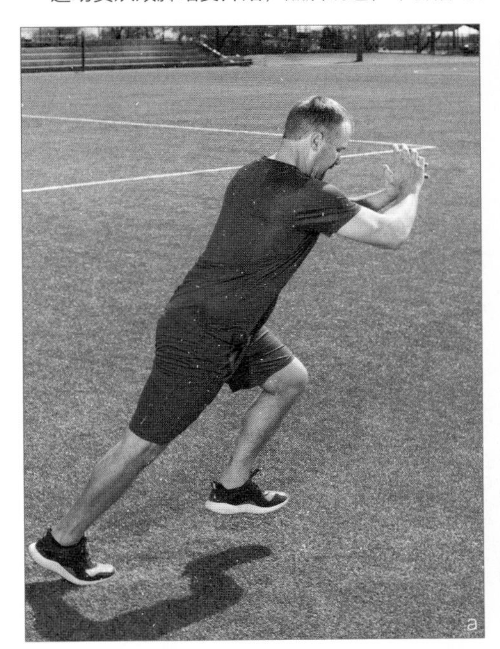
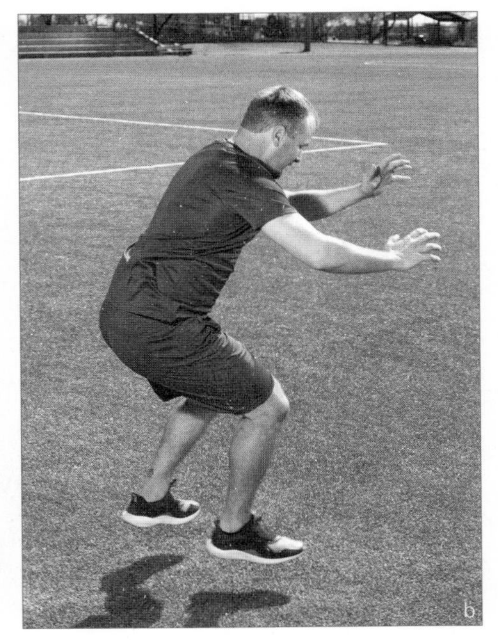

照片 10.38a 和 10.38b　水平跳跃，单脚起跳，双脚落地

运动员从单脚站姿开始，然后跳远，双脚落地。

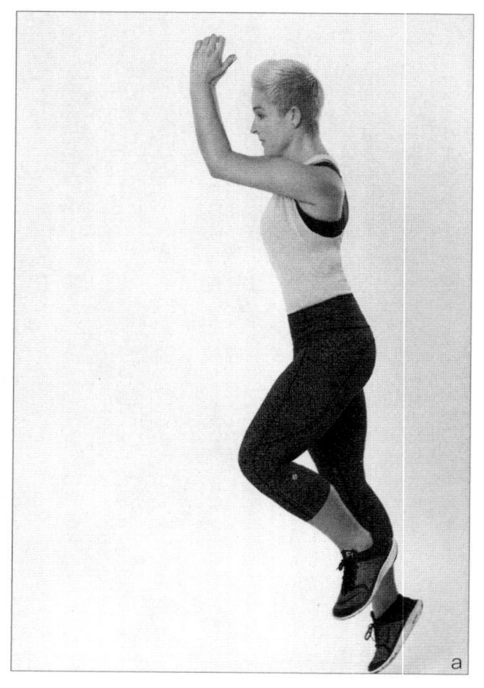


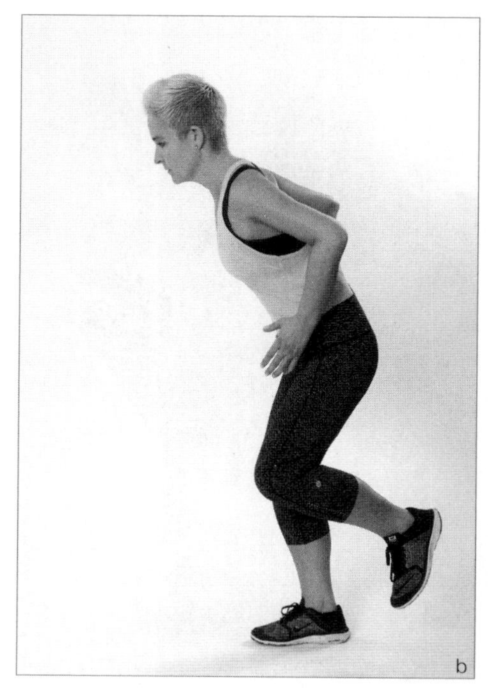


**照片 10.39a 和 10.39b 水平跳跃，单脚起跳，单脚落地**

运动员从单脚站姿开始，然后跳远，单脚落地。

运动员在场地上奔跑时会从加速转换到绝对速度，然后减速并向上跳跃，最后落地。

将直线和多方向动作与跳跃和落地组合起来，这是运动员在重新练习运动专项动作之前需要掌握的最终动作组合。

**临床锦囊**

你需要了解的基本动作模式

- 加速
- 绝对速度
- 减速
- 运动基础
- 滑步
- 变向
- 后撤步
- 交叉步
- 开放式步法

## 发展爆发力：增强式训练

对于康复界的任何专业人士来说，增强式训练的概念是很可怕的。4 英尺高的箱子和跳深的情景，这让每位康复专家都感到焦虑。然而，在“架起桥梁”连续过程中，我们需要放弃那些在视频平台上吸引无数流量的高难度动作，回归增强式训练的本义，即使用拉伸 – 缩短周期来产生爆发性动作。

在拉伸 – 缩短周期中，首先肌肉进行离心收缩，紧接着进行向心收缩。身体利用离心动作中储存的弹性势能在向心收缩阶段产生爆发力。这导致身体在短时间内能产生更大的作用力。

例如，当你蹲下再跳起来时，你会拉伸股四头肌和臀大肌。然后，你会像橡皮筋般弹射到空中。这就是直接将橡皮筋扔出去和拉开橡皮筋再放手之间的区别，后者实际上用更少的能量产生更长距离的位移。

一旦我们理解并重视拉伸 – 缩短周期的定义，几乎所有的运动动作都可以是增强式动作。

跳深只是增强式训练的一种形式，不一定必须在训练中使用，特别是因爆发性动作（例如跟腱撕裂）受伤的运动员应该在恢复过程中避免该练习。

增强式动作的引入和进阶是“架起康复与运动表现之间的桥梁”的关键。运动员在训练直线和多方向动作的分解练习中可以开始这种类型的动作。

为了理解增强式训练，我们需要澄清一些基本定义，具体如下。

### 地面反作用力

这是牛顿反作用力定律（Newton’s Law of Reaction）的一个例子——相对于身体通过脚或其他身体部位施加在表面上的作用力，反作用力的大小与作用力相等，方向相反。

### 躯干力量

躯干力量是指通过髋关节、核心和肩关节保持静态和动态稳定性的力量。

### 动力链

动力链是我们将能量从一个节段传递到下一个节段的路径。

### 反向动作

反向动作是双脚跳跃、单脚跳跃、投掷或其他类似动作的向心收缩的阶段。

### 质心

身体的全部质量被认为集中在这一个中心点。

**离心**

离心动作是当肌肉收缩产生张力时，肌肉被拉长。

**向心**

向心动作与离心相反——当肌肉收缩产生张力时，肌肉缩短。

**等长**

等长收缩是肌肉在产生张力的同时保持恒定长度的动作。

**能量储存**

能量储存是从离心收缩开始到向心收缩开始的一段时间。

**偶联时间**

偶联时间是从离心收缩结束到向心收缩开始的一段时间。

**双脚跳**

双脚跳练习要求以双脚接触地面。

**单脚跳**

单脚跳练习要求以单脚接触地面。

**弹跳**

弹跳练习要求双脚交替接触地面。

我们可以在训练中使用不同幅度的增强式练习，实现以下目的：

- 在指导受伤的运动员训练时确保安全性
- 帮助运动员改善动作，最终目标是更高效地传递作用力，产生爆发力
- 帮助运动员提高肌肉的激活水平，以减少未来受伤的风险

我们可以通过小幅度或大幅度的动作来教导运动员在运动动作过程中反复产生爆发力的最佳幅度。

这些不同的增强式动作包括快速反应、长时反应、超长时反应和短时反应。增强式动作见下一页图 10.1。

**快速反应**

快速反应动作是一种幅度非常小的动作，它对身体几乎没有造成额外的关节压力，比如敏捷梯或其他快速步法动作。通过这项活动，我们重新引入弹性脚步与沉重脚步的概念。

在“架起桥梁”连续过程进展到这个阶段之前，大多数康复中运动员的动作都必须缓慢和有控制，这个概念是我们需要重新引入的内容。

在进行快速反应训练时，我们更关心速度而不是步幅，小步幅可以保护关节。我们从这种练习开始重新引入快速动作的神经肌肉控制。

**长时反应**

接下来，运动员可以进阶到长时反应练习，在同一组练习内重复动作。长时反应练习动作幅度稍大一些，他

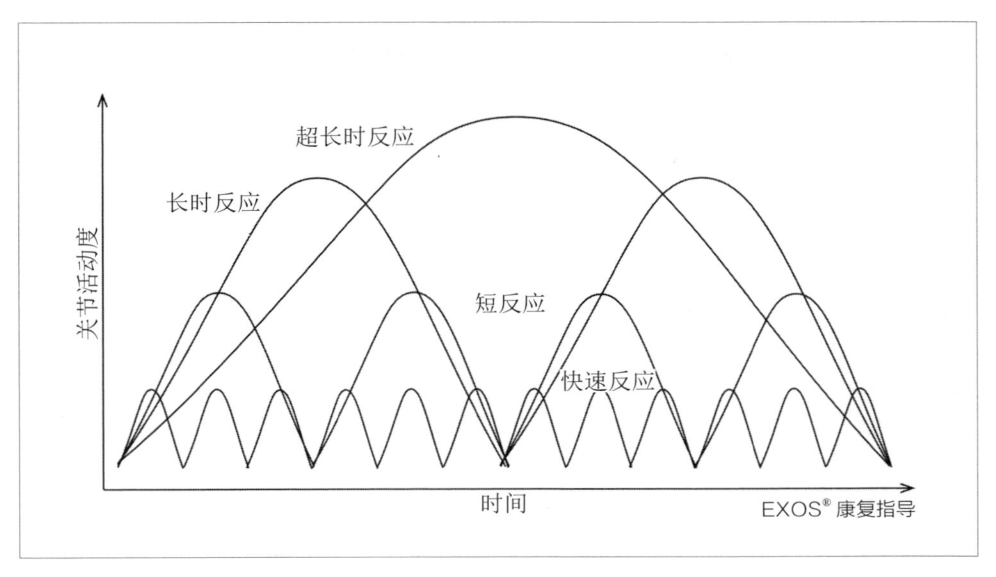


图 10.1 增强式动作

短时反应练习是大多数人心目中的增强式练习。然而，快速反应、长时反应和超长时反应练习可用于强化、教授和完善短时反应增强式练习。

快速反应练习教运动员如何快速移动脚步。这些练习动作幅度小，频率高。

超长时反应练习动作具有很大的幅度，并且只执行一次重复。它去除了练习的离心部分，这意味着该练习不是增强式练习；但是，它可用于强化增强式动作的等长和向心部分。

长时反应练习动作具有较大幅度和低频率，并使用动作的离心部分。最后，运动员能够以最佳幅度和最佳频率进行练习，以产生更大的爆发力。

们有时间思考自己在做什么动作、身体姿势，以及如何移动。

因此，运动员在地面上花费的时间增加了。下蹲跳是一个很好的长时反应增强式练习示例。

### 超长时反应

超长时反应增强式练习是指运动员在两次重复之间触地时间更长，这样每个动作都会产生更大的力量。

最大努力的纵跳或立定跳远是这类练习很好的例子。我们使用一些长时反应和超长时反应的变化来增加离心负荷，以产生更大的向心力。你还可以让运动员使用弹力带、杠铃或药球等工具来施加阻力。

在超长时反应训练中，我们去除了动作的缓冲（即离心）部分，因此，根据定义，超长时反应练习不是增强式练习。

去除离心动作是为了将动作分解，减少运动员需要关注的事情。

超长时反应训练可以用来支持增强式训练。

### 短时反应

最后，运动员可以专注于短时反应练习，这被认为是实际的重复动作、一般印象中的增强式练习。

快速反应、长时反应和超长时反应练习都以增强式练习的不同组成部分为基础，或是将增强式练习分解不同组成部分，直到运动员最终尝试将其合成为完整、典型的增强式动作。这些练习以单次重复动作为中心，例如 6 组或 8 组，每组 1 次重复。

一旦运动员进入快速反应练习，就没有时间思考了。运动员必须在一组练习中完成若干个动作，并条件反射性地完成这些动作，相信自己能够把所有的要素都很好地整合在一起。

照片 10.40 是增强式训练的上肢进阶动作的示例。

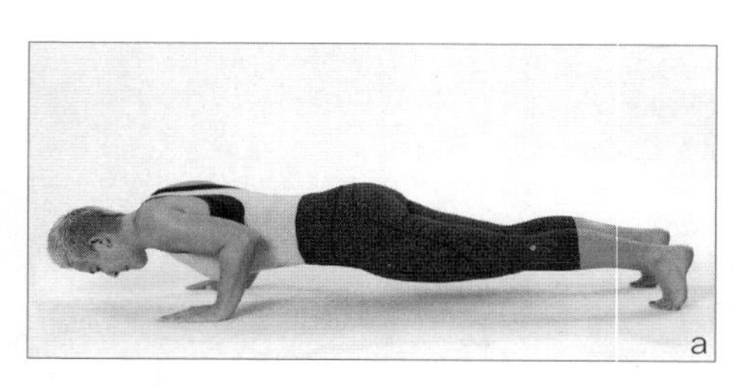


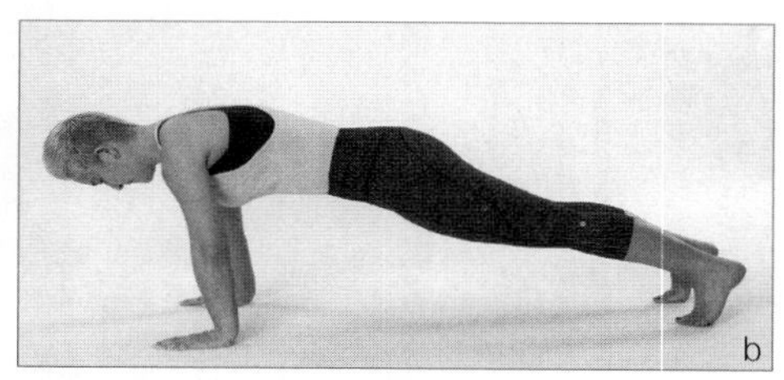


照片 10.40a 和 10.40b 增强式训练的上肢进阶

无论是上肢还是下肢的动作，任何动作都可以转化为增强式运动。俯身成平板支撑姿势，进行俯卧撑练习，推起时要求双手离开地面，这样可以利用拉伸 – 缩短周期在上肢产生爆发力。

保持良好的躯干稳定性和姿势对于任何上肢增强式训练都是关键。

请记住，这只是一个例子——很多药球练习也是上肢的增强式训练。

## 无反向动作、反向动作、两次接触动作和连续动作

我们可以使用不同的技术来教运动员如何在运动环境中进行增强式训练，在每次训练的基础上逐渐增加难度，直到运动员最终可以执行真正的增强式训练。

### 无反向动作

无反向动作（Non-counter movements, NCM）是指在作为增强式练习的动作中去除了离心部分。如前所述，我们在长时反应或超长时反应练习中使用无反向动作。

可以说，剩下的部分不再是增强式练习，但无反向动作对教授动作原理很有价值。在无反向动作期间，运动员从动作的等长部分开始，然后执行向心部分。

以下蹲跳为例：运动员从下蹲姿势的最低位置开始，直接起跳。然后运动员回到动作的等长部分（下蹲跳

的最低位置）并重复该动作。

### 反向动作

接下来，我们引入反向动作。这种进阶练习重新加入了离心部分。回到下蹲跳的例子，运动员会以站姿开始，先主动下蹲，然后快速起跳完成一次练习，落地缓冲后回到开始姿势并重复练习。

研究表明，在跳跃和落地动作序列中增加反向动作可以增加肌肉收缩，并且还可以利用肌腱弹性产生的能量。

### 两次接触动作

当使用两次接触动作时，我们开始在训练中教授重复，在这个过程中，我们开始强化运动员的动作模式。

运动员不必完全重复利用增强式动作过程中产生的能量。运动员可以双脚接触地面，以重新调整他们的姿势并思考关节对位。

仍然使用下蹲跳的示例，我们让运动员从站姿开始，下蹲，然后跳起来。接下来，运动员回到深蹲的最低位置，在最低位置先轻轻地小幅度跳一下，然后再次跳起来。

在练习的等长阶段进行一次小幅度跳跃，对有意识地建立动作模式更加有效。

### 连续动作

最后，你可能会让运动员执行连续动作模式，他们会重复上下跳跃，利用动作的离心部分储存的能量在向心阶段产生更大的爆发力。

此时，你会看到增强式动作的真实效果。

## 增强式训练的工具

增强式训练的美妙之处在于，我们可以在任何地方用最少的器械进行训练。简单地使用自重活动和调整拉伸 – 缩短周期，这就是制定增强式训练计划所需的全部内容。

当然，工具可以丰富我们的训练计划。壶铃、药球等工具都可以帮助我们更好地进行增强式训练，我们可以根据自己的指导能力和运动员的经验水平在适当的时候使用工具。

杠铃是一种极好的爆发力训练工具，你需要首先掌握好杠铃基础动作，并具备长期执教经验才能用好这个工具。

对增强式训练的全面介绍已超出了本书的范围，但如果你尚未掌握这种训练的指导技巧，那么你可以查找相关资料进一步学习。

关于拉伸—缩短周期连续体见图 10.2。

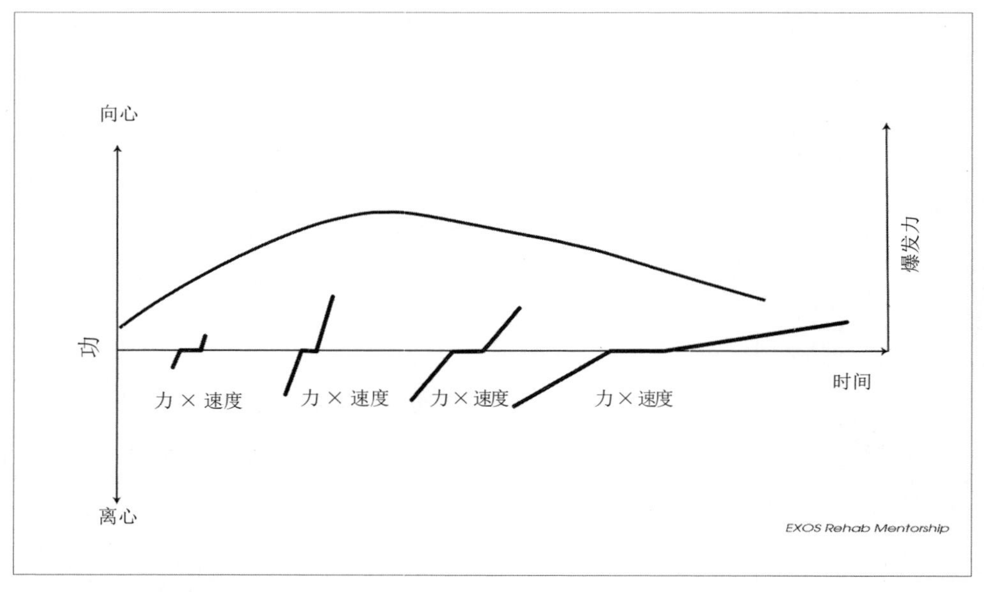


图 10.2 拉伸 – 缩短周期连续体

该图显示了我们最终希望通过增强式训练实现的目标。在快速反应练习中，由于动作幅度小且频率高，因此运动员所做的功很少。

没有巨大的向心或离心需求。在超长时反应练习中（图中最右侧的线），运动员做的功很多，但产生的能量很少。

短时反应（图中的第二条线）描绘了力量和速度的最佳结合，在此处，运动员做最小功但产生最大爆发力。

这种类型的动作给我们带来了最大的投资回报。回报就是产生更大的爆发力，投资是做的功。

## 增强式训练与筋膜的关系

增强式训练通常被认为是训练肌肉。然而，关于筋膜训练的新研究让我们以全新的眼光看待增强式训练。

肌肉力量和与肌肉相关的拉伸 – 缩短周期并不是训练的全部。我们必须考虑强化运动员的筋膜，因为筋膜的一个重要功能就是传递力量。

多方向、多角度的动作是筋膜训练的关键。肌肉收缩产生的能量可以储存在肌腱、胶原蛋白和筋膜中。当需要利用结缔组织储能的优势时，结缔组织的储存能力就显得非常重要。

以袋鼠为例。袋鼠可以跳出令人难以置信的距离，是因为它比其他动物更强壮或更有力，还是因为袋鼠的结缔组织具有极强的能力可以储存和释放在准备起跳时的反向动作中产生的能量？我们发现答案是后者。

这些发现并不一定会改变我们应该在训练计划中使用增强式训练的事实，但进一步的研究可阐明我们为什么要使用增强式训练，以及它的工作原理。

## 小结

让运动员恢复基本的直线动作和多方向动作对于“架起康复与运动表现之间的桥梁”是必要的。你必须能够理解这些动作模式，并能够根据运动员的需求进行动作分解训练。

医疗康复专业人员应寻求体能教练的建议，以更好地了解这些动作以及加速和绝对速度，或者滑步与交叉步动作之间的细微差别。

体能教练应寻求医疗康复专业人士的建议，以安全地为伤愈准备重返运动的人实施和调整训练变量。因此，你周围能够利用的专家网络资源对这个领域的工作至关重要。

以力量为基础，恢复中的运动员应该能够以不同的负荷和速度完成这些基础动作模式，为其运动专项动作模式做好准备。

# 第 11 章 最后阶段：高级运动表现

上一章中探讨了一些适用于帮助进阶运动员准备重返赛场的基础进阶运动表现因素。当运动员进入康复连续过程的最后阶段时，就可以考虑进行更具专项性的训练。

所有运动员在其运动项目中的需求都不一样。基于每场比赛的特点，他们在场上的表现对多个身体系统都有独特的要求。

运动员需要针对其运动项目和场上位置打磨具体的技能和动作模式，然后才能再次上场比赛。

正如从第 29 页开始的“疼痛源头”一章中所说的，受伤引起的疼痛不仅会导致运动员在急性症状消退很久后仍偏向使用未受伤的一侧，其负责动作的大脑区域还会改变神经回路的连接。这意味着我们需要计划额外的技能训练才可以帮助运动员在受伤之后为重返赛场做好准备。

我们还需要解决业余运动员的不同需求。如果你的客户整天坐在办公桌前，只是周末打打高尔夫球，他们的需求将不同于职业运动员或大学生运动员。职业运动员和普通人都需要基础进阶运动表现阶段中所关注的普遍适用的技能，但进入高级运动表现阶段，我们需要对运动员进行更有针对性的训练。

在运动员全面重返赛场的过程中，需要对训练计划进行哪些微调来实现专项化和个性化的最后阶段的目标？这就是下面将讨论的内容。

## 从基础运动表现过渡到高级运动表现

尽管各运动项目都遵循相同的基本运动原则，但从动作技能的角度来看，每个运动项目和同一运动项目中的每个场上位置都有不同的需求。我们对每位运动员的指导都需要有所区别，并在康复的最后阶段安排个性化训练，帮助运动员做好全面复出的准备。

以加速为例。如果运动员是防守后卫或外接手，该运动员将以双腿分开的姿势站在争球线上，这个姿势与进攻或防守姿势相似。

该运动员需放低重心，但不像进攻线或防守线上的人那么低。这意味着不同位置的运动员开始加速的起点是不一样的。

作为对比，我们看看在一垒上的棒球运动员，他随时准备跑向二垒，并且为了偷垒，可能还要做出滑垒的动作。其起始站姿与橄榄球运动员的起始站姿完全不同。

在上述场上位置中，运动员都准备进入加速状态。他们全都需要产生速度，这方面的详细讨论见第10章。他们的区别在于开始加速的姿势。

外接手或防守后卫的姿势为双腿稍微分开且放低重心的站姿。线锋将双腿分开得更宽，并且重心更低。而棒球运动员则采用运动基础姿势，从侧向姿势转换到重心较低的前向姿势。

他们的力学需求不同时，用到的加速度不同，更不用说他们在终点处还需要减速或改变方向。

即使是像加速跑这样的运动其实也并非想象的那样简单。再加上每个场上位置的所有姿势和动作变化，你就会明白为什么让运动专项技能教练参与康复连续过程是极为重要的。

在指导不同项目的运动员时，重要的是要了解其场上位置、在团队中的作用以及他们在移动时采用的姿势。运动场上的动作是随机且不可预测的，运动员应该准备好在其运动专项中每一个可能应用到的动作之间进行转换。

我们可以利用对运动员运动项目和场上位置的了解，更好地帮助他们完成在重返赛场时所需的特定动作和过渡姿势做好准备。

仅仅帮助他们消除疼痛并让运动节段动起来是不够的。我们还必须根据每次团队练习和比赛的运动要求，帮助运动员高效地让受影响的部位配合身体其他部位移动。

## 技能教练的重要性

只要有可能，在为运动员规划的整个康复过程中都应有一名技能教练参与，尤其是在最后阶段。必须确保运动员已符合每一个运动专项要求。

我曾与不同运动项目的运动员合作，例如赛季中的棒球运动员与赛季中的足球运动员。人们会问我其中的工作转变有多不同和有多困难。转变过程的有些方面的确很难，而有些方面则比较简单。归根结底，棒球运动员和足球运动员都需要奔跑。我需要了解跑动技术，也需要了解加速度和绝对速度之间的区别。

当我的工作对象从棒球运动员变成足球运动员时，我需要了解两者的区别。棒球运动员以明确的重复模式绕着垒跑；而足球运动员需要在脚下带着球时按不规则的线路跑动，以避开足球场上任何地方可能出现的对方的防守球员。

特别是在签署同意书让运动员重返运动之前，在康复连续过程的最后阶段中，我需要专家帮助我完全理解这些差异及其对这些运动员康复的影响。

仅仅向与其他运动项目的运动员一起工作过的其他物理治疗师求助是不够的。我需要的是技能教练的帮助，他们了解每项运动，并能教我其中的细微技术差别。

## 预先程序化的动作与随机动作

从第 123 页开始的第 8 章探讨了在运动员恢复全部功能后，需要训练的一些基础运动表现要素。

在这个学习或再学习阶段，跑步、后退、加速、减速和其他提到的技能都是预先程序化的。我们给运动员设置参数，我们通过对每个参数进行调整来增减训练的难度。

在第 187 页的基本减速示例中，我们有效地规定了训练的所有条件：动作方向是向前，运动强度是最高速度，冲刺距离是 40 码，减速距离是 20 码。

这种预先程序化的训练在提高运动员整体身体适应程度，以及培养所有运动项目通用的可持续的功能性技能和姿势方面非常有效。但是，体育比赛存在很大的不确定性，没有统一的标准程序。

球、队友、对手、场地、天气条件，以及许多其他变量之间的复杂相互作用，使得体育比赛具备混乱性质，几乎没有可预测性。

运动员在体育比赛中需要执行更多的开放式技能，而这些技能的执行是由比赛中某一个瞬间的独特刺激所决定的。开放式技能比封闭式技能（例如在练习场的受控环境中执行的技能）对运动员体力和精神的要求更高。

我们永远无法完全模拟真实的体育比赛，可能有一个例外，就是全员上阵、全身体接触的争球。即便如此，我们还是缺少观众的呼喊以及因在数千或数万人面前比赛而产生的肾上腺素。这将影响拼抢的潜在强度，因此运动员无法重现比赛速度。

一旦我们完成了基础运动表现阶段，我们可以做的就是在练习中引入一些比赛的随机性和混乱性，这将有助于运动员的身体和大脑为比赛做好准备。

## 重点不是说话的内容，而是说话的方式

与竞技运动员一起工作不仅仅是为了更深入地了解他们所需的技术技能和动作模式。

我们可能还需要学习一门新语言。如果我们想融入新的运动项目，我们必须改变我们用的词汇，比如将“击球练习”改为“训练”，将“场地”改为“球场”。

即使是与教练和运动员在沟通方式上的微小差异，也会对信息传递效果产生影响。这也会影响我们理解对方想表达的信息，这些信息将帮助我们更好地将运动专项训练与一般运动表现训练区分开来。

了解运动项目的术语有助于我们与运动员交流，也有助于我们理解运动员在说什么。

在我和棒球队合作的早期，一名球员说他“在板上卡住了”。这意味着投手投出好球，而击球手无法按照自己想要的方式挥棒。这可能会让击球手产生奇怪的动作，因此通常会导致其手腕或手部疼痛。

我一直以为他是卡住了手指，并试图检查他的手指，当时他看着我，非常不解。了解运动员使用的语言将有助于你根据他们的主观描述进行评估。

作为专业人员，你需要承认，即使你长期使用专业术语，并且认为自己擅长让别人理解你，你仍然需要将主教练、位置教练和运动员更喜欢的词汇更新到你的“内部词典”中。

这有助于澄清信息，同时还有助于确保你与教练对运动员的指示之间没有不一致或冲突的内容。

时间是让你放弃专业术语，而采用相应运动项目的日常用语的另一个原因。你与每个人相处的时间很有限，如果你把大部分时间都花在解释专业术语上，你就没有时间把自己的想法付诸行动。

## 使用视觉、听觉和触觉提示

在体育比赛中，提示是运动员使用适当动作模式的触发因素之一。3种常见的提示类型如下。

视觉。这是运动员看到的提示，例如在争球线上的手势，或前锋指向篮筐，让控球后卫传球组织空中接力。

听觉。听觉提示是运动员听到的口头提示，例如“左边挡拆”，让篮球运动员知道防守者会过来挡路。

触觉。触觉提示是运动员感觉到的基于触觉的提示。这可能是对球的感觉，或者是对手顶靠足球运动员左侧的感觉。这时运动员可以借助

对手顶靠的力量进行转身并向右侧运球摆脱对手。

疼痛和其他受伤后遗症会对运动员的大脑和身体造成严重破坏。其中一些干扰可能是感官上的，这反过来又阻碍了通过周围神经系统传递并由中枢神经系统处理的视觉、听觉和触觉反馈之间的联系。

就动作而言，糟糕的输入等于糟糕的输出。为了让受伤的运动员准备好重返赛场，我们需要帮助他们提高输入质量并增强感觉和动作之间的反馈循环。

不同的运动项目和场上位置都有很多的示例。你将在下面找到每个提示类别的相应示例。

### 视觉提示练习

以那个试图偷上二垒的棒球运动员为例。在帮助这名运动员准备重返赛场时，我们可能会让运动员尝试一个训练，让运动员站在临时指定为一垒的位置上，然后开始向一侧移动。运动员应该在我们以某种方式（比如抬起手臂）提示时立即转身冲向临时指定的二垒位置，而不受其他任何动作的干扰。

这种类型的练习主要关注运动员跑垒时成功偷垒所需的视觉提示。这是一个用于启动偷垒运动程序的视觉提示。

### 听觉提示练习

当进攻锋线运动员处于蹲伏姿势等待比赛开始时，很容易被对方防线运动员的手部动作、队友之间的交谈以及观众席的喧闹声分散注意力。如果运动员受了伤，在其专注于动作执行时，处理听觉提示的能力可能会下降。

同样的道理，我们需要提高运动员专注于听觉提示（如四分卫的战术暗号）的能力，同时让其学会忽略所有其他刺激。我们可以让运动员进入蹲伏姿势，然后开始喊出颜色：绿色、红色、黄色等。运动员要保持静止，直到听到“蓝色”，这是一个向前冲的信号。

### 触觉提示练习

运动员在比赛中使用触觉提示的最佳例子之一是在接力赛中，运动员等待从队友手中接过接力棒。一位接力运动员将开始加速，但直至感觉到手中的接力棒时才会全力提升到最高速度，尽管有时也会听到另一个运动员大喊：“手！”

你可以在练习中完全复制这个场景，或者让运动员背对着你，只有在感觉到你触碰其手臂或肩膀时才向前全力冲刺。

## 助力动作、阻力动作与组合动作

作为第 9 章基础动作和技能的另一个对比概念，我们需要介绍助力动作和阻力动作。在从第 159 页开始的第 9 章中，我们没有添加任何变量来辅助或阻碍运动员在任何运动平面上的动作。

然而，在团队运动项目中，运动员并不是孤立地行动的，其与其他运动员的接触要么会有助力作用，要么会有阻力作用。这可能涉及在首选方向上阻碍或加速运动，或者迫使运动员抵抗或屈服于不同平面上的作用力。

当外接手准备跳起接球时，运动员必须从冲刺转换为腾空跃起。然而，对方的后卫会进行防守，他会用上身靠过去，试图破坏外接手的预期动作。我们可以说外接手必须在有阻力的情况下训练跑和跳的技能。

在体育运动中，我们有时也会看到运动员在给定方向得到助力，使移动速度变得比在其自身动力作用下的移动速度快。

例如，在英式橄榄球比赛中，在列队争球时，试图接球的球员被托举起来，得到队友施加的垂直爆发力的协助，他们的腾空高度比自己跳跃时高得多。

第 3 种动作是一种组合动作，其中相互冲突的作用力既可能形成助力也可能形成阻力。使用另一个英式橄榄球的例子：几个进攻方运动员试图帮助队友向前推进，而防守方则抱住持球人的身体，试图阻止进攻方前进。

组合动作通常是多方向的，需要运动员合理地应对助力或者阻力，以及他们自己产生的动作，这是在多个运动平面中同时进行的。

在模拟比赛场景时，不应发生的情况就是在康复中的运动员身上重现这些场景中所涉及的碰撞。然而，我们可以，甚至需要引入一些外力作为运动的助力或阻力，或者同时提供这两种作用效果。

这样做可以对运动员动作模式的完整性带来更大的挑战，并使其在重返赛场前可以在半可控环境中进行“战斗测试”。这减少了全身接触练习带来的一些风险。

在该领域使用的一些工具包括雪橇和弹力带。雪橇可以让你在两个不同方向上提供阻力，具体取决于你是让运动员将雪橇放在身后并用背带拉动它或将雪橇向前推，还是让运动员使用带子或绳索将雪橇拉向自己。你还可以在雪橇两侧使用不同的负荷，从而创造出不平衡的负荷。

你可以根据运动员的拉动方向以及运动员与你的位置关系，使用弹力带在双人训练中创造助力或阻力负荷。为了让运动员获得更高水平的控制，你可以将弹力带连接到运动员佩戴的腰带或背带上。

除了使用弹力带来帮助或阻碍向前和向后的运动之外，还可以使用它们来提供阻碍跳跃或提供运动员需抵抗的侧向阻力和偏离轴心的阻力。你可以使用多条弹力带，组合出多个方向的阻力和助力。

## 将工具还给运动员

孤立的训练和动作可以帮助运动员为重返赛场做好一定的准备。但是，如果你可以使用相应运动项目的工具，就可以在这个高级运动表现阶段，甚至可能是连续过程中更早的阶段让运动员重新开始使用该工具，以此来提高其准备水平。这些工具可能是棒球运动员的球棒、网球运动员的球拍，或者是运动员在其运动项目中需要使用的一种或多种工具。

当然，重要的是让运动员在“架起桥梁”模型的早期阶段中能够良好地移动。一旦他们恢复了所需的关节活动度和运动控制，并且已经完成了基础运动表现元素的训练，就该根据他们选择的运动项目让他们开始更加逼真的专项性训练。在那之前，你只是假设他们已经准备好了，并没有提供任何程度的现实模拟。

这一原则不仅适用于那些使用球棒、球拍和球杆的运动员，也适用于任何使用球的人。如果运动员是橄榄球、篮球运动员，你必须让球回到他们的手中；如果是足球，或者需要经常踢球的其他运动项目的运动员，你需要让球回到他们的脚下。

通常，一旦运动员手中或脚上有了必要的工具，其动作就会正常化。恢复中的运动员多年来一直在训练相应技能，并且每个运动项目所需的运动程序在其神经系统中根深蒂固，即使运动模式因为受伤而中断。通常，一旦运动员拥有必要的器械，这些固有的动作就会恢复，动作质量也会提高。

这就是为什么许多教练不只是希望运动员在球场上跑来跑去，而是希望他们参加队内分组赛和要求他们必须进行传球或停球的训练。毕竟，这是他们在比赛中必须做的事情。

在康复训练中也是如此：恢复中的

运动员在开始使用球或其他工具之前不会重新获得自己作为一名运动员的信心。

受伤的运动员从康复中心出来后，一旦开始运球、投篮或传球，他们就会再次开始感觉自己是队伍的一员。

在此之前，有些人会因为接触不到队友和运动器材而出现心理方面的问题。一旦他们开始恢复接触，他们就会感觉自己对回归完整的练习或比赛准备得很充分。

在康复过程中尽早使用运动专项器材对运动员的心理方面也是有利的。帮助运动员摆脱康复的心态，并进入运动表现心态，这对其很有好处，并且使用球拍、球棒或其他专项工具往往可以帮助运动员完成这种心态的转变。

无论是否在康复过程的早期使用运动专项器材，从身体、精神和情绪角度来看，在这个高级运动表现阶段中都有必要将这些工具纳入训练计划。

## 运动器材与动作

在运动员返回练习场景（例如篮球中的一对一或三对三）之前，你可以让其在特定动作练习中使用球或工具，使练习的动作与完整比赛所需技能的要求相近。你还可以使用比赛场地使场景更加合适并尽可能与比赛接近。

例如，一旦网球运动员可以前后跑动，就可以安排其在底线和球网之间来回跑动。一旦其能够横向移动而没有不良影响，就可以让其尝试沿底线左右来回移动。

接下来，在训练中重新加入球拍。比如让运动员握着球拍跑向球网，然后后退到底线。然后，运动员仍然握着球拍，要求其在网前和底线上左右滑步。

即使你还没有将球加入训练，也没安排击球伙伴加入训练，将前后和侧向训练与运动器材相结合也会激发运动员的运动皮层和大脑中负责运动的其他区域。

只要运动员再次熟悉工具的使用，训练中就可以加入发球机，之后很快就可以让击球伙伴加入。

## 使用动作分析

另一件需要考虑的事情是使用动作分析，以分解运动员的复杂动作模式，了解这些模式与运动项目及场上位置的具体要求之间的关系。目标是让运员更容易重新训练运动专项动作，帮助运动员在康复连续过程中继续前进。

顾名思义，动作分析可用于识别运动项目中的每一个常见动作，然后将每个动作分解为开始和结束姿势，以及介于两者之间的动作。

继续看网球的几个例子。准备接发球的运动员通常会在底线上或底线后面以运动基础姿势开始，然后向左或向右移动，通常使用交叉步跑向球。

接下来，运动员双脚站稳并旋转躯干，完成回球动作。一旦球离开球拍，运动员就会横向滑步，回到中心位置，准备对对手的下一次击球做出更好的反应。

下一球可能会使运动员侧身或冲向网前，其可能会弯腰去救网前急坠球，或停止向前奔跑，双脚站稳，并向侧面伸出球拍拦截穿越球。

一旦我们明确了各种动作，并列出其开始和结束的姿势，我们就可以在高级运动表现阶段安排特定的练习。

完成动作分析后，我们可以制定一份清单，列明相应动作、姿势，以及使用和不使用工具的练习，使我们能够在运动员康复过程中对复杂性和速度进行层次化管理。

首先，我们可以从加速和减速这种基础运动表现元素开始。然后我们可以在某些技能或行动中加入运动专项技能，例如网球的接发球。

动作分析可以帮助我们这些专业人员，也可以帮助运动员。从整体上看，重返赛场似乎令人生畏，有时甚至是运动员无法克服的挑战。

通过将康复连续过程的最后阶段分解为切实可行的每一步行动，我们鼓励运动员专注于每一步并活在当下。

这有助于他们将体力和脑力都集中在可定义、可操作和可实现的目标上，而不是担心自己还不能做的事情，并总是说“这太难了，我不可能复出了”。

如果你能让他们集中注意力并庆祝小胜利，他们将避免可能阻碍恢复和最终目标实现的消极心态。

## 创建动作分析

为了设计专项化的练习动作，你需要对正在分析的运动项目有深入的了解。如果你对这项运动的了解不深，就需要向有经验的人学习，包括向运动员学习。

关于 EXOS® 动作分析示例见图 11.1。

当我第一次在当时被称为 Athletes’Performance 的地方工作时，我与一些高水平的棒球运动员合作。当时，我还不太了解这项运动的复杂性、击球力学或投球力学，我也没有尝试表现得好像我很了解。

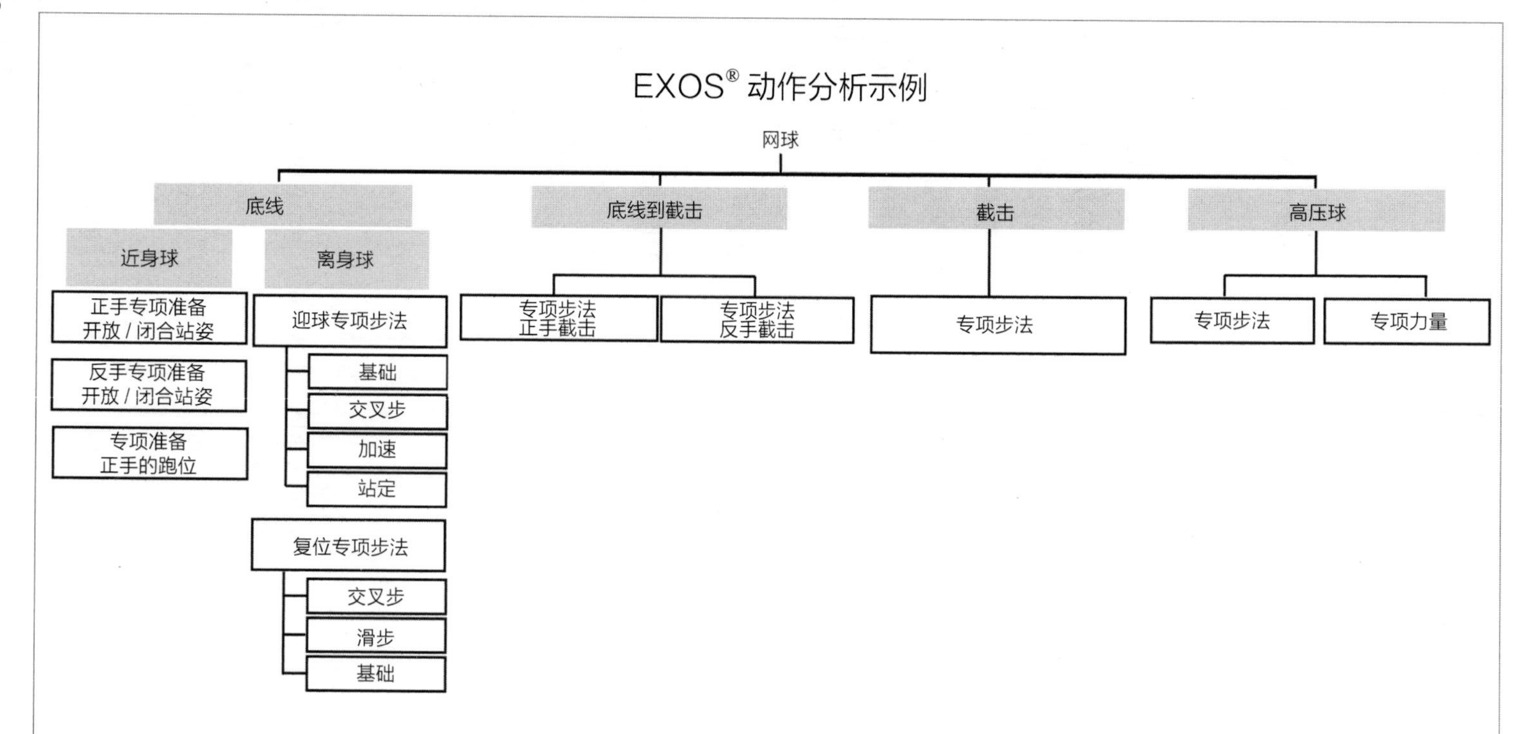


图 11.1 EXOS® 动作分析示例

设计专项化练习动作时，你要列出需要执行的主要动作。

在每个大类别下，还要列出构成这些大类别的所有细节要点。这些动作会继续被分解，直到被分解为需要执行的基础运动动作。

一旦我们确定了在一个运动项目中需要执行的每个主要动作的组成部分，我们就可以按照第 10 章中描述的基本动作模式进行训练，将它们组合成更复杂的动作。

我了解运动员的身体和受伤情况。他们提供他们的专项知识，我提供我的专业知识，我们一起解决了问题。我和他们一起看了很多录像。我们回顾了击球、投球、跑动和防守技术，然后我们一起讨论。

我要求他们演示其姿势，然后对比录像中的姿势，看看是否一样。我们用慢动作播放录像，分解运动员所做的每一次交叉步和其他熟练的动作。最终制定重返赛场的计划，然后开始执行计划。

我想强调的是：如果你不是某个领域的专家，不要试图表现得像个专家。当你使用错误的语言时，运动员要么知道你在虚张声势，要么不明白你在说什么。请教专家、阅读、观看录像，并与你的运动员交流。这些是创建动作分析的第一步。

然后，你应该能够使用本书前面讨论的动作类别，挑选出运动员执行的小动作。运动员执行哪些类型的直线动作和多方向动作，他们需要如何将这些动作串联起来？如果他们不能执行分解后的小动作，他们就不能把完整的动作序列串联起来。

例如，足球运动员需要能够顶头球。顶头球的动作包括加速以达到所需速度，可能需要过渡到绝对速度，然后跳起用头顶球。为了让足球运动员跑到合适的位置并顶头球，他们需要加速（可能还有绝对速度）、跳跃和落地。

回到运动表现训练，我们在不同的日子里训练运动员的加速力学、绝对速度力学、跳跃和落地技术，直到他们掌握每个动作元素。然后，我们就将各个部分组合起来。

我们可能会要求他们在 30 米的跑动距离内完成从加速到绝对速度的转换。我们可能会让他们执行一项任务，要求他们跑向目标，然后跳起来触碰某物。然后我们引入更多的动作变化，比如添加一个移动的球，要求他们在跳跃时顶到球。

这只是足球运动员可能遇到的一种动作次序。还有什么其他动作次序？不同类型的运动员会使用哪些动作次序？一旦你理解了专项动作的组成部分，你就可以将这些组成部分组合成恢复中的运动员将要面对的各种情况。

要完成动作分析，你需要研究和分解运动员可能需要执行的每一个动作模式，以及他们执行这些动作模式的次序，就像之前的网球和足球示例一样。你需要决定他们执行哪些活动，并相应地对这些活动进行分类。

例如，棒球运动员需要投球、击球、跑垒和防守。以击球为例：他们以击球站姿开始，挥棒，然后以最快的速度跑到一垒，根据击球的结果，决定是否尝试跑到二垒，甚至三垒。

根据击球手惯用左手还是右手，他们将用不同的步法踏出打击区，然后需要转换到加速状态。当然，他们必须加速跑过一垒，并踩到垒包。他们可能会决定先跑过一垒，再去二垒。他们需要通过滑垒来上二垒，可能是头或脚先到二垒。

在这个运动分析中，有一个站姿、加速和减速的转换步法。棒球运动员需要练习的可能有站姿、转换步法、加速、曲线－直线跑动和滑垒。这些要素中的每一个都必须先单独练习，然后组合为一个整体进行练习。

我们将对跑垒、特定位置的防守和投球场景进行同样的分析。

专项化的练习动作设计过程似乎有点困难。但是，一旦做好了分析，你就可以在“架起康复与运动表现之间的桥梁”的过程中为所有与你合作的运动员制定重返赛场的合理计划方案。

## 邀请专家参与

在 Athletes’ Performance，我很荣幸能与一些运动表现行业的佼佼者共事，包括马克·费斯特根（Mark Verstegen）、达里尔·江渡（Darryl Eto）、乔·戈梅斯（Joe Gomes）、卢克·里奇森（Luke Richesson）、克雷格·弗里德曼（Craig Friedman）、布兰登·马尔塞洛（Brandon Marcello）等。

然而，尽管拥有丰富的经验，但我们认识到，要制定有效的康复计划和使用动作分析等工具，我们对人体如何运作的了解还不够。

我们还需要能够将自己开发的更高水平的技术和想法应用到特定的运动项目中。我们需要只有技能教练才能提供的内行人的智慧。

例如，在与足球运动员合作时，我们需要执教过顶级足球运动员的教练的见识。

有些运动项目需要教练和运动员更深入的合作，不同的场上位置有不同的技能组合。在美式橄榄球中，我们需要真正了解这项运动的教练的意见，包括指导四分卫、接球手、跑卫、进攻线和防守线的意见。

在他们的帮助下，我们为运动员创建的专项化练习动作就不会只是为了做研究和用运动科学的语言去表述，还能真正地应用到实践中。

这在高级运动表现阶段尤其重

要，此时我们已经解决了基本的通用运动能力问题，需要帮助运动员打磨他们即将要在赛场上展示的技能。

这种博采众长的方法要求我们保持谦逊的态度。

我们需要不断提醒自己，我们的首要任务是恢复运动员的健康——这项工作核心是他们，而不是我们。自大和骄傲，以及因此造成的独断专行会阻碍这一目标的实现。

承认自己并非无所不知，并在整个职业生涯中坚持学习，有助于我们更好地为运动员服务。而这也将帮助我们实现自己心中的愿望。

当我在职业棒球界工作时，我帮助一名接受了肘部手术的运动员康复。在我开始与他一起进行高级运动表现训练之前，我观察他与一位经验丰富的投手教练互动。尽管教练的背景、教育水平和生活经历与我有很大不同，但教练和我都将运动员的康复和进步作为第一要务。

有一次，我们都试图表达同样的观点，但教练更了解运动员，并且他们说着同样的语言。我开始记下他是如何提到某些概念，并努力将这些说法融入我随后的训练课中。

非语言交流对技能发展至关重要，我密切留意教练试图在不使用语言的情况下向运动员说明的内容。结果，这位投手提前回到了比赛阵容中，并且在他回归的第一场比赛中表现得比任何人预期的都要好。

之所以能有这样的结果是因为我有意识地避免只追求自己的目标，承认自己的知识远不如这位杰出的教练丰富，并且愿意由他来主导与运动员沟通的过程。

通过观察于尔根·克林斯曼（Jurgen Klinsmann）执教美国男足国家队运动员，我也积累了类似的经验。这位教练赢得过世界杯和多个俱乐部奖杯，作为一名国际知名教练，他带领一支被大多数人忽视的球队取得了比预期更好的战绩。

我观察他如何与球员交谈，以及他如何组织模拟比赛的训练。从这次学习中，我能够根据运动项目的特点更有针对性地调整康复进阶训练。

这些经验不仅适用于棒球和足球——它们适用于任何技能或场上位置的教练，或任何运动项目的主教练。提出问题，检验理论，掌握行话。向教练明确表示你尊重他们，并且为了球员的利益而希望向他们请教。大多数人会很乐意分享他们的经验并参与康复过程的最后阶段。

大多数教练也会渴望帮助球员意

识到自己仍然是球队的一员，同时努力回到首发阵容。教练经常想帮助你一起避免让受伤的球员感到被孤立——这是球员受伤后的一种非常常见的心理反应。

## 制定并实施重返赛场时间表

当运动员解决受伤后的疼痛和其他急性问题，恢复全部身体功能并开始运动专项训练时，对重返赛场的兴奋感将迅速增强。康复中的运动员渴望回归球队；教练想要一支完整的球队，球迷和媒体也有同样的期待。

这种激情会让你倍感压力，让你在运动员的身心完全准备好之前就急切地让其复出。你必须抵抗这种外部压力。你的工作不是让球迷、媒体、教练甚至运动员开心。最重要的是要尽可能保障好运动员的健康。

为了确保这一点，你应该遵循以下 3 个简单步骤。

> **临床锦囊**
>
> 步骤 1——制定重返赛场计划：
> 制定短期目标，以实现长期目标。
> 步骤 2——让每个人都参与进来：
> 与所有各方沟通，包括管理部门、教练组、经纪人、运动员以及其他医务人员。
> 步骤 3——坚持计划：
> 根据康复进展，调整运动员的进阶或降阶训练。
> 不要让外部干扰和压力改变安全重返赛场的计划。

### 制定重返赛场计划

从运动员计划回归竞技比赛的日期开始倒推，设定里程碑的目标日期，例如“在 3 月 22 日之前开始跑步”或“在 5 月 12 日之前进行三对三训练”。

在制定计划和时间表时，应邀请参与运动员康复过程的每一位专业人员参与，并确保你的时间安排和他们的一致。

通过从目标日期开始倒推，你可以给运动员充足的时间来逐渐增加活动的强度、持续时间和频率。

当运动员在此过程中没有达到某个目标时，你就知道重返赛场的日期可能需要推迟。

使用里程碑的目标日期，就可以尽快知道未按预期完成进度，让每个人都有时间处理新目标和延迟重返赛场的安排，确保不会出现运动员“突然”无法按计划复出的意外。

无论在从康复到运动表现的连续过程中出现什么问题，重要的是保持豁达心态，让运动员回到前一个阶段的训练，花更多时间去打好基础。

这有时会发生在运动员接近回归赛场的时候。例如，你要求棒球运动员在重新回到大联盟球队之前能够应付两场小联盟比赛。如果运动员在试赛后出现疼痛、动作受限或其他问题，则该运动员还没有准备好踏出重返赛场的最后一步。

举一个例子来说明如何思考这个问题，假设一名运动员需要在 30 号重返赛场。你可能会决定让该运动员参与一周没有限制的全面练习，这意味着其在23号开始参与完整的练习。

为此，该运动员需要进行几天的随机动作训练，即需要在 19 号之前开始。

在随机动作训练之前的一周，你可能会让该运动员进行预先程序化的多方向动作训练。因此，这需要在 12 号之前开始。再往前推，必须有一周的直线动作，即需要在 5 号之前安排全速跑。

以这种方式继续倒推，直到你制定出重返赛场的计划。

### 让每个人都参与进来

如果运动员和教练组知道预期结果，并且你让他们随时了解实际进展和障碍，他们就会了解你的立场和计划。

在这个阶段，关键是要经常向所有利益相关者（尤其是主教练和运动员）提供更新信息，并就影响时间表的任何决策说明原因。

让每个人在每个阶段都感觉自己是这个康复过程中的合作伙伴，如此一来，事情会顺利进行，异议和摩擦都更少。

### 坚持计划

即使必须每天都说一次，你也要明确运动员的健康和安全是重中之重，而仓促推进计划将危害这一目标。

当职业运动员进入合同年时，他们渴望重返赛场以证明自己的价值。在这种情况下，你需要解释一下，如果他们太早复出，他们可能会葬送自己的职业生涯。

在赛季中的某些阶段，主教练将承受比平时更大的争胜压力。但是，如果你让这种情况影响重返赛场计划时间表，不惜一切代价取胜的心态只会对受伤的运动员造成危害。你不能让情绪凌驾于客观判断之上。

不管要承受什么压力，包括主教练的怒火，你都需要坚定立场，解释你的原因，保护运动员。

## 小结

高级运动表现阶段的计划完全取决于运动员的个性、其运动项目和场上位置。让运动员从一般练习动作进阶到专项练习动作和场上位置的专项练习动作，可以使计划更加完善，并确保运动员做好充分准备，实现最终目标：重返赛场。

运动医学和运动表现专业人士必须放下自我，始终以运动员的最大利益为核心，并在整个过程中齐心协力。运动员必须了解短期和长期目标，以及每个目标的期限，那么，即使未能如期重返赛场，也不会让人措手不及。

全面的动作分析和涵盖所有必需动作的训练计划将有助于运动员实现重返赛场的目标。这将减少运动员由于对其运动专项所需的特定技能未有充分准备而再次受伤的机会。

技能教练可以帮助运动员更轻松地进入参加全队训练之前的过渡阶段，并帮助你加深对运动项目的了解。

# 第12章 架起康复与运动表现之间的桥梁——最后的思考

没有什么比帮助运动员重返赛场更艰巨了。这是一个复杂的过程，需要随时处理许多不确定因素，达成最终目标：康复后的运动员在运动表现方面恢复到受伤前的水平，甚至更好。

这就是我写这本书的动机。我希望写出一份指南，将所有从业者、所有学派、所有训练和康复理念都融合到一个体系中，该体系并非依赖特定训练方法，而是建立在一个概念性连续过程之上，每个人、每个学派、每个理念都能在其中找到自己的用武之地，为运动员的进步做出贡献。

本书的写作目的是帮助你运用以运动员为中心的模型，不仅帮助运动员恢复全部功能，更重要的是，帮助运动员全面恢复健康。这是我们基本的道德和伦理义务。

年轻的专业人士经常向我咨询进修方面的意见。他们的第一门课程应该是什么？接下来应该关注什么？经验丰富的临床医生和体能教练有时也会提出同样的问题。

通过提供“架起康复与运动表现之间的桥梁”这个概念，我希望我可以为各专业人士解答这个问题。

如果你在了解该连续过程时注意到自己在基础进阶运动表现阶段已经拥有丰富的知识，但在躯体感觉控制方面的经验很少，请再次阅读相关章节并了解其中提到的一些研究领域，你可以在该领域寻求更多的专业资源。

你可能会注意到自己在某个领域的能力有所欠缺，但你目前的工作状态不允许你将精力投入其他地方。那么，你就知道自己需要与该领域的专家建立专业关系，以便在有需要时转介你的运动员。

在为运动员进行服务方面，我们往往认为自己的专业领域是最重要的——无论是力量和体能训练、运动训练、物理治疗还是任何其他学科，但我们都必须停止这种想法。不管你有多优秀，你的方案执行得多有效，你也不可能仅凭个人之力就取得成果。

本书应该可以帮助你了解自己的

专业领域知识在哪里发挥作用，你在哪里需要进一步帮助，以及在哪些领域需要引入另一位专家才会最终让你的运动员受益。我希望本书能够证明多学科团队存在的必要性。对运动员来说，缺少任何一个专业的协助都是损失。

当你继续研究某些进修领域时，请意识到所有学派都在表述同样的观点。无论是功能性活动度调节（FRC）、功能性动作筛查（FMS）、动态神经肌肉稳定术（DNS）还是姿势恢复技术（PRI）等，它们的基本核心概念是相似的，示例如下。

- 评估运动员
- 提供主动干预
- 重新评估运动员
- 灵活性和稳定性都很重要
- 神经系统很重要
- 无论你用什么词语来描述胸部与大腿之间的这个部位，它都很重要
- 呼吸会给人体带来奇迹——生存、放松、提升灵活性或稳定性

几乎每一个有价值的学科都有相似的核心概念。它们在此连续过程中的配合会有相得益彰的效果。

我希望本书能让人们关注的另一件事是多学科工作环境的重要性。很多时候，这似乎很难实现，但这其实取决于不同领域专家工作的心态。

你可能无法聘请营养师，但你应该有一位可以信赖的同行，他会回复你的电子邮件或随时接听你的电话。我们应该在自己擅长的工作之外相互合作，建立跨学科支持网络，更好地为运动员“架起康复与运动表现之间的桥梁”。

我希望在你阅读本书时，你能够认识到自己在以运动员为中心的工作模型中有哪些优势，并且能够谦虚地从新的角度看待自己需要改进的方面。这可以帮助你更好地了解康复或训练策略中的不足之处，并引导你拓展人际关系，结识更多其他领域的专家，补足你目前尚未具备的技能。

请参阅后文的参考文献和其他附录，以获取有关本书中许多主题的更多信息。从康复到恢复运动表现这个连续过程中涵盖的内容太多，无法在一本书中尽述。

我希望提供一个框架帮助你为自己的运动员“架起康复与运动表现之间的桥梁”，并提供更多参考资料，以便你从中获取其他相关主题的详细信息。

写这样一本书的一个问题是行业

发展很快，信息日新月异。我已尽力列出尽可能多的同行文献，但我建议你针对自己感兴趣的主题查阅更多文献。

如今，我们可以查阅的信息浩如烟海。建议你在回顾文献时，尝试以系统综述和统合分析研究为主，如果你感兴趣的主题没有此类文献，阅读随机对照试验的研究也会很有帮助。

如果你找不到随机对照试验，则非随机对照试验和案例系列也可以为你提供足够的信息，帮助你开始研究某个主题。

最后，你在临床工作与力量和体能训练实践中，要遵循科学原则，并参照你自己和你所尊敬的前辈们的经验。

“架起康复与运动表现之间的桥梁”是一个复杂的过程。我希望通过提出一个对未来几十年都有帮助的结构化体系，我已开始促进这一过程的正确实施。

这对于运动康复和运动表现领域是一个激动人心的时刻。信息在不断更新，我们只能勉力跟进。这个结构化体系可以为你提供一个涵盖新旧知识的框架，它的目标是帮助运动员逐步完成从康复到恢复运动表现水平的过程。

我写这本书的目的是提供一个体系，帮助你和你的同事们为运动员实现更好的康复和训练效果。

休・法尔索内（Sue Falsone）

# 附录清单

# 附录 1
# 架起桥梁

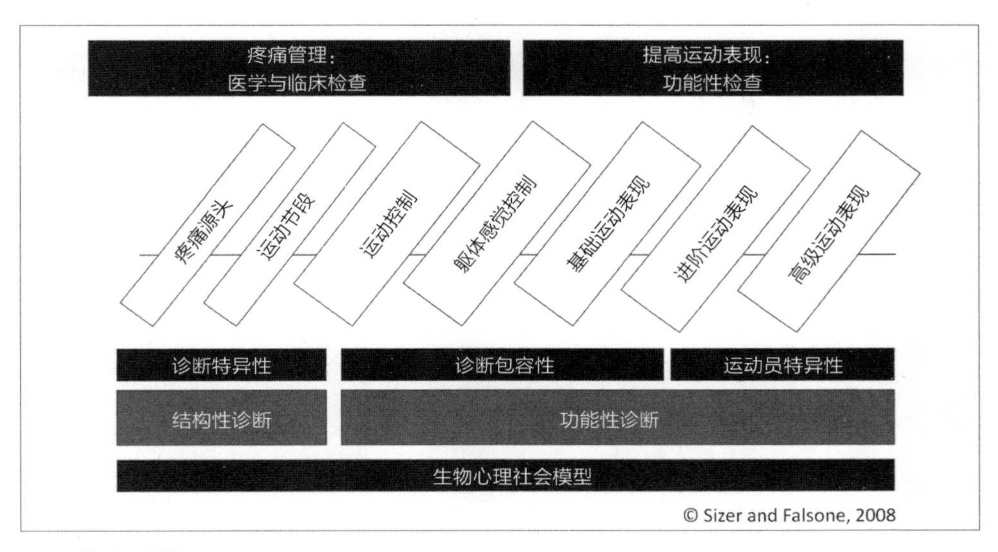


疼痛源头

识别有问题的组织（如果有）

运动节段

确定疼痛的病因

神经运动控制

让正确的肌肉在正确的时间发力

本体感觉控制

考虑姿势反射、本体感觉、神经肌肉控制和感觉运动系统方面的所有因素

基础运动表现

基础肌力和爆发力

进阶运动表现

运动动作技能

高级运动表现

将运动动作应用于特定的运动项目或任务

# 附录 2
# “架起桥梁”评估

## 示例一

| 客观的功能障碍 | 影响功能 | 目标 | 计划 |
| --- | --- | --- | --- |
| 1. 功能性动作筛查（FMS）评分 8/21，主要功能障碍包括直线和旋转动作的躯干稳定性不足，深蹲时双膝疼痛，以及右腿向前做直线弓步时左膝疼痛 | 直线和旋转动作的躯干稳定性不足会显著影响力从下肢到上肢的传递方式，并且可能是上肢和下肢问题的主要来源。膝关节疼痛也会限制在投球动作中传递力的能力 | 在 4 周内，功能性动作筛查评分达到 12/21 | 直线和旋转动作躯干稳定性的渐进式训练计划，让双侧髋关节稳定 |
| 2. 髂腰肌无力，右侧 3+/5，左侧 4+/5。注意双侧代偿性腰椎运动 | 双侧髋关节屈曲的无力和代偿性动作会给髋部的其他肌肉组织带来额外的压力。在这样的动作中无法稳定躯干也会给屈髋肌带来额外的压力。这也会影响传递力的能力 | 4 周内，双侧髂腰肌徒手肌力测试皆达到 4/5，且测试时没有出现疼痛或代偿 | 躯干和髋关节稳定性训练、计划，特别注意强化双侧髂腰肌的力量 |
| 3. 右侧髋关节磨损测试结果呈阳性，并且在髋关节屈曲极限处出现前侧夹挤。右侧髋关节内旋活动度为 16 度 | 可能存在右侧髋关节关节内部错位及不适当的股骨关节运动学，这将会造成疼痛，影响力传递至右侧髋关节的方式，并且可能增加右侧腹股沟处的压力 | 在 4 到 6 周内，右侧髋关节磨损测试结果呈阴性；恢复右侧髋关节正常的关节运动学 | 对右侧髋关节实施关节松动术，以恢复正常的关节运动学 |
| 4. 髋关节伸展力学测试：右侧臀肌疲劳，且右侧腘绳肌过度主导动作。左侧髋关节伸展时，双侧椎旁肌激活，启动髋关节伸展的动作 | 协同肌主导动作将会导致力从下肢传递至上肢的方式改变，增加对下背部与腘绳肌的压力 | 在 4 到 6 周内，恢复正常的肌肉发力模式 | 通过强化臀肌力量的渐进式训练重新建立双侧髋关节和躯干的神经肌肉连接 |
| 5. 侧卧髋外展：左侧由腰方肌发起动作，右侧由阔筋膜张肌发起动作 | 协同肌主导动作将会导致力从下肢传递至上肢的方式改变 | 在 4 到 6 周内，恢复正常的肌肉发力模式 | 通过强化臀肌力量的渐进式训练重新建立右侧髋关节的神经肌肉连接 |

## 示例二

| 客观的功能障碍 | 影响功能 | 目标 | 计划 |
| --- | --- | --- | --- |
| 1. 观察：运动员的左侧膝关节有轻微肿胀 | 轻微的肿胀可能会抑制股内侧肌的活动 | 4 周内，减少肿胀 | 股四头肌激活与力量训练，若有需要，也可以施以关节松动术、冰敷和加压 |
| 2. 关节活动度：左侧膝关节屈曲 126 度，右侧膝关节屈曲 135 度，左侧膝关节伸展 −5 度，右侧膝关节伸展 0 度 | 膝关节活动度下降会抑制运动员做直立负荷的活动 | 4 到 6 周内恢复无疼痛的正常关节活动度 | 施以关节松动术，以确保完整关节活动度所需的适当关节运动学 |
| 3. 肌力：左侧下肢力量下降，左侧下肢肌力测试评分 4/5 | 肌力下降会抑制肌肉的缓震能力，可能会导致膝关节的压力增加 | 4 到 6 周内恢复无疼痛的正常力量 | 渐进的肌肉激活与力量练习 |

# 附录 3
# 疼痛形成机制指南

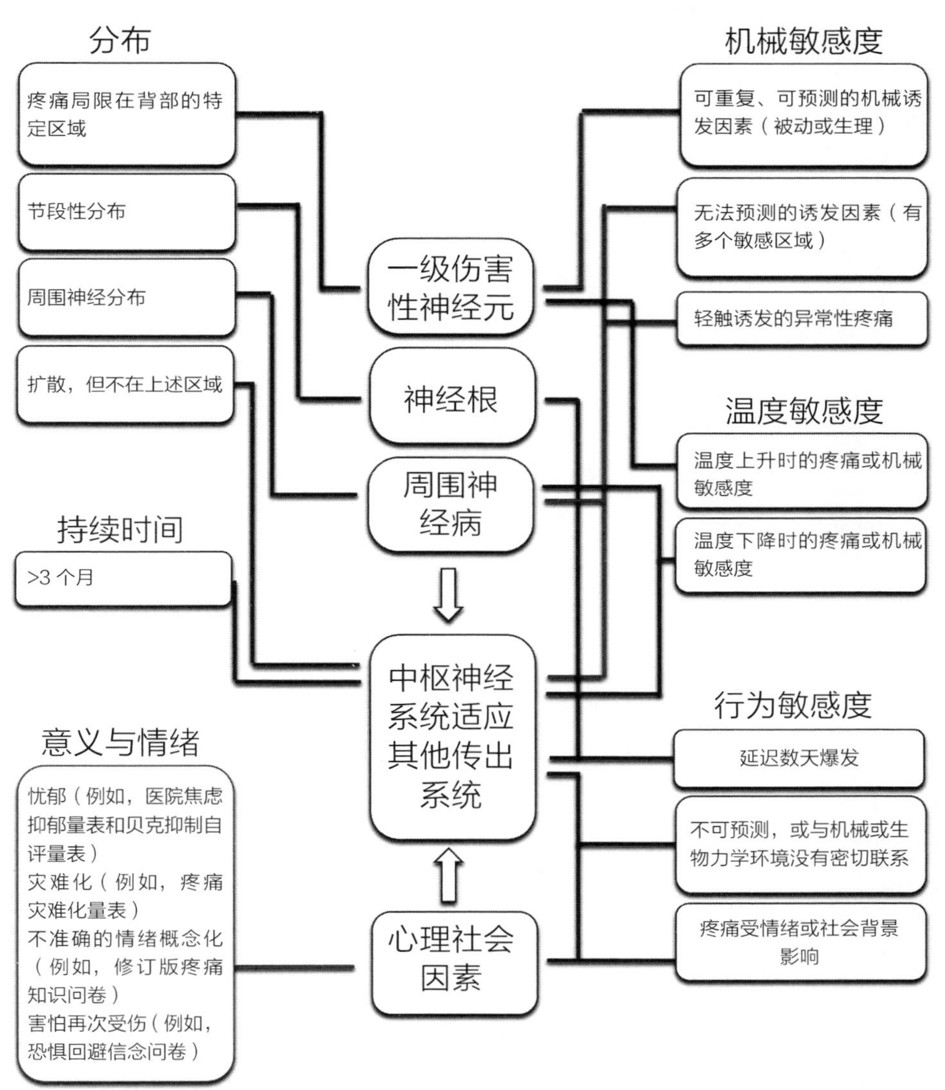


关于解读疼痛状态的综合评估的一般性指南，识别伤害性和非伤害性因素对形成疼痛的作用。疼痛模式符合生物学上的疼痛形成机制［一级伤害性神经元、神经根（也是背根神经节诱发的伤害性放电）、周围神经病和中枢神经系统、免疫、自主和内分泌贡献］。心理社会因素显然对中枢神经系统有影响，但不属于生物学因素。



本图的扩展版本见 Moseley,GL&Butler,DS 2017 Explain Pain Supercharged NOIgroup publications, Adelaide,Australia

# 附录 4
# 扬达（Janda）功能评估

经许可转载

| **病史与主诉** | |
|---|---|
| **姿势——记录要点**<br>肌肉张力<br>不对称<br>身体标志点 | **观察** |
| **平衡——考虑因素**<br>单脚站立<br>串联站立（一脚脚尖抵住另一脚脚跟站立）<br>睁眼与闭眼<br>转头 | **观察** |
| **步态**<br>不对称<br>典型的模式 | **观察** |
| **运动功能——动作**<br>（详情请参阅《肌肉失衡的评估与治疗：扬达治疗法》（*Assessment and Treatment of Muscle Imbalances: The Janda Approach*）的第 6 章）<br>肩关节外展<br>俯卧撑<br>颈椎屈曲<br>卷腹<br>髋关节外展<br>髋关节伸展<br>呼吸模式<br>水平旋转功能 | **观察** |

<table>
<tr><td>肌肉长度<br>（详情请参阅《肌肉失衡的评估与治疗：扬达治疗法》（Assessment and Treatment of Muscle Imbalances: The Janda Approach）的第 7 章）<br>上肢<br>下肢</td><td>观察</td></tr>
<tr><td>激痛点链<br>（详情请参阅《肌肉失衡的评估与治疗：扬达治疗法》（Assessment and Treatment of Muscle Imbalances: The Janda Approach）的第 8 章）</td><td>观察</td></tr>
<tr><td>肌肉力量<br><br>根据需要进行徒手肌力测试</td><td>测试结果</td></tr>
<tr><td>关节活动度——关节的完整性</td><td>结果</td></tr>
<tr><td>特殊测试</td><td>记录所执行的测试及其结果</td></tr>
<tr><td>备注</td><td>上面未记录的其他客观发现</td></tr>
</table>

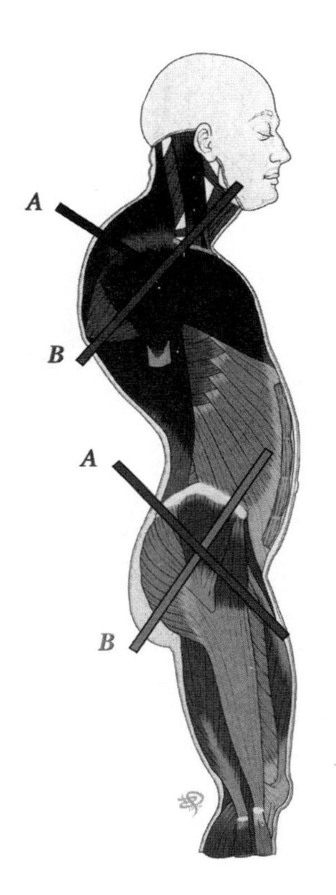


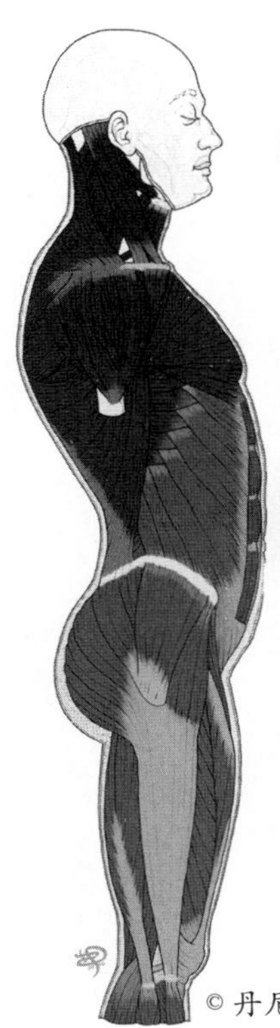

| 上交叉综合征相关的肌肉不平衡 | |
|---|---|
| A 紧绷 / 促进 | B 无力 / 抑制 |
| • 胸肌<br>• 上斜方肌<br>• 肩胛提肌<br>• 胸锁乳突肌<br>• 肩胛下肌<br>• 背阔肌<br>• 手臂屈肌群 | • 头长肌<br>• 颈长肌<br>• 舌肌<br>• 前锯肌<br>• 菱形肌<br>• 下斜方肌<br>• 后侧旋转肌群<br>• 手臂伸肌群 |

| 下交叉综合征相关的肌肉不平衡 | |
|---|---|
| A 紧绷 / 促进 | B 无力 / 抑制 |
| • 髂腰肌<br>• 股直肌<br>• 腘绳肌<br>• 竖脊肌<br>• 阔筋膜张肌<br>• 梨状肌<br>• 腰方肌<br>• 腓肠肌 / 比目鱼肌 | • 腹直肌<br>• 腹横肌<br>• 腹斜肌<br>• 臀大肌<br>• 臀中肌 / 臀小肌<br>• 股外侧肌<br>• 股中间肌<br>• 胫骨肌 |

© 丹尼·夸克（Danny Quirk）

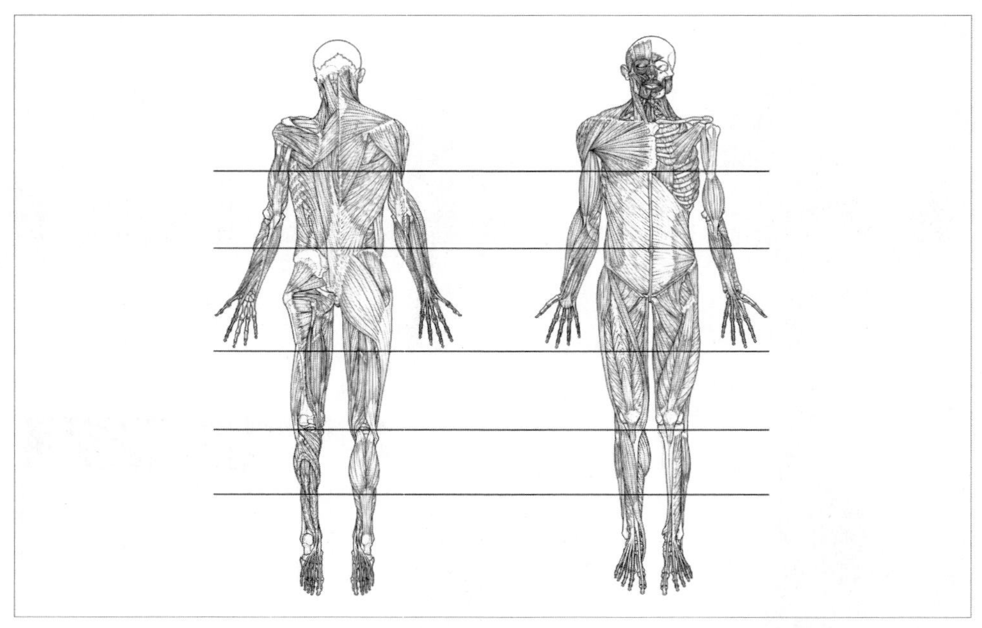



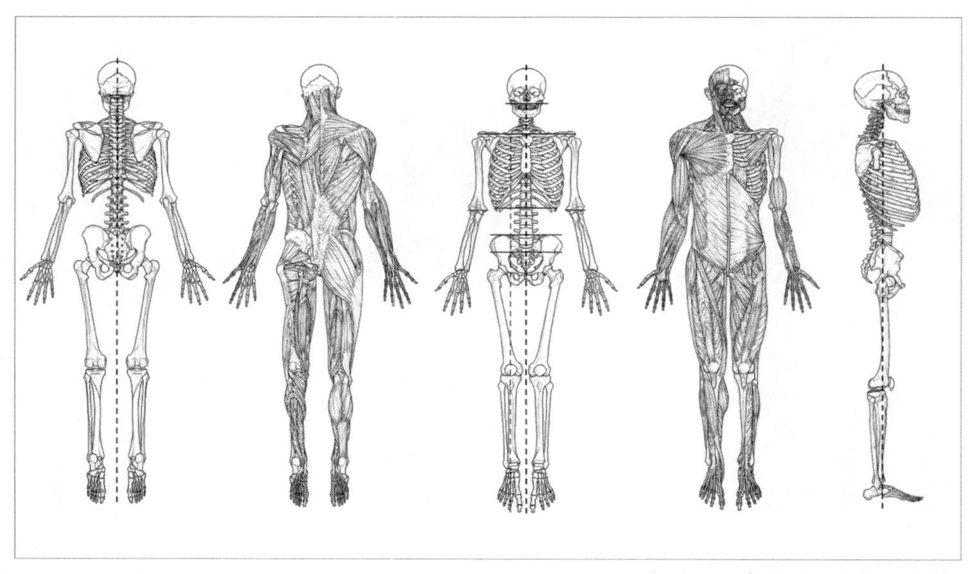

# 附录 5
# 功能性动作筛查（FMS）评分表

FMS™ 功能性动作筛查评分表

姓名：　　　　　　　　　　　　　　　　　日期：　　　　　　　　　　生日：

地址：

城市 / 州 / 邮递区号：　　　　　　　　　　　　　　　　　　　　　电话：

学校 / 隶属单位：

身高：　　　　　　　体重：　　　　　　　　　年龄：　　　　　　　性别：

主要从事的运动项目：　　　　　　　　　　　主要的场上位置：

惯用手 / 腿：　　　　　　　　　　　　　　　先前的测验分数：

| 测试 | | 原始分数 | 最终分数 | 备注 |
|---|---|---|---|---|
| 深蹲 | | | | |
| 跨栏步 | 左 | | | |
| | 右 | | | |
| 直线弓步箭 | 左 | | | |
| | 右 | | | |
| 肩关节灵活性 | 左 | | | |
| | 右 | | | |
| 肩关节排除性测试 | 左 +/− | | | |
| | 右 +/− | | | |
| 主动直腿上抬 | 左 | | | |
| | 右 | | | |
| 躯干稳定性俯卧撑 | | | | |
| 伸展排除性测试 | +/− | | | |
| 旋转稳定性 | 左 | | | |
| | 右 | | | |
| 屈曲排除性测试 | +/− | | | |
| 筛查总分 | | | | |

原始分数：这个分数是为了分别标示左侧和右侧的得分。在 7 项测试中，有 5 项须分别记录左侧与右侧的分数，并记录在空白栏中。
最终分数：这个分数是用来标示该测试的整体得分。两侧原始分数中的最低分即为该测试的最终分数。某人在测试动作中，右侧得 3 分，左侧得 2 分，最终分数即为 2 分。各项测试的最终分数求和计算得出总分。
排除性测试：阳性（+）代表疼痛，阴性（−）代表没有疼痛。如果有疼痛（+），则该项测试的分数为 0。

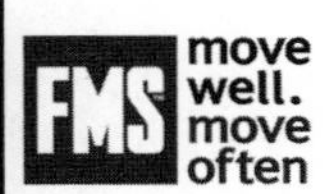

# 附录 6
# 选择性功能动作评估（SFMA）评分表

## 选择性功能动作评估（SFMA）首要层级检查

| SFMA 得分 | | 有功能无疼痛 | 无功能有疼痛 | 无功能无疼痛 | 有功能无疼痛 |
|---|---|---|---|---|---|
| 颈椎屈曲 | | | | | |
| 颈椎伸展 | | | | | |
| 颈椎旋转 | 左 | | | | |
| | 右 | | | | |
| 上肢模式 1（MRE，肩关节内旋伸展） | 左 | | | | |
| | 右 | | | | |
| 上肢模式 2(LRF，肩关节外旋屈曲） | 左 | | | | |
| | 右 | | | | |
| 多部位屈曲 | | | | | |
| 多部位伸展 | | | | | |
| 多部位旋转 | 左 | | | | |
| | 右 | | | | |
| 单脚站立 | 左 | | | | |
| | 右 | | | | |
| 垂臂深蹲 | | | | | |

SFMA Certification - Ver 25 

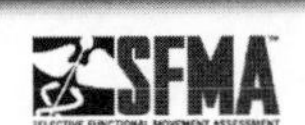

# 选择性功能动作评估（SFMA）首要层级检查清单

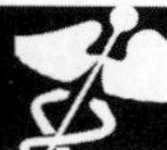

姓名：　　　　日期：　　　　总得分：

颈椎屈曲　□疼痛

□下颌无法触碰到胸骨

□脊椎曲线不均匀

□动作过度用力和 / 或缺乏良好动作控制

颈椎伸展　□疼痛

□脸部与地平线的夹角大于 10 度

□脊椎曲线不均匀

□动作过度用力和 / 或缺乏良好动作控制

颈椎旋转　□右侧疼痛　□左侧疼痛

□右侧　□左侧　下颌 / 鼻子无法关节对位锁骨中点

□右侧　□左侧　动作过度用力和 / 或明显不对称或缺乏良好动作控制

上肢模式 1（MRE）　□右侧疼痛　□左侧疼痛

□右侧　□左侧　无法触摸到肩胛骨下角

□右侧　□左侧　动作过度用力和 / 或明显不对称或缺乏良好动作控制

上肢模式 2（LRF）　□右侧疼痛　□左侧疼痛

□右侧　□左侧　无法触摸到肩胛冈

□右侧　□左侧　动作过度用力和 / 或明显不对称或缺乏良好动作控制

多部位屈曲　□疼痛

□摸不到脚趾

□荐椎角度 <70 度

□脊椎曲线不均匀

□身体重心没有向后移

□动作过度用力和 / 或明显不对称或缺乏良好动作控制

多部位伸展　□疼痛

□上肢无法达到或保持 170 度

□髂前上棘（ASIS）没有向前超过脚尖

□肩胛冈没有向后超过脚跟

□脊椎曲线不均匀

□动作过度用力和 / 或缺乏良好动作控制

多部位旋转　□右侧疼痛　□左侧疼痛

□右侧　□左侧　骨盆旋转 <50 度

□右侧　□左侧　躯干旋转 <50 度

□右侧　□左侧　动作过度用力和 / 或不对称或缺乏良好动作控制

单脚站立　□右侧疼痛　□左侧疼痛

□右侧　□左侧　睁眼 <10 秒

□右侧　□左侧　闭眼 <10 秒

□右侧　□左侧　高度损失

□右侧　□左侧　动作过度用力和 / 或不对称或缺乏良好动作控制

垂臂深蹲　□疼痛

□髋关节无法低于大腿与地面的平行线

□无法将拳头放到地面上

□关节在矢状面上没有保持良好排列：右_____左_____

□动作过度用力，重心偏移和 / 或缺乏良好动作控制

SFMA Certification - Ver 25.6　

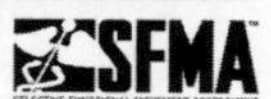

# 附录 7
# 图片和照片清单

## 图片

## 照片

# 附录 8
# 参考文献

注：Ibid 的意思是“同上”。


[1]Athletic Trainers, Regulation and Credentials.

[2] William Kuchera and Michael Kuchera, *Osteopathic Principles in Practice*.

[3]Andrew J. Teichtahl et al, “Wolff’s Law in Action: a Mechanism for Early Knee Otearthritis,” Arthritis Research and Therapy, September2015.

[4]Paul W. Hodges, Kylie Tucker, “Moving Differently in Pain: A New Theory to Explain the Adaptation to Pain,” *Pain,*2011.

[5]Leeuw M, Goossens MEJB, Linton SJ, Crombez G, Boersma K, Vlaeyen JWS, “The Fear-Avoidance Model of Musculoskeletal Pain: Current State of Scientific Evidence,” *Journal of Behavioral Medicine,*2007;30(1):77-94.doi:10.1007/s10865-006- 9085-0.

[6]Hug F, Hodges PW, Tucker K, “Task dependency of motor adaptations to an acute noxious stimulation,” *Journal of Neurophysiology,* 2014;111(11):2298-2306.doi:10.1152/jn.00911.2013.

[7]Hug F, Hodges PW, Carroll TJ, De Martino E, Magnard J, Tucker K, “Motor Adaptations to Pain during a Bilateral Plantarflexion Task: Does the Cost of Using the Non-Painful Limb Matter?” *PLOS ONE,* 2016;11(4):e0154524.

[8]Hug F, Hodges PW, Carroll TJ, De Martino E, Magnard J, Tucker K, (2016) Motor Adaptations to Pain during Bilateral Plantarflexion Task: Does the Cost of Using the Non-Painful Limb Matter? *PLOS ONE,* 11(4):e0154524.doi:10.1371/journal.pone.0154524.

[9] Covassin T, Beidler E, Ostrowski J, Wallace J, “Psychosocial Aspects of Rehabilitation in Sports,” *Clinics in Sports Medicine,* 2015;34(2):199-212.doi:10.1016/j.csm.2014.12.004.

[10]PageP, Frank C, Lardner R, *Assessment And Treatment Of Muscle Imbalance, 1st edition*, Champaign, IL, Human Kinetics, 2010.

[11]Mark D. Thelen et al, “The Clinical Efficacy of Kinesio Tape for Shoulder Pain,” *Journal of Orthopedic and Sports Physical Therapy*, 2008.

[12]Hug F, Hodges PW, Carroll TJ, De Martino E, Magnard J, Tucker K, “Motor Adaptations to Pain during a Bilateral Plantarflexion Task: Does the Cost of Using the Non-Painful Limb Matter?” *PLOS ONE,* 2016;11(4):e0154524.

[13]TL Chmielewski, “The Association of Pain and Fear of Movement/Re-injury with Function During Anterior Cruciate Ligament Reconstruction Rehabilitation,” *Journal of Orthopedic Sports Physical Therapy,* December 2008.

[14] Leeuw M, Goossens MEJB, Linton SJ, Crombez G, Boersma K, Vlaeyen JWS, “The Fear-Avoidance Model of Musculoskeletal Pain: Current State of Scientific Evidence,” *Journal of Behavioral Medicine,* 2007;30(1):77-94.doi:10.1007/s10865-006-9085-0.

[15]Stecco L, *Fascial Manipulation For Muscuskeletal Pain, 1st edition,* Padova, Italy, Piccin Nuova Libraria S.P.A,2004.

[16]Swanson RL, “Biotensegrity: a unifying theory of biological architecture with applications to

osteopathic practice, education, and research—a review and analysis," *Journal of the American Osteopathic Association,* 2013;113(1):34-52.

[17] Paul W. Hodges and Carolyn A. Richardson, "Insufficient Muscular Stabilization of the Lumbar Spine Associated with Low Back Pain," *SPINE,* 1996.

[18] Papadimitriou G, "The 'Biopsychosocial Model': 40 years of application in Psychiatry," *Psychiatrki,* 2017;28(2):107-110.doi:10.22365/jpsych.2017.282.107.

[19] Dario Riva et al, "Proprioceptive Training and Injury Prevention in a Professional Men's Basketball Team: A Six-Year Prospective Study," *Journal of Strength and Conditioning Research,*February 2016.

[20] Ibid.

[21] Gray Cook, "The Art of Screening, Part 2: Failure, Feedback and Success," *graycook.com.*

[22] K. E. Wilk et al, "Rehabilitation of the Overhead Athlete's Elbow," *Sports Health,*September2012.

[23] Kendall F, McCreary, E. *Muscles ,5th edition,* Baltimore, MD, Lippincott Williams & Wilkins, 2005.

[24] RobertC.Manske,*PostsurgicalOrthopedicSportsRehabilitation:KneeandShoulder*,171-173.

[25] Thomas Haugen et al, "Effects of Core-Stability Training on Performance and Injuries in Competitive Athletes," *Sport Science*, 2016.

[26] Gregory D, Myeretal, "Rehabilitation After Anterior Cruciate Ligament Reconstruction: Criteria-Based Progression Through the Return-to-Sport Phase," *Journal of Orthopedic and Sports Physical Therapy*, 2006.

[27] RNahin, "Estimates of Pain Prevalence and Severity in Adults: United States 2012," *The Journal of Pain*, Vol 16, No 8 (August), 2015.

[28] Ibid.

[29] M. Moayedi and K. D. Davis, "Theories of Pain: From Specificity to Gate Control," *Journal of Neurop hysiology,*2013;109(1):5-12. doi:10.1152/jn.00457.2012.

[30] Ibid.

[31] Cagnie B, Dewitte V, Barbe T, Timmermans F, Delrue N, Meeus M, "Physiologic Effects of Dry Needling," *Current Pain Headache Reports,* 2013;17(8). doi:10.1007/s11916-013-0348-5.

[32] R. Melzack, "Pain and the Neuromatrix in the Brain," *Journal of Dental Education,* 2001.

[33] Moseley, Lorimer, *Pain,* 978-193104657, On Target Publications, March 2015.

[34] G. DelForge, *Musculoskeletal Trauma: Implications for Sports Injury Management.*

[35] Adam Gopnik, "Feel Me: What The Science of Touch Says About Ourselves," *The New Yorker,* May 2016.

[36] Hug F, Hodges PW, Carroll TJ, De Martino E, Magnard J, Tucker K, "Motor Adaptations to Pain during a Bilateral Plantarflexion Task: Does the Cost of Using the Non-Painful Limb Matter?" *PLOS ONE,* 2016;11(4):e0154524.

[37] Francois Hug et al, "Motor Adaptations to Pain during a Bilateral Plantarflexion Task: Does the Cost of Using the Non-Painful Limb Matter?" *PLOS ONE,* April 2016.

[38] Qaseem A, Wilt TJ, McLean RM, Forciea MA, for the Clinical Guidelines Committee of the American College of Physicians, "Noninvasive Treatments for Acute, Subacute, and Chronic Low Back Pain: A Clinical Practice Guideline From the American College of Physicians," *Annals of Internal Medicine,*2017;166(7):514.doi:10.7326/M16-2367.

[39] Van den Bekerom MP, Struijs PA, Blankevoort L, Welling L, Van Dijk CN, Kerkhoffs GM, "What is the evidence for rest, ice, compression, and elevation therapy in the treatment of ankle sprains in adults?"

*Journal of Athletic Training,* 2012;47(4):435-443.

[40]F. R. Noyes, "Functional Properties of Knee Ligaments and Alterations Induced by Immobilization: A Correlative Biomechanical and Histological Study in Primates," *Clinical Orthopedics and Related Research*,1977; S. L. Woo et al, "The Biomechanical and Morphological Changes in the Medial Collateral Ligament of the Rabbit after Immobilization and Remobilization," *The Journal of Bone and Joint Surgery,* 1987.

[41] TAH Jarvinen, "Muscle Injuries: Biology and Treatment," *American Journal of Sports Medicine,* 2005.

[42]Bahram Jam, "Paradigm Shifts: Use of Ice and NSAIDs Post-Acute Soft Tissue Injuries," Advanced Physical Therapy Institute.

[43]Nicolas J Pillon et al, "Cross-talk Between Skeletal Muscle and Immune Cells: Muscle-Derived Mediators and Metabolic Implications," *American Journal of Physiology—Endocrinology and Metabolism*, March 2013.

[44] Melzack R, Wall P, "Pain Mechanisms: A New Theory," 1965;150(3699):971-979.

[45]M. A. Merrick, "Secondary Injury After Musculoskeletal Trauma: A Review and Update," *Journal of Athletic Training,* 2002; M. A. Merrick MA and N. M. McBrier, "Progression of Secondary Injury after Musculoskeletal Trauma: A Window of Opportunity?" *Journal of Sports Rehabilitation,* 2010.

[46]Bleakley CM, Glasgow P, Webb MJ, "Cooling an acute muscle injury: can basic scientific theory translate into the clinical setting?" *British Journal of Sports Medicine,* 2012;46(4):296-298.

[47] Merrick MA, "Secondary injury after musculoskeletal trauma: a review and update." *Journal of Athletic Training,* 2002;37(2):209.

[48]Merrick MA, Rankin JM, Andres FA, et al, "A preliminary examination of cryotherapy and secondary injury in skeletal muscle," *Medicine &Science in Sports &Exercise,1999;31:1516-1521.*

[49]Myrer WJ, Myrer KA, Measom GJ, et al, "Muscle Temperature Is Affected by Overlying Adipose When Cryotherapy Is Administered," *Journal of Athletic Training, 2001;36:32-36.*

[50] TJ Hubbard and Craig R. Denegar, "Does Cryotherapy Improve Outcomes with Soft Tissue Injury," *American Journal of Sports Medicine,* 2004.

[51]KKW Tsang et al, "Volume Decreases After Elevation and Intermittent Compression of Post-acute Ankle Sprains Are Negated by Gravity-Dependent Positioning," *Journal of Athletic Training,* 2003.

[52] Zhou, K, Ma, Y, and Brogan, MS, "Dry needling versus acupuncture: the ongoing debate," *Acupuncture in Medicine Journal of the British Medical Acupuncture Society,* 2015.

[53] Karl Lewit, "The Needle Effect in the Relief of Myofascial Pain," *Pain,* 1979.

[54] R. Butts et al, "Peripheral and Spinal Mechanisms of Pain and Dry Needling Mediated Analgesia: A Clinical Resource Guide for Health Care Professionals," *International Journal of Physical Medicine Rehabilitation*, 2016; B. Cagnie et al, "Physiologic Effects of Dry Needling," *Current Pain and Headache Reports*, 2013.

[55]B. Cagnie et al, "Physiologic Effects of Dry Needling," *Current Pain and Headache Reports*, 2013.

[56] Melzack R, Wall P, "Pain Mechanisms: A New Theory," 1965;150(3699):971-979.

[57] Cagnie B, Dewitte V, Barbe T, Timmermans F, Delrue N, Meeus M, "Physiologic Effects of Dry Needling," *Current Pain and Headache Reports,* 2013;17(8).doi:10.1007/s11916-013-0348-5.

[58] Moayedi M, Davis KD, "Theories of pain: from specificity to gate control," *Journal of Neurophysiology,* 2013;109(1):5-12.doi:10.1152/jn.00457.2012.

[59] Ibid.

[60] DM Kietrys, "Effectiveness of Dry Needling for Upper-Quarter Myofascial Pain: A Systematic Review and Meta-Analysis," *Journal of Orthopedic Sports Physical Therapy,* Sept 2013.

[61] Jan Dommerholt, "Dry Needling—Peripheral and Central Considerations," *The Journal of Manual and Manipulative Therapy*, Nov 2011.

[62] Bandy W, Nelson R, Beamer L, "Comparison of Dry Needling vs. Sham on The Performance of Vertical Jump," *International Journal of Sports Physical Therapy,* 2017;12(5):747-751.

[63] Haser C, StöGgl T, Kriner M, et al, "Effect of Dry Needling on Thigh Muscle Strength and Hip Flexion in Elite Soccer Players," *Medicine & Science in Sports & Exercise,* 2017; 49(2):378-383.doi:10.1249/MSS.0000000000001111.

[64] B. Cagnie et al, "Physiologic Effects of Dry Needling," *Current Pain and Headache Reports*, 2013; R. Butts et al, "Peripheral and Spinal Mechanisms of Pain and Dry Needling Mediated Analgesia: A Clinical Resource Guide for Health Care Professionals," *International Journal of Physical Medicine Rehabilitation*, 2016; L. W. Chou et al, "Probable Mechanisms of Needling Therapies for Myofascial Pain Control," *Evidence-Based Complementary Alternative Medicine*, 2012; J. Dunning et al, "Dry needling: a Literature Review with Implications for Clinical Practice Guidelines," *Physical Therapy Review*,2014.

[65] Barbara Cagnie et al, "Physiologic Effects of Dry Needling," *Current Pain and Headache Reports,* 2013.

[66] Melzack R, Wall P, "Pain Mechanisms: A New Theory," 1965;150(3699):971-979.

[67] Bilgili A, Çakır T, Doğan ŞK, Erçalık T, Filiz MB, Toraman F, "The effectiveness of transcutaneous electrical nerve stimulation in the management of patients with complex regional pain syndrome: A randomized, double-blinded, placebo-controlled prospective study," *Journal of Back Musculoskeletal Rehabilitation,* 2016;29(4):661-671.doi:10.3233/BMR-160667.

[68] Kalron 2003, Lim 2015, Montalvo 2014, Morris 2013, Taylor 2014, Williams 2012.

[69] DH Craighead et al, "Kinesiology Tape Increases Cutaneous Microvascular Blood Flow Independent of Tape Tension," *17th Annual TRAC Conference*, 2015.

[70] Edwin Lim and Matthew Tay, "Kinesio Taping in Musculoskeletal Pain and Disability that Lasts for More Than 4 Weeks: It is Time to Peel Off the Tape and Throw It Out With The Sweat?" *British Journal of Sports Medicine*, 2015.

[71] Craighead et al, "Topical Menthol Application Augments Cutaneous Microvascular Blood Flow," *International Journal of Exercise Science*, 2016.

[72] Pramod Johar et al, "A Comparison of Topical Menthol to Ice on Pain, Evoked Tetanic and Voluntary Force During Delayed Onset Muscle Soreness," *Journal of Sports Physical Therapy,* 2012.

[73] Susanna Stea et al, "Essential Oils for Complementary Treatment of Surgical Patients: State of the Art," *Evidence-Based Complementary and Alternative Medicine*, 2014.

[74] Yang Suk Yun et al, "Effect of Eucalyptus Oil Inhalation on Pain and Inflammatory Responses after Total Knee Replacement: A Randomized Clinical Trial," *Evidence-Based Complementary and Alternative Medicine,* 2013.

[75] Hug F, Hodges PW, Carroll TJ, De Martino E, Magnard J, Tucker K, "Motor Adaptations to Pain during a Bilateral Plantarflexion Task: Does the Cost of Using the Non-Painful Limb Matter?" *PLOS ONE,* 2016;11(4):e0154524.

[76] Beardsley C, Contreras B, "The functional movement screen: A review," *Strength & Conditioning*

*Journal,* 2014;36(5):72-80.

[77] Ibid.

[78] Frost DM, Beach TA, Callaghan JP, McGill SM, "FMS Scores Change With Performers 'Knowledge of the Grading Criteria—Are General Whole-Body Movement Screens Capturing'Dysfunction'?" *Journal of Strength & Conditioning Research,* 2015;29(11):3037-3044.

[79] Glaws K, Juneau C, Becker L, Di Stasi S, Hewett TE, "Intra- and Inter- Rater Reliability of the Selective Functional Movement Assessment (SFMA)," *International Journal of Sports Physical Therapy,* 2014;9(2):195-207.

[80]Page P, Frank C, Lardner R, *Assessment and Treatment of Muscle Imbalance: The Janda Approach,* Human Kinetics, Champaign, IL,2010.

[81]Hoogenboom BJ, Voight ML, "Clinical commentary rolling revisited: using rolling to assess and treat neuromuscular control and coordination of the core and extremities of athletes," *International Journal of Sports Physical Therapy*, 2015;10(6):787-802.

[82] Rosário JL, "Biomechanical assessment of human posture: a literature review," *Journal of Bodywork Movement Therapies,* 2014;18(3):368-373.doi:10.1016/j.jbmt.2013.11.018.

[83]Page P, Frank C, Lardner R, *Assessment and Treatment of Muscle Imbalance: The Janda Approach,* Human Kinetics, Champaign, IL, 2010.

[84] Kendall, Florence Peterson, *Muscles: Testing And Function With Posture And Pain*, Baltimore, MD, Lippincott Williams & Wilkins, 2005.

[85] Carla Stecco, *Functional Atlas of the Human Fascial System,* 2015.

[86]Ibid.

[87]Ibid.

[88]Ibid.

[89] Findley T, Chaudhry H, Dhar S, "Transmission of muscle force to fascia during exercise," *Journal of Bodywork Movement Therapies,* 2015;19(1):119-123. doi:10.1016/j.jbmt.2014.08.010.

[90]Seunghun Lee, MD, Kyung Bin Joo, MD, Soon-Young Song, MD, "Accurate Definition of Superficial and Deep Fascia," *Radiology,* December 2011.

[91] Michael Seffinger, "Abdominal Visceral Manipulation Prevents and Reduces Peritoneal Adhesions," *Journal of the American Osteopathic Association*, January 2013.

[92] Findley T, Chaudhry H, Dhar S, "Transmission of muscle force to fascia during exercise," *Journal of Bodywork Movement Therapies,* 2015;19(1):119-123.doi:10.1016/j.jbmt.2014.08.010.

[93] Stecco L, *Fascial Manipulation for Musculoskeletal Pain*, Piccin-Nuova Libraria, 2012.

[94] Stecco C, Stern R, Porzionato A, et al, "Hyaluronan within fascia in the etiology of myofascial pain," *Surgical and Radiologic Anatomy,* 2011;33(10):891-896.doi:10.1007/s00276-011-0876-9.

[95] Stecco C, Stern R, Porzionato A, et al, "Hyaluronan within fascia in the etiology of myofascial pain," *Surgical and Radiologic Anatomy,* 2011;33(10):891-896.doi:10.1007/s00276-011-0876-9.

[96]C. Stecco et al, "Hyaluronan within fascia in the etiology of myofascial pain," *Surgical and Radiologic Anatomy,* 2011.

[97]Delforge, G, *Musculskeletal Trauma: Implications for Sports Injury Management*, Champaign, IL, Human Kinetics, 2002.

[98]C. Stecco et al, "Hyaluronan within fascia in the etiology of myofascial pain," *Surgical and Radiologic*

*Anatomy,* 2011.

[99]Matteini P, Dei L, Carretti E, Volpi N, Goti A, Pini R, "Structural Behavior of Highly Concentrated Hyaluronan," *Biomacromolecules*, 2009;10(6):1516-1522. doi:10.1021/bm900108z.

[100]Carla and Antonio Stecco et al, "Analysis of the Presence of the Hyaluronic Acid Inside the Deep Fasciae and in the Muscles," *Italian Journal of Anatomy and Embryology, North America*, November 2011.

[101]Krause F, Wilke J, Vogt L, Banzer W, "Intermuscular force transmission along myofascial chains: a systematic review," *Journal of Anatomy,* 2016;228(6):910-918.doi:10.1111/joa.12464.

[102] Robert Schleip, "Fascial Plasticity—A New Neurobiological Explanation, Part II," *Journal of Bodywork and Movement Therapies*, April 2003.

[103] Tozzi P, "A unifying neuro-fasciagenic model of somatic dysfunction—Underlying mechanisms and treatment, Part II," *Journal of Bodywork and Movement Therapies,* 2015;19(3):526-543.doi:10.1016/j.jbmt.2015.03.002.

[104] Stecco C, Porzionato A, Macchi V et al, "A histological study of the deep fascia of the upper limb," *Italian Journal of Anatomy and Embryology,* 2006;111:105-110.

[105] Robert Schleip, *Fascia in Sport and Movement.*

[106] Jill Miller, *The Roll Model,* 159-161.

[107] Mark Butler, "Deep Impact," provided courtesy of HawkGrips.

[108] Warren Hammer, "New Research Regarding Instrument-Assisted Soft-Tissue Mobilization," *Dynamic Chiropractic,* May 2008.

[109] Khan KM, "Mechanotherapy: how physical therapists' prescription of exercise promotes tissue repair," *British Journal of Sports Medicine,* 2009;43(4):247-252.

[110] MT Loghmani et al, "Instrument-Assisted Cross-Fiber Massage Accelerates Knee Ligament Healing," *Journal of Orthopedic Sports Physical Therapy*, 2006.

[111] Janet McMurray et al, "A Comparison and Review of Indirect Myofascial Release Therapy, Instrument-Assisted Soft Tissue Mobilization, and Active Release Techniques to Inform Clinical Decision Making," *International Journal of Athletic Therapy and Training,* November 2015.

[112]Andrea Portillo-Soto et al, "Comparison of Blood Flow Changes with Soft Tissue Mobilization and Massage Therapy," *The Journal of Alternative and Complementary Medicine*, 2014.

[113]Robert Schleip et al, "Strain Hardening of Fascia: Static Stretching of Dense Fibrous Connective Tissues can Induce a Temporary Stiffness Increase Accompanied by Enhanced Matrix Hydration," *Journal of Bodywork and Movement Therapies*, *2011.*

[114] Anthony Carey, "Myofascial Mobility Through Strategic Movement," *PT on the Net*, June 2012.

[115]Huber R, Emerich M, Braeunig M, "Cupping— Is it reproducible? Experiments about factors determining the vacuum," *Complementary Therapies in Medicine,* 2011;19(2):78-83.

[116]El Sayed et al, "Medical and Scientific Bases of Wet Cupping Therapy (Al-hijamah): in Light of Modern Medicine and Prophetic Medicine," *Alternative Integrated Medicine,*2013.

[117]Lauche R, Cramer H, Hohmann C, et al. The Effect of Traditional Cupping on Pain and Mechanical Thresholds in Patients with Chronic Nonspecific Neck Pain: A Randomised Controlled Pilot Study, *Evidence Based Complementary Alternative Medicine*, 2012;2012:1-10.doi:10.1155/2012/429718.

[118] Rozenfeld E, Kalichman L, "New is the well-forgotten old: The use of dry cupping in musculoskeletal medicine," *Journal of Bodywork and Movement Therapies,* 2016;20(1):173-178.

[119]Huber R, Emerich M, Braeunig M, "Cupping—It is reproducible? Experiments about factors determining the vacuum," *Complementary Therapies in Medicine*, 2011;19(2):78-83.doi:10.1016/j.ctim.2010.12.006.

[120] Tham LM, Lee HP, Lu C, "Cupping: From a biomechanical perspective," *Journal of Biomechanics*, 2006;39(12):2183-2193.doi:10.1016/j.jbiomech.2005.06.027.

[121] Kim J-I, Lee MS, Lee D-H, Boddy K, Ernst E, "Cupping for Treating Pain: A Systematic Review," *Evidence Based Complementary Alternative Medicine*, 2011;2011:1-7.doi:10.1093/ecam/nep035.

[122]Tham LM, Lee HP, Lu C, "Cupping: From a biomechanical perspective," *Journal of Biomechanics*, 2006;39(12):2183-2193.

[123]Istrătoaie O, Pirici I, Ofiţeru A-M et al, "Evaluation of cardiac microvasculature in patients with diffuse myocardial fibrosis," *Romanian Journal of Morphology and Embryology*, 2016; 57(4):1351.

[124]Coderre TJ, Bennett GJ, "A hypothesis for the cause of complex regional pain syndrome-type I (reflex sympathetic dystrophy): pain due to deep-tissue microvascular pathology," *Pain Medicine Malden Mass*, 2010;11(8):1224-1238.

[125] Ibid.

[126] Gary Delforge, *Musculoskeletal Trauma: Implications for Sports Injury Management.*

[127]E. H. Shin et al, "Quality of Healing: Defining, Quantifying, and Enhancing Skeletal Muscle Healing: Muscle Injury Repair and Regeneration," *Wound Repair Regeneration*, 2014.

[128] MS Lee, "Cupping for Hypertension: A Systematic Review," *Clinical and Experimental Hypertension*, 2010.

[129] Walker SC, Trotter PD, Swaney WT, Marshall A, Mcglone FP, "C-tactile afferents: Cutaneous mediators of oxytocin release during affiliative tactile interactions?" *Neuropeptides*, January 2017.

[130]Marzieh Akbarzade, "Comparison of the Effect of Dry Cupping Therapy and Acupressure at BL23 Point on Intensity of Postpartum Perineal Pain Based on the Short Form of McGill Pain Questionnaire," *Journal of Reproductive and Infertility*, Jan-March 2016.

[131] Robert Schleip, *Fascia in Sport and Movement*; Thomas W. Myers, *Anatomy Trains: Myofascial Meridians for ManualAnd Movement Therapists;* Carla Stecco,*Functional Atlas of the Human Fascial System;* Luigi Stecco and John V. Basmajan, *Fasical Maninpulation for Musculoskeletal Pain.*

[132] LM Tham et al, "Cupping: From a Biomechanical Perspective," *Journal of Biomechanics*, 2006.

[133] Nowicki A, Dobruch-Sobczak K, "Introduction to ultrasound elastography," *Journal of Ultrasonography*,2016;16(65):113-124.doi:10.15557/JoU.2016.0013.

[134] Michael J. Alter, *Science of Flexibility*, 82.

[135]Jason Masek, "Femoroacetabular Impingement: Mechanisms, Diagnosis and Treatment Options Using Postural Restoration. Part 2," *SportEx*, June 2015.

[136] Claire Frank et al, "Dynamic Neuromuscular Stabilization and Sports Rehabilitation," *International Journal of Sports Physical Therapy*, February 2013.

[137]Dr.ShirleySahrmann, "DiagnosisandTreatmentofMovementSystemImpairmentSyndromes, partsBandC," WashingtonUniversityinSt.LouisSchoolofMedicine.

[138]Shirley Sahrmann, "Diagnosis and Treatment of Movement System Impairment Syndromes, part B."

[139]Shirley Sahrmann, "Diagnosis and Treatment of Movement System Impairment Syndromes, part A."

[140]Mark Comerford and Sarah Mottram, *Kinetic Control: The Management of Uncontrolled Movement*, 3-5.

[141]Shirley Sahrmann,*Diagnosis and Treatment of Movement System Impairment Syndromes*, 219-221.

[142] Warrick McNeill, “Neurodynamics for Pilates Teachers,” *Journal of Bodywork and Movement,* 2012.

[143] Allan Menezes, *The Complete Guide to Joseph H. Pilates' Techniques of Physical Conditioning,* 33.

[144] Sureeporn Phrompaet et al, “Effects of Pilates Training on Lumbo-Pelvic Stability and Flexibility,” *Asian Journal of Sports Medicine*, March 2011.

[145]Karina M. Cancelliero-Gaiad et al, “Respiratory Pattern of Diaphragmatic Breathing and Pilates Breathing in COPD Subjects,” *Brazilian Journal of Physical Therapy,* July 2014.

[146]Engel GL. “The need for a new medical model: a challenge for biomedicine,” *Psychodynamic Psychiatry*, 2012;40(3):377-396.

[147] Covassin T, Beidler E, Ostrowski J, Wallace J, “Psychosocial Aspects of Rehabilitation in Sports,” *Clinics in Sports Medicine*, 2015;34(2):199-212.doi:10.1016/j.csm.2014.12.004.

[148] Clement D, Granquist MD, Arvinen-Barrow MM, “Psychosocial Aspects of Athletic Injuries as Perceived by Athletic Trainers,” *Journal of Athletic Training*, 2013;48(4):512-521.doi:10.4085/1062-6050-48.3.21.

[149] Ibid.

[150]Hamson-Utley JJ, Martin S, Walters J, “Athletic trainers' and physical therapists' perceptions of the effectiveness of psychological skills within sport injury rehabilitation programs,” *Journal of Athletic Training,* 2008;43(3):258.

[151]Podlog L, Dionigi R, “Coach strategies for addressing psychosocial challenges during the return to sport from injury,” *Journal of Sports Sciences*, 2010;28(11):1197-1208.doi:10.1080/02640414.2010.487873.

[152]Arvinen-Barrow M, Massey WV, Hemmings B, “Role of Sport Medicine Professionals in Addressing Psychosocial Aspects of Sport-Injury Rehabilitation: Professional Athletes' Views,” *Journal of Athletic Training*, 2014;49(6):764-772.

[153] Ibid.

[154]L. Judge et al, “Perceived Social Support from Strength and Conditioning Coaches among Injured Student Athletes,” *Journal of Strength and Conditioning Research*, 2012.

[155] Laura Simon, Igor Elman and David Borsook, “Psychological Processing in Chronic Pain: A Neural Systems Approach,” *Neuroscience Behavior Review,* December 2013.

[156] Ibid.

[157]Gordon Waddell, Mary Newton, Iain Henderson, Douglas Somerville and Chris J. Main, “A Fear-Avoidance Beliefs Questionnaire (FABQ) and the role of fear-avoidance beliefs in chronic low back pain and disability,” *Pain,* 52 (1993)157-168,166.

[158] D. Clement et al, “Psychosocial Aspects of Athletic Injuries as Perceived by Athletic Trainers,” *Journal of Athletic Training,* 2013.

[159]Bond K, Ospina MB, Hooton N et al, “Defining a complex intervention: The development of demarcation criteria for ‘meditation,’ ” *Psychology of Religion and Spirituality*, 2009;1(2):129-137. doi:10.1037/a0015736.

[160]Carter KS, Iii RC, “Breath-based meditation: A mechanism to restore the physiological and cognitive reserves for optimal human performance,” *World Journal of Clinical Cases*, 2016;4(4):99.doi:10.12998/wjcc.v4.i4.99.

[161]Brown RP, Gerbarg PL, "Sudarshan Kriya yogic breathing in the treatment of stress, anxiety, and depression: part I-neurophysiologic model," *Journal of Alternative Complementary Medicine*, 2005;11(1):189-201.

[162]KS Carter, "Breath-Based Meditation: A Mechanism to Restore the Physiological and Cognitive Reserves for Optimal Human Performance," *World Journal of Clinical Cases*, 2016.

[163]RP Brown and PL Gerbarg, "Sudarshan Kriya Yogic Breathing in the Treatment of Stress, Anxiety, and Depression: Part I-Neurophysiologic Model," *Journal of Alternative Complementary Medicine*, 2005.

[164] Jim Afremow, *The Champion's Comeback,* 175.

[165] Sandler S, "The physiology of soft tissue massage," *Journal of Bodywork and Movement Therapies*, 1999;3(2):118-122.

[166]Smith LL, Keating MN, Holbert D et al, "The effects of athletic massage on delayed onset muscle soreness, creatine kinase, and neutrophil count: a preliminary report," *Journal of Orthopaedic and Sports Physical Therapy*, 1994;19(2):93-99.

[167]Ogai R, Yamane M, Matsumoto T, Kosaka M, "Effects of petrissage massage on fatigue and exercise performance following intensive cycle pedalling," *British Journal of Sports Medicine*, 2008;42(10):534-538.doi:10.1136/bjsm.2007044396.

[168] Breger Stanton DE, Lazaro R, MacDermid JC, "A Systematic Review of the Effectiveness of Contrast Baths," *Journal of Hand Therapy*, 2009;22(1):57-70.doi:10.1016/j.jht.2008.08.001.

[169]Higgins T, Cameron M, Climstein M, "Evaluation of passive recovery, cold water immersion, and contrast baths for recovery, as measured by game performances markers, between two simulated games of rugby union," *Journal of Strength and Conditioning Research*, June 2012:1.doi:10.1519/JSC.0b013e31825c32b9.

[170]Duffield R, Edge J, Merrells R et al, "The effects of compression garments on intermittent exercise performance and recovery on consecutive days," *International Journal of Sports Physiology and Performance,* 2008;3(4):454-468.

[171]Duffield R, Cannon J, King M, "The effects of compression garments on recovery of muscle performance following high-intensity sprint and plyometric exercise," *Journal of Science and Medicine in Sport*,2010;13(1):136-140.doi:10.1016/j.jsams.2008.10.006.

[172]Duffield R, Portus M, "Comparison of three types of full-body compression garments on throwing and repeat-sprint performance in cricket players," *British Journal of Sports Medicine*, 2007;41(7):409-414; discussion414.doi:10.1136/bjsm.2006.033753.

[173] Lombardi G, Ziemann E, Banfi G, "Whole-Body Cryotherapy in Athletes: From Therapy to Stimulation.An Updated Review of the Literature," *Frontiers in Physiology*, 2017;8.doi:10.3389/fphys.2017.00258.

[174] Riemann BL, Lephart SM, "The sensorimotor system, part I: the physiologic basis of functional joint stability," *Journal of Athletic Training,* 2002;37(1):71.

[175] "Facts About Perception," *National Geographic,* September 2011.

[176] "The Human Balance System," Vestibular Disorders Association.

[177] Michael Higgins, *Therapeutic Exercise: From Theory to Practice,* 274.

[178] Gill Connell and Cheryl McCarthy, *A Moving Child Is a Learning Child: How the Body Teaches the Brain to Think*, 48.

[179]Pamela Jeter et al, "Ashtanga-Based Yoga Therapy Increases the Sensory Contribution to Postural Stability in Visually-Impaired Persons at Risk for Falls as Measured by the Wii Balance Board," *PLOS One*,June 2015.

[180]Catherine Kerr et al, "Mindfulness Starts with the Body: Somatosensory Attention and Top-Down Modulation of Cortical Alpha Rhythms in Mindfulness Meditation," *Frontiers in Human Neuroscience,* February 2013.

[181] Shrier I, "Does stretching improve performance?: a systematic and critical review of the literature," *Clinical Journal of Sports Medicine*, 2004;14(5):267.

[182] Ibid.

[183] Ikuo Homma and Yuri Masaoka, "Breathing Rhythms and Emotions," *Experimental Physiology,* September 2008.

[184]Rachel Vickery, "The Effect of Breathing Pattern Retraining on Performance in Competitive Cyclists," Auckland University of Technology thesis, 2007.

[185] Scott Lucett, "Dysfunctional Breathing and Its Effects on the Kinetic Chain," *National Academy of Sports Medicine,* March 2013.

[186] Pavel Kolar et al, "Postural Function of the Diaphragm in Persons With and Without Chronic Low Back Pain," *Journal of Orthopedic and Sports Physical Therapy,* April 2012.

[187]Tania Clifton-Smith and Janet Rowley, "Breathing Pattern Disorders and Physiotherapy: Inspiration for Our Profession," *PhysicalTherapyReviews,*2011.

[188]Brown R, Gerbarg P, "Sudarshan Kriya Yogic Breathing in the Treatment of Stress, Anxiety, and Depression: Part I—Neurophysiologic Model," *The Journal of Alternative and Complementary Medicine*, 2005;11(1):189-201.doi:10.1089/acm.2005.11.189.

[189]Carter KIII R, "Breath-based meditation: A mechanism to restore the physiological and cognitive reserves for optimal human performance," *World Journal of Clinical Cases*, 2016;4(4):99.doi:10.12998/wjcc.v4.i4.99.

[190] Sarah Jamieson, "Dysfunctional Breathing Patterns: Breath Changes Movement," *Vancouver YogaReview.com*, February 2014.

[191] Obayashi H, Urabe Y, Yamanaka Y, Okuma R, "Effects of respiratory-muscle exercise on spinal curvature," *Journal of Sport Rehabilitation,* 2012;21(1):63-68.

[192]Jason Masek, "Breathing's Influence On Upper Quarter Dysfunction," NATA Annual Meeting and Clinical Symposia, June 27, 2013.

[193] Nicole Nelson, "Diaphragmatic Breathing: The Foundation of Core Stability, *Strength and Conditioning Journal,* 2012.

[194] Sir Charles Sherrington, *The Integrative Action of the Nervous System,* 1906.

[195] Clare Frank, "Dynamic Neuromuscular Stabilization and Sports Rehabilitation," *International Journal of Sports Physical Therapy,* February 2013.

[196] Karl Lewit, "Lessons for the Future," Internal Musculoskeletal Medicine, 30(3), 2008, 133-140.

[197] Karl Lewit, "Chain Reactions in the Locomotor System," *The Journal of Orthopedic Medicine*, 21(1), 1999, 52-57.

[198] Ferrante MA, Ferrante ND, "The Thoracic Outlet Syndromes: Part 1. Overview of the Thoracic Outlet Syndromes and Review of True Neurogenic Outlet Syndrome," *Muscle Nerve,* 2017, 55:782-793.

[199] Saeed Rad, "Impact of Ethnic Habits on Defecographic Measurements," *Archive of Iranian Medicine,* 2002.

[200] Page P, Frank C, Lardner R, *Assessment And Treatment Of Muscle Imbalance, 1st edition,* Champaign, IL, Human Kinetics, 2010.

[201] Phil Hoffman, "Conclusions Drawn From a Comparative Study of the Feet of Barefooted and Shoe-Wearing Peoples," *American Journal of Orthopedic Surgery,* 1905, 105-136.

[202] SK Lynn, "Differences in Static and Dynamic Balance Task Performance after Four Weeks of Intrinsic Foot Muscle Training," *Journal of Sports Rehabilitation,* November 2012.

[203] Doug Richie, "How To Treat Hallux Rigidus in Runners," *Podiatry Today*, March 2009.

[204] Paul Scherer, "Understanding The Biomechanical Effects of Hallux Limitus," *Podiatry Today,* August 2007.

[205] Beach P, *Muscles And Meridians, 1st ed,* Edinburgh, Churchill Livingstone, 2010.

[206] Craig Payne, "The Windlass Mechanism of the Foot," *Running Research Junkie,* April 2013.

[207] Michael Sullivan et al, "Catastrophizing and Pain Perception in Sports Participants," *Journal of Applied Sport Psychology, 2000.*

[208] Kendall F, *Muscles: Testing and Function, with Posture and Pain, 5th edition,* Wolters Kluwer, 2005.

[209] Francis G. O' Connor, *ACSM's Sports Medicine: A Comprehensive Review,* 741.

[210] JM Wilson et al, "The Effects of Endurance, Strength, and Power Training on Muscle Fiber Type Shifting." *Journal of Strength and Conditioning Research*, June 2012.

[211] An Bogaerts, "Power Plate Training Increases Strength and Muscle Mass in Older Men," *Journal of Gerontology*,2007.

[212] Jordan MJ, Norris SR, Smith DJ, Herzog W, others, "Vibration training: an overview of the area, training consequences, and future considerations," *Journal of Strength and Conditioning Research,* 2005;19(2):459-466.

[213] Nicholas A. Burd et al, "Muscle time under tension during resistance exercise stimulates differential muscle protein sub-fractional synthetic responses in men," *Journal of Physiology,* 2010.

[214] QT Tran et al, "The Effects of Varying Time Under Tension and Volume Load on Acute Neuromuscular Response," *European Journal of Applied Physiology*, November 2006.

[215] VS Husby et al, "Early Postoperative Maximal Strength Training Improves Work Efficiency 6-12 Months after Osteoarthritis-Induced Total Hip Arthroplasty in Patients Younger Than 60 Years," *American Journal of Physical Medicine and Rehabilitation*, April 2010.

[216] LJ Distefano, "Comparison of Integrated and Isolated Training on Performance Measures and Neuromuscular Control," *Journal of Strength and Conditioning Research,* April 2013.

[217] Josh McHugh, "Get Your Body Back to Age 20," *Men's Journal.*

[218] Benjamin Rosenblatt, "Planning a Performance Programme," *High Performance Training for Sports,*Dan Lewindon and David Joyce, editors, 248-249.

[219] DL Hoover, "Periodization and Physical Therapy: Bridging the Gap Between Training and Rehabilitation," *Physical Therapy in Sport,* March 2016.

[220] Glenn Stewart, "Minimizing the Interference Effect," *High Performance Training for Sports,* Dan Lewindon and David Joyce, editors, 246-247.

[221] J Mikkola et al, "Neuromuscular and Cardiovascular Adaptations During Concurrent Strength and

Endurance Training in Untrained Men," *International Journal of Sports Medicine*, September 2012.

[222] JM Wilson et al, "Concurrent Training: a Meta-Analysis Examining Interference of Aerobic and Resistance Exercises," *Journal of Strength and Conditioning Research,* August 2012.

[223] Cory Toth, "Injuries to the Nervous System Occurring in Sport and Recreation: A Systematic Review," *Critical Reviews in Physical and Rehabilitation Medicine,* 2012.

[224] MA Britto, "Analysis of Jumping-Landing Manoeuvers after Different Speed Performances in Soccer Players," *Journal of Kinanthropometry and Human Performance*, November 2015.

[225] Abdolhamid Daneshjoo et al, "Analysis of Jumping-Landing Manoeuvers after Different Speed Performances in Soccer Players," *PLOS One*, November 2015.

[226] Timothy Hewett, "Why Women Have an Increased Risk of an ACL Injury," AAOS.

[227] Thomas Baechle and Roger Earle, *Essentials of Strength Training and Conditioning, 3rd edition,* 414.

[228] Nicole Chimera et al, "Effects of Plyometric Training on Muscle-Activation Strategies and Performance in Female Athletes," *Journal of Athletic Training*, January2004.

[229] Bill Horan, *High Performance Sports Conditioning,* 152-153.

[230] Y Kawakami et al, "In Vivo Muscle Fibre Behaviour During Counter-Movement Exercise in Humans Reveals a Significant Role for Tendon Elasticity," *Journal of Physiology*, 2002.

[231] Bruce Reider et al, *Orthopaedic Rehabilitation of the Athlete: Getting Back in the Game*, 57.

[232] Kawakami, Y., Muraoka, T., Ito, S., Kanehisa, H. and Fukunaga, T. (2002), In vivo muscle fibre behaviour during counter-movement exercise in humans reveals a significant role for tendon elasticity, *The Journal of Physiology,* 540: 635-646.

[233] Giulio Sergio Roi, "Return to Competition Following Athletic Injury: Sports Rehabilitation as a Whole," *Medicina de l'Esport*, 2010.

[234] Mario Bizzini et al, "Suggestions From the Field for Return to Sports Participation Following Anterior Cruciate Ligament Reconstruction: Soccer," *Journal of Orthopedic and Sports Physical Therapy,* April 2012.

[235] Damien Farrow et al, "Skill and Physiological Demands of Open and Closed Training Drills in Australian Football," *International journal of Sports Science and Coaching*, December 2008.

[236] Tyler Kepner, "Perry Hill Delivers a Simple Message for a Complex Task," *New York Times,* February 26, 2016.

[237] Joseph B. Myers et al, "The Role of the Sensorimotor System in the Athletic Shoulder," *Journal of Athletic Training*, 2000.

[238] Michael Lawrence et al, "The Effect of Load on Movement Coordination During Sled Towing," American Society of Biomechanics National Conference, 2012.

[239] Bruce Reider et al, *Orthopaedic Rehabilitation of the Athlete: Getting Back in the Game,* 347-348.

[240] James Rheuben Andrews et al, *Physical Rehabilitation of the Injured Athlete*, 62-63.

[241] Tatiana Dobrescu, "The Role of Non-verbal Communication in the Coach-Athlete Relationship," *Procedia—Social and Behavioral Sciences,* September 2014.

[242] Ty Shalter, "Are NFL Athletes Playing a Dangerous Game with Too-Fast ACL Returns?" *Bleacher Report,* February 2015.

[243] William Kraemer et al, "Recovery From Injury in Sport: Considerations in the Transition From Medical Care To Performance Care," *Sports Health,* 2009.

# 作者简介

休（Sue）是 Structure & Function Education 和 Falsone Consulting 的创始人，同时还是 A.T. 斯蒂尔大学（A.T. Still University）负责运动防护训练计划的副教授。

休（Sue）在纽约州布法罗市长大，在当地就读于德门学院（Daemen College），并在那里获得了物理治疗学士学位。后来，她搬到北卡罗来纳州，开始在骨科门诊工作，并回到校园继续深造，在北卡罗来纳大学教堂山分校（University of North Carolina Chapel Hill）攻读人体运动科学（Human Movement Science）硕士学位，主修运动医学。

研究生毕业后，休（Sue）搬到亚利桑那州，加入 Athletes'Performance 公司，在运动表现训练项目中负责开发物理治疗计划。她正是在 Athletes'Performance 公司开始专注于"架起运动损伤康复与运动表现之间的桥梁"这个过程，她与运动表现和营养团队密切合作，为运动员创造综合性体验。她在那里度过了 13 年，创造、发展和培育了这项技能。

在 Athletes'Performance 公司工作期间，她开始为洛杉矶道奇队（LA Dodgers）工作，首先担任顾问，然后担任这个美国职业棒球大联盟俱乐部的首席运动防护师（Head Athletic Trainer）。6 年后，她离开了洛杉矶道奇队，最终成为美国国家男子足球队的运动防护和运动表现负责人（Head of Athletic Training and Sport Performance）。

离开美国国家男子足球队之后，她开始了自己的教育和咨询事业，并在 A.T. 斯蒂尔大学（A.T. Still University）担任教职。

20 多年来，休（Sue）一直致力于推动运动防护、物理治疗与体能训练专业的文化、教育进步。她的目标是为所有类型的医疗康复专业人士提供最优质的教育。

休（Sue）和她心爱的黑褐腊肠犬理查德（Richard）住在亚利桑那州凤凰城。

# 译者简介

**闫琪**

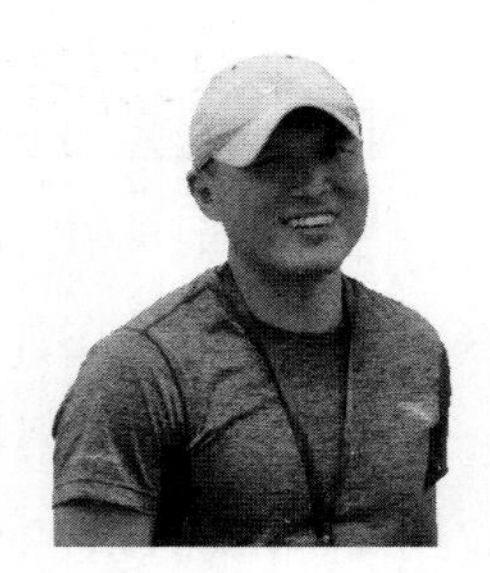

国家体育总局体育科学研究所研究员，博士；上海体育大学、广州体育学院客座教授；获得美国国家体能协会体能训练专家（NSCA-CSCS）认证；FMS 国际认证讲师；FMS、SFMA 高级认证专家；国家体育总局备战奥运会体能训练专家组成员；国家体育总局教练员学院体能训练培训讲师；多名奥运会冠军运动员的体能教练；中国人民解放军南部战区飞行人员训练伤防治中心特聘专家；出版《膝关节功能强化训练》《腰部功能强化训练》《肩关节功能强化训练》《身体灵活性科学训练全书》《精英运动员的高效体能训练》等多部书籍；获奥运会科技先进个人、全国体育事业突出贡献奖等奖项。

**赵鹏**

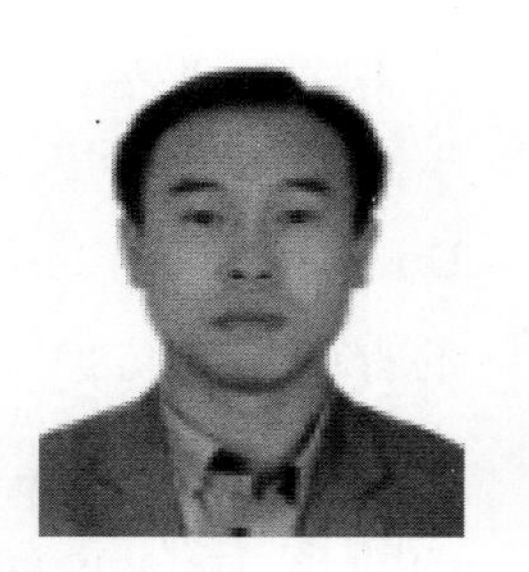

国家体育总局体育科学研究所运动康复研究中心主任、研究员；中国自行车队科医团队负责人；国家体育总局第一批“中青年人才百人计划”人选，中国体育科学学会运动医学分会委员；中国康复医学会疼痛专委会疼痛康复治疗学组副主任委员、北京康复医学会运动康复专业委员会副主任委员；国家举重队 2008、2012、2016 周期备战奥运会科研团队负责人，2020 周期科研总顾问，带领团队获得第 29 届和第 30 届奥运会科研攻关与科技服务项目贡献一等奖。